中日韩经方论坛

（第二版）

陈建国　主编

U0194309

全国百佳图书出版单位
中国中医药出版社
·北 京·

图书在版编目（CIP）数据

中日韩经方论坛 / 陈建国主编 . -- 2 版 . -- 北京：
中国中医药出版社 , 2024.8
ISBN 978-7-5132-8624-4

Ⅰ . ①中… Ⅱ . ①陈… Ⅲ . ①经方－国际学术会议－
文集 Ⅳ . ① R289.2-53

中国国家版本馆 CIP 数据核字 (2023) 第 251296 号

中国中医药出版社出版
北京经济技术开发区科创十三街 31 号院二区 8 号楼
邮政编码　100176
传真　010-64405721
河北联合印务有限公司印刷
各地新华书店经销

开本 710×1000　1/16　印张 17.75　字数 238 千字
2024 年 8 月第 2 版　2024 年 8 月第 1 次印刷
书号　ISBN 978 - 7 - 5132 - 8624 - 4

定价　69.00 元
网址　www.cptcm.com

服 务 热 线　010-64405510
购 书 热 线　010-89535836
维 权 打 假　010-64405753

微信服务号　zgzyycbs
微商城网址　https://kdt.im/LIdUGr
官 方 微 博　http://e.weibo.com/cptcm
天猫旗舰店网址　https://zgzyycbs.tmall.com

如有印装质量问题请与本社出版部联系（010-64405510）

国际（中日韩）经方学术会议

主　办　中华中医药学会
　　　　中医之家

承　办　武警北京市总队第三医院
　　　　首都医科大学附属北京中医医院
　　　　胡希恕名家研究室

协　办　北京中医药大学东直门医院
　　　　日本中医学会
　　　　日本东洋学术出版社
　　　　韩国Omniherb
　　　　韩国腹治医学会
　　　　复兴中医网

会议时间　2011 年 5 月 26～29 日
会议地点　中国北京太申祥和山庄

国际（中日韩）经方学术会议组委会

顾　问（排名不分先后）

李士懋　黄　煌　黄仕沛　邓丙戌　李乾构　周乃玉
贺普仁　陈彤云　柴松岩　吴大真　王莒生　王　萍
山本胜司　平马直树　卢永范

大会主席　王凤岐　陈贵廷　黄基荣　陈　誩　冯世纶

执行主席　王　华　王笑民　蔡念宁

秘书长　陈建国　张广中　董桂霞　王保华

学术组

组　长　刘清泉　张广中　周冬梅

副组长　冯学功　张立山　陶有强

成　员（排名不分先后）

周　鹰　高建忠　刘观涛　马家驹　许灿龙　谢　菁
王四平　郭秀梅　平崎能郎　松冈尚则　金末淑
许　淡　朴恩晟　桑希生　颜　芳　耿建国　许　昕
张　弢　刘卫红　张卓文　吴　奇　姜廷海　罗　愚
张英栋　陈国成　陈广东　杨森荣　李伯华　刘荣奇
余　晖　石应轩　李清峰　孙立彬　李　丹　王　翔
赵肖帆　王　丽　张牧川

《中日韩经方论坛（第二版）》编委会

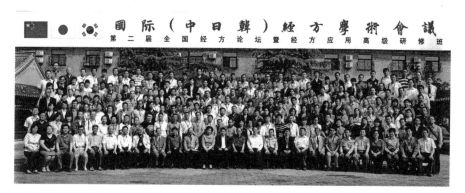

国际（中日韩）经方学术会议专家与全体学员合影

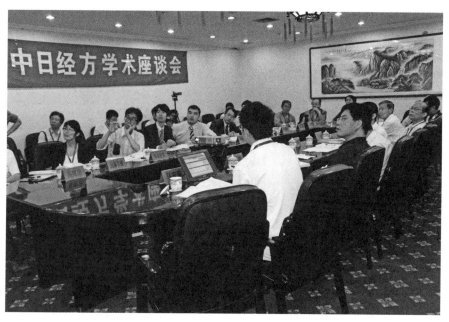

"中日经方学术座谈会"由中华中医药学会国际部主任孙永章、中国中医药出版社
中医师承编辑室主任刘观涛联合主持

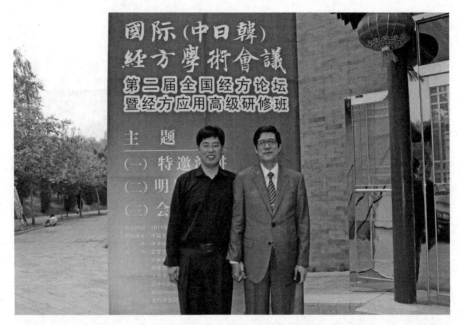

卢永范先生（右）与"中日经方学堂、中韩经方学堂"联席秘书长陈建国（左）手拉手

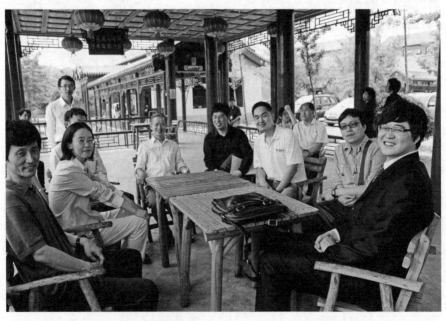

韩国经方学者与中国冯世纶教授（中间之老者）进行学术座谈和临床交流

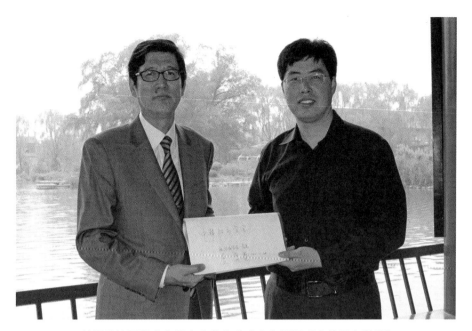

韩国腹治医学会会长卢永范先生（左）题词"中韩经方学堂"

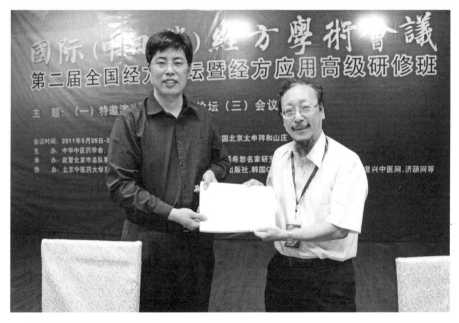

平马直树先生（右）与国际（中日韩）经方学术会议秘书长陈建国（左）在题词
后合影留念

再版前言

《中日韩经方论坛》是中华中医药学会 2011 年 6 月在北京主办的首届"国际（中日韩）经方学术会议暨第二届全国经方论坛"精彩内容的实录。欣闻《中日韩经方论坛》即将再版的消息，作为这本书的主编和大会的组织者，13 年前那个热烈讨论经方学术的夏天如同昨日般呈现在我的面前，但当自己再读这本书时却是别样的感受。学习 13 年前的经方学术，对大家有什么帮助呢？我想，通过给您分享一些"画外音"，从以下 3 个角度来读这本书，应当有别样收获。

一、读学术特点

"《伤寒论》六经来自八纲""辨方证是辨证的尖端"是胡希恕经方医学最核心的两个观点，冯世纶老师几十年如一日地进行传承、弘扬和发展，时至今日，胡希恕经方医学早已蜚声海内外，而冯世纶老师当年的深度阐释非常值得一读。

黄仕沛教授重视方证，擅用麻黄，续命汤的应用体会有很高的参考价值。

近几年腹诊越来越被国内中医界重视，韩国腹治医学会卢永范会长的报告颇有启发价值。

二、读治学态度

2011 年是我第一次邀请日本中医代表参会，当时亲历的两件事让我印象非常深刻。

大会召开半年前，我们通过电子邮件联系日本中医学会，平马直树会长回复邮件表示，像这样的一篇大会交流文章，他们需要至少1年的时间来准备，提前半年才知道消息，过于仓促了，当然，他们非常期待参加大会。当时，日本同行这种认真治学的态度让我深受触动。

大会召开前夕，我亲自带车去机场迎接日本中医学会代表团。当时统计人数却发现少一人，经询问方知，青年中医平崎能郎下飞机后直接自行急速赶往我们的国家图书馆，因为他的文章涉及一个内容只有在国家图书馆才能查到，所以他片刻也等不得，要第一时间去查看。日本青年中医这种治学严谨的态度也令人唏嘘。

十多年过去了，认真严谨治学的态度，一直在推动我的学习进步。希望读者在读平马直树、平崎能郎、松岗尚则的文章时，也能感受到这种精神，让其也成为一种鞭策进步的力量。

三、读学术发展

黄煌教授的"方-药-人"学术体系，当今经方学术界几乎无人不知。我们再读本书的《麻黄类方的临床应用》，既可以学习麻黄的应用，也能读出学术体系总结发展的历程。李士懋教授《平脉辨证》演讲的现场氛围，几乎可以用"轰动"来形容，之后发展总结和学术全集出版，本人也实至名归地成为国医大师。再读高建忠教授的文章，同样也能读到他这些年来的努力和进步。

2011年，是我的经方学习快速进步的阶段，同样也是充满困惑的阶段。如今再读自己当时交流的文字，感觉内容还不够深刻。通过近10年的努力，2020年我发掘了仲景阴阳脉法，总结了脉证经方学说，回头来看，那个时间正是起点。求真务实、不断探索的态度蕴含在青涩的文字中，鞭策自己去传承精华、守正创新，希望这样的态度也能帮助到一直希望进步的您！

陈建国

2024 年 4 月 16 日

前　言

经方学脉，远绍神农，发展成熟于仲景。在《伤寒杂病论》问世一千八百年来，虽曾遭战乱而隐没，但代有贤哲，发掘整理，终使鸿论不坠于地，使后之学者问道长沙、学宗南阳，而深契于医门之规矩准绳。

在经方发展史上，流派纷呈，名家辈出，近现代更是涌现出一大批耳熟能详的经方大家，如曹颖甫、胡希恕、陈慎吾、刘渡舟、陈亦人、刘绍武等，同时在经方继承的基础上，发展了如扶阳学说、三部六病学说、体质辨证学说、腹诊学说、仲景药证学说等，反映了经方学术百家争鸣的生动态势。由于经方疗效卓著而学理明达，不仅在国内被奉为经典，在国外如日、韩等国也得到有识之士的珍视，凡倾力于此者，多有所成，涌现出一大批著名的经方学家，如汤本求真、大塚敬节、矢数道明等，著作如《皇汉医学》等，于仲景之学亦有殊功。

2010 年 6 月召开的"首届全国经方论坛"得到中医界的热烈响应，不但会议现场交流氛围异常热烈，在复兴中医网的大会交流专区，会后网络讨论的热潮更是经久不息，反映出中医学界对高水平学术会议的渴望和支持。应许多中医界同仁的要求，2011 年 5 月 26～29 日，"国际（中日韩）经方学术会议暨第二届全国经方论坛"在中国北京的太申祥和山庄成功举行。本次会议由中华中医药学会、中医之家主办，武警北京市总队第三医院、首都医科大学附属北京中医医院、胡希恕名家研究室承办，北京中医药大学东直门医院、日本中医学会、日本东洋学术出版社、韩国 Omniherb、韩国腹治医学会、复兴中医网等协办。本届会议同样由特邀演讲、明医论坛、大会交流以及现场互动四个部分组成。"全国经方论坛"升级为"国际经方学术会议"，不仅仅是名称的改变，更是表明一种学术发展中自主开放、博采众长的态度。在会前举行的由中华中医药学会主持的中日学术交流座谈会上，受邀参会的日本东洋学术出版社社长山本胜司先生对本次会议给予了高度评价，认为是三十年来规格最高、参与最广泛的一次国际经方学术交流，并希望以此次会议为契机，结束中日之间"鸡犬之声相闻，老死不相往来"的学术交流现状。

受邀参加本次大会的既有来自中国的冯世纶、黄煌、李士懋等经方学术前沿的声名卓著的名老专家，也有来自日本中医学会的会长平马直树先生，以及韩国腹治医学会会长卢永范先生，他们均为具有代表性的国际经方界名家，他们的精彩演讲赢得了一阵阵掌声。中青年医师也纷纷登场，交流自己的经方学术心得，激烈的互动交流氛围既点燃了与会代表进一步学习经方的激情，也引起了对经方学术发展的深思。

在此，感谢冯世纶教授等专家对大会筹备的大力支持，他们常年致力于经方的传承和弘扬，他们是中医学子的榜样！感谢国家中医药管理局李大宁副局长、人事教育司张维佳司长，北京市中医管理局科教处厉将斌处长，中华中医药学会谢钟副秘书长、国际部孙永章主任，武警北京市总队第三医院黄基荣院长、陈庭国政委、王华副院长，首都医科大学附属北京中医医院王莒生院长、陈喆书记等领导对本次大会的支持和指导，感谢他们为经方发展所付出的努力！

结交一言重，相期千里至。初夏时节，大家汇聚北京参加此次经方学术会议，这是中医界的一件盛事。我们有一个共同的期许，那就是祝愿经方大会越办越好，经方学术之花永远灿烂绽放！欢迎大家登录复兴中医网（www.fuxzy.cn）的经方大会专区，对将来的经方学术交流提出您宝贵的意见！

营造百花齐放、百家争鸣的学术氛围，提高经方研究与应用水平，促进共同成长与进步，这是组织此次会议的最终目的。为了使这次会议让更多的人受益，我们将会议的最精彩部分整理出版，以飨读者。

武警北京市总队第三医院　陈建国

2012 年 4 月

序

临证指南：全世界临床家，联合起来

在中华中医药学会主办的首届"全国经方论坛"上，我们曾经提出："全中国临床家联合起来！"借助于全国经方论坛的学术平台和中国中医药出版社的出版平台，我们组织全国有代表性的经方临床家，分别完成各自的"经方临证指南——辨证要素与常用方证使用指征"重大临床课题。

时间步入 2011 年，我们把视界从中国扩展到日本、韩国等全世界的经方学家。2011 年 5 月 26～29 日，由中华中医药学会、中医之家主办的国际（中日韩）经方学术会议在中国北京召开。来自日本中医学会、日本东洋学术出版社、韩国 Omniherb、韩国腹治学会的专家，与来自中国各地的经方学者、专家进行了针对经方临床的交流研讨。在本次国际会议上，日本、韩国经方学者与中国经方学者共同组建了旨在把"为期 3 天的国际经方学术会议，变成 365 天交流的固定学术交流组织"的"中日经方学堂""中韩经方学堂"，学堂以中日韩三国经方学者的日常学术交流为主，交流内容主要是各国经方学者"辨证要素与常用方证之使用指征"。

为什么中日韩三国经方学者联合开发以上课题呢？这是因为：中医（含日本汉方医学、韩国古法医学）临床家对自己常用方剂的病机分析，已经代表了完整而系统的学术体系、精细而严密的辨证体系，而绝对不是列举 100 个左右方剂的"区区小事"，而是中医临床家的"灵与肉"！所以，我们推出的"临床家辨证指南"课题（简称"辨证指南"或"临证指南"），要为全世界的中医临床工作者提供一个有价值的"指南"。而且这个指南是以"个性化"的各国临床家为核心，而非平衡各家学说的虽然稳健而缺乏个性的"教材翻版"。

西医界以"疾病"为核心，推行"各类疾病诊疗指南"（简称"疾病指南"或"临床指南"），中医界以"辨证"为核心（包括在辨证基础上的"辨病"），应该推出各类辨证诊疗指南（按"辨病"分类的"中医疾病诊疗指南"已经由中华中医药学会制订并发布）。清代有叶天士的《临证指南医案》，现代有刘渡舟的《经方临证指南》，生活在当代的我们，有责任也有义务推出面向世界各国的"临床家辨证指南"。当然，鉴于中医学术存在百花齐放的"各家学说"，故不妨推出当代各国中医（含日本汉方医学、韩国古法医学）临床家具有各自学术特色的"临床家辨证指南"。在此基础之上，各国经方临床家开展"跨国疑难病症研讨和会诊""网络远程经方课堂""国际医学高等教育教材"等更精细的系列科研课题。

我们把经方比喻为"傲雪而开的梅花"，唯愿中日韩三国经方临床家借助大会论坛和学堂平台，携手走进中国古诗里的美妙意境："寒夜客来茶当酒，竹炉汤沸火初红，寻常一样床前月，才有梅花便不同。"

刘观涛（liuguantao@vip.sina.com）

（48 小时之内回复）

2012 年 4 月 7 日

目 录

传承经方本真，完善方证对应

冯世纶

（中国）中日友好医院

冯世纶　中日友好医院教授、主任医师，曾先后任职于北京中医药大学附属东直门医院、中日友好医院。多年来一直从事中医的临床、科研、教学工作，尤其重视中医的继承和发扬工作，师承于胡希恕等老中医，专注于经方研究。

整理总结了经方大师胡希恕先生经方研究成果，并考证了经方理论体系的形成，率先提出《伤寒论》属中医独特的经方理论体系，曾多次获国家级和部级奖励。发表了《〈伤寒杂病论〉是怎样撰成的》等论文，出版了《经方传真》《百年百名中医临床家——胡希恕》（又名《经方传灯》）、《中国汤液经方——伤寒杂病论传真》《解读张仲景医学——伤寒六经方证直解》《胡希恕讲伤寒杂病论》《胡希恕病位类方解》等专著。善用经方治疗内、妇、儿、外、皮肤科等病，药简而效彰。

一、讨论一则经方医案

李某，男，29岁。2010年4月5日初诊。主诉盗汗6年，每晚皆有，有时一晚上盗汗数次。伴见入睡困难，入睡后梦多，持续性耳鸣，时有头痛，口苦，咽干，精神欠佳。舌苔白腻浮黄，脉细。曾多处诊治，效果欠佳。前医所开方药有当归六黄汤、龙胆泻肝汤、六味地黄汤、知柏地黄汤、血府逐瘀汤等方。

辨六经属少阳、阳明合病，辨方证属柴胡加龙骨牡蛎汤去大黄、铅丹，加炙甘草、苍术、生石膏证。

处方：柴胡 12g，黄芩 10g，清半夏 15g，党参 10g，桂枝 10g，茯苓 15g，生龙牡各 15g（同煎），炙甘草 6g，生石膏 45g（同煎），苍术 15g，生姜 15g，大枣 20g。7 剂，水煎服。

2010 年 4 月 12 日二诊：上方服 1 剂，盗汗即明显减轻。7 剂服完，盗汗已止。仍眠差、耳鸣，舌苔转薄白。上方加酸枣仁 15g，继服 7 剂。之后继续治疗耳鸣、失眠，盗汗未发。

【讨论】

对本案的辨证论治，可以做如下假设。

1. 用脏腑辨证

患者以盗汗为主症，盗汗多属阴虚。治疗阴虚盗汗，历代医家多推崇当归六黄汤，所谓"治盗汗之圣药也"。如此推理，首方可选用当归六黄汤加减。

盗汗，如被"阴虚"二字先入为主，加之病变日久，又伴见耳鸣，自然会想到肾阴虚，进而选用六味地黄汤加减治疗。如注意到口苦、咽干等"上热"症状，会辨为阴虚火旺，进而选用知柏地黄汤加减治疗。

如着眼于口苦、咽干、头痛、耳鸣，可以考虑到肝胆火旺，结合舌苔近于黄腻，可选用龙胆泻肝汤加减治疗。

久病，久治不愈，盗汗发于晚上，有无久病入络而致瘀热之可能？于是，临证也有学者会使用血府逐瘀汤加减治疗。

也许，前医是用这样的思路处方的。

2. 用六经辨证

部分伤寒学者认为"伤寒盗汗是由于半表半里之邪未尽"。结合案中口苦、咽干、耳鸣，可辨为少阳病，选用小柴胡汤加减治疗。如果着眼于梦多、失眠，也可选用小柴胡汤加龙骨、牡蛎，或柴胡加龙骨牡蛎汤加减治疗。

3.用方证对应

口苦、咽干、目眩、耳鸣，提示热郁于半表半里。没有恶寒，除外太阳病；没有"脉微细、但欲寐"，除外少阴病；没有"自利不渴"，除外太阴病；没有明显寒象及"四逆"，除外厥阴病。尽管没有典型"胃家实"见证，但案中热象明显，盗汗较甚，舌苔白腻浮黄，考虑里有壅热。综合分析，病位在里和半表半里，病性属热、属阳，辨证为少阳、阳明合病，辨方证为柴胡加龙骨牡蛎汤去大黄、铅丹，加炙甘草、苍术、生石膏证。

从上述讨论可以看出，脏腑辨证具有明显的不确定性，如病机的不确定性、选方的不具体性。甚至明显有"猜证"而非"辨证"之嫌。

六经辨证，辨在少阳，但具有用方的不确定性，疗效不免会打折扣。

方证对应，是经方长期临床以方证治病过程中产生的愈病理念。方证对应是辨证论治的尖端。

那么，什么是方证对应？方证对应是如何产生和发展的？方证对应在临床上如何应用呢？

二、经方方证源于神农时代

经方，是指《神农本草经》（简称《本经》）、《汤液经法》（又称《伊尹汤液经》，简称《汤液》）、《伤寒杂病论》（简称《伤寒》）为代表的中医药学体系，在我国医药学界有着深远影响，其魅力所在，不仅是其方药及方证，更关键在其特有的理论体系。《伤寒》方证起源于神农时代，《本经》标志经方的起源。《本经》的撰成年代和作者，至今仍不清楚，但一致公认是我国最早的医药学著作，代表了我国医药的起源，如徐灵胎于《本草古今论》谓"本草之始，仿于神农"如是说。其实其与《伤寒》一样，"神农一日遇七十毒"，不是一个人、一个朝代所完成的，而是先人祖祖辈辈养生保健、防病治病的经验总结，它起始于神农时代。

《本经》之所以依托神农之名，一是确与神农有关；二是因在神农时代虽没有文字，但已积累不少防病治病知识，后世记载其内容权当属于神农。中国社会科学院历史研究所研究员王震中说"神农时代大约距今1万年前到5000年前"，即在黄帝之前。我国考古工作者于1979～1984年对河北省蔚县的多处遗址进行了考古发掘工作，发掘出6处形制基本相同的房屋，都是坐北朝南、半地穴式建筑。这些房屋都是在生土层上向下挖约40厘米，四壁和居住面都用草拌泥进行抹平，然后用火焙烤，居住面平整而又坚硬，火堂位于屋子的中央。同时又发现许多石器、陶器等仰韶文化的文物。又于1995年在河北省阳原县姜家梁遗址考证，恰好与考古学上的仰韶文化所处的时代相吻合，也与史书中记载的神农时代相对应。这些考古资料证实了我们的祖先在神农时代，生活于大自然环境中，逐渐适应环境、认识大自然，体悟"人法地，地法天，天法道，道法自然"之理。天（自然环境）有白天、黑夜、寒、热、温、凉阴阳变化，人体亦有相应变化。为了防寒、防止生病则盖窝棚、房屋而居，为了进一步防寒，则于屋中央修建火堂取暖，门向南开；为了夏天防暑，把房屋建成半地穴式。显然从生活上认识到"寒者，热之；热者，寒之"的寒热阴阳之理。同时生活中难免疲劳受寒，引起头痛、恶寒、发热等症状，用火烤感到舒服，熏烤或热熨皮肤，使汗出而解；或服一碗热汤、热粥，同时盖上棉被汗出而解；或用草药煎汤熏洗而解，或用生姜、葱、大枣等煎汤热服及加盖棉被取汗而解（也因之经方又称"汤液"），或用大黄、芒硝可以解除便秘之苦……当时虽没有文字，但积累的经验流传于后代，当有文字后便记载下来。《本经》所记载"麻黄，味苦，温。主中风、伤寒头痛"；"柴胡，味苦，平。主心腹肠胃中结气，饮食积聚，寒热邪气，推陈致新"；"大黄，味苦，寒。下瘀血……荡涤肠胃，推陈致新，通利水谷"……365味药，显示神农时代用药总结，显示用药理念与《伤寒》一脉相承。因这些医药知识产生于神农时代，称之为《神农本草经》当名实相符。有关《本经》

成书的时代，章太炎认为"神农无文字，其始作本草者，当在商周间，代有增益，至汉遂以所出郡县附之耳"；钱超尘教授据《周易》有"无妄之疾，勿药有喜"，《国语·楚语》有"若药弗瞑眩，厥疾弗瘳"，《论语》有"季康子馈药"等关于药物知识记载，认为"先秦时代人们对药性药效已有所认识，并载于古书，《本经》形成于先秦乃至周初，增补于汉代，《汉书·艺文志》所以无其名者，或与《汤液》三十二卷合为一书亦未可知"。说明不是一朝一代一人所著成，但其起源确是始于神农而早于岐黄。

《本经》中"治寒以热药，治热以寒药"的论述，根据症状反应用相对应的药物治疗，反映了经方科学的起源，是根据人患病后出现的症状，以八纲辨证、以八纲辨药，开创了以八纲辨证的经方医学体系。书中更详于记述365味药物，以四气五味适用于人体患病后，表现出寒、热、虚、实、阴、阳的症状论述，显示了单味药防治疾病的经验，其述证主用寒、热、虚、实、表、里、阴、阳，即八纲理论，标志经方基础理论的起源。

任应秋老师考证认为，张仲景系《本经》一派，主要依据是两者都是用八纲辨证。《本经》单味药和适应证，实际是单方证，这在《伤寒》可见有相类记载，如一物瓜蒂散方证、百合洗方证、文蛤散方证、矾石汤方证、苦参汤方证、狼牙汤方证、大猪胆汁方证、大乌头煎方证、甘草汤方证、猪肤汤方证、雄黄熏方证等，这些方证与《本经》一脉相承。后来发展为复方证，其理论仍是用八纲辨证，而不用脏腑五行、经络辨证，对比《本经》与《伤寒》的内容即可清楚。更重要的是，《伤寒》中有许多记载了神农时代的医疗经验，如《伤寒》中多处记载"若被火者""若火熏之"、以粥治病、以麻黄汤发汗、以大承气通腑实等治法，表明汉代对神农时代的继承和批判及弘扬。

皇甫谧《针灸甲乙经》序谓"是仲景本伊尹之法，伊尹本神农之经"，说明《汤液》《伤寒》的方证，不论是单方方证还是复方方证，都与《本经》有渊源，即说明《伤寒》的方证起源于神农时代。值得注意的是，《伤寒》方证起源于神农时代，《本经》不仅方药、方证，更重要的是其理论，即八纲辨证理论，亦起源于神农时代。

三、《汤液经法》标志经方的发展

在神农时代，我们的祖先，根据人患病后出现的症状，用对应的药物治疗，先是积累了单味药治病的经验，以是集成了《本经》。后来通过临床实践逐渐认识到，有些病需要二味、三味……组成复方方剂治疗，于是积累了用什么方治疗什么证，即方证经验，以是集成了《汤液》。故章太炎谓"夫商周间既以药治病，则必先区其品为本草，后和其齐（剂）为经方"，即《本经》标志经方的起源，《汤液》标志经方的发展。认识《汤液》是认识经方、《伤寒》的关键。

《汉书·艺文志·方技略》有"《汤液经法》三十二卷"记载，属经方十一家之一。证明汉之前确有《汤液》一书，并简述了经方医学特点："经方者，本草石之寒温，量疾病之浅深，假药味之滋，因气感之宜，辨五苦六辛，致水火之齐，以通闭解结，反之于平；及失其宜者，以热益热，以寒增寒，精气内伤，不见于外，是所独失也。"即说明，经方的复方也是用药物的寒热温凉治疗疾病的寒热虚实，并根据疾病症状反应在表还是在里的不同，治用不同的方法，使人体阴阳平衡。这里的基本理论即用八纲，是与《本经》一脉相承的。不过对该书的著成、年代、作者，至今亦无定论，但章太炎的考证有着重要价值："神农无文字，其始作本草者，当在商周间。皇甫谧谓'伊尹始作《汤液》'或非诬也。"是说《汤液》的成书在《本经》后，但相差无几，有人认为《汤液》或即是《本经》一书，此论有待考证。

由《本经》到《汤液》，反映了经方方证积累漫长的历史过程，《汤液》标志经方发展到了一定水平。丰富的方证积累，影响着医药学发展，亦影响到政治、文化等，"方法"一词出现与之不无关系。这种以八纲指导的方证相应治病，对后世影响很深，甚者作为"秘方""对病真方"保存、相传。后世虽因以《内经》释《伤寒》致六经实质不清，但有不少人因熟记了各方剂的适应证，也能用几个经方治病，这样不用经方理论亦称为"经方家"；而吉益东洞不用阴阳五行，只强调"方证对应"，也称经方一派称著于日本。不过应当指出的是，吉益东洞所称的"方证对应"中，不用五行是事实，但并未离八纲，他所讲解的"药征"亦未离八纲，更未离阴阳。说明方证的积累，是用八纲治病的经验总结，是经方医学的最大特点之一。

《汤液》原书已佚失，现由两方面的考证可洞观其内容。一是见于马继兴等《敦煌古医籍考释·辅行诀脏腑用药法要》，记载 60 个方证，在《伤寒》可找到相类方证；二是参见杨绍伊的考证之作《伊尹汤液经》。两者皆力主《伤寒》是由张仲景论广《汤液》而来。20 世纪 30 年代，杨绍伊更以文字功夫考证，认为《伤寒》的原文大部出自《汤液》，他以"张仲景论广汤液为十数卷"为据，认为《汤液》出自殷商，原文在东汉岿然独存，张仲景据此论广，故原文一字无遗存在于《伤寒》中。又分析《伤寒》条文，据"与商书商颂形貌即相近，其方质廉厉之气比东汉之逸靡、西京之宏肆、秦书之谯谯、周书之谔谔"，分辨出《汤液》原文、张仲景论广条文及遗论，因撰成《伊尹汤液经》一书。这种考证，且不论是否确切，但明确提示了：第一，《汤液》确实存在于汉前，商周已有积累，众多方证皆以八纲为理论，病位分表里，病性分阴阳。应当说明的是，与《本经》一样，不是一朝、一代、一个人所完成，托名《伊尹汤液经》只是表明时代背景而已。第二，《伤寒》主要内容来自《汤液》，张仲景是由《汤液》"论广"而成。第三，从张仲景论广条文中，看到了张仲景对经方的发展。

"论广"二字非常珍贵，是认识经方、解读《伤寒》的关键词。皇甫谧出生时张仲景尚在世，可以说是对张仲景最了解者，其在《针灸甲乙经》序云："伊尹以元圣之才，撰用《神农本草》以为《汤液》，汉张仲景论广《汤液》为十数卷，用之多验。"对于"论广"，胡希恕先生讲得最精炼，"谓为论广者，当不外以其个人的学识经验，于原书外或亦有博采增益之处"；而杨绍伊论述精详，"据士安言，则仲景前尚有任圣创作之《汤液经》。仲景书本为《广汤液论》，乃就《汤液经》而论广之者。《汤液经》初无十数卷，仲景广之为十数卷，故云'论广《汤液》为十数卷'，非全十数卷尽出其手也。兹再即士安语而详之，夫仲景书，既称为论广《汤液》，是其所作，必为本平生经验，就任圣原经，依其篇节，广其未尽；据其义法，著其变通。所论广者，必即以之附于伊经各条之后。必非自为统纪，别立科门，而各自成书。以各自为书，非唯不得云'广'，且亦难见则柯，势又必将全经义法，重为敷说。而仲景书中，从未见称引一语，知是就《汤液经》而广附之者。"不用"撰"字，而用"论广"，反映了经方、《伤寒》发展史实。这里不得不说一下，《伤寒》原序用了"撰用"二字，不过，经杨绍伊先生、钱超尘先生、李茂茹先生等考证证实"撰用《素问》《九卷》《八十一难》《阴阳大论》《胎胪药录》并《平脉辨证》"23字为王叔和加入。进一步证实了《伤寒》主要内容来自《汤液》，张仲景是"论广"，而并不是据"当时流行病、传染病、伤寒病"、家族多患"伤寒"而死，于是"渴而掘井，斗而铸锥"，一个人由无到有而写成。一些史籍记载更是佐证，如"赵开美《仲景全书》所收《伤寒论》，对该书作者题曰'汉张仲景述'；南宋赵希弁《郡斋读书后志》卷二沿其说：'仲景伤寒论十卷，汉张仲景述'；明著名藏书家及刻书家毛氏《汲古阁毛氏藏书目录》亦云'仲景伤寒论十卷，汉张仲景述'"。说明《伤寒》的主要内容，在张仲景前多已存在，并不是一人由无到有而撰成。皇甫谧谓"论广汤液"，是张仲景撰成《伤寒》的主要方式、方法。《汤液》是经方医学发展的重要阶段，是由单方发展至复方，并形成方证积累的著作，它不但标志方证的发展，而且是《伤寒》的唯一蓝本。

确认《汤液》是《伤寒》的蓝本，意义非常重大。一是说明了《伤寒》不是由张仲景一人据《内经》撰成；二是由《本经》到《汤液》一脉相承的不仅仅是方药、方证，更重要的是八纲辨证理论，是经方自成体系的理论。经方发展至《汤液》，由于方证积累的丰富、临床实践经验不断丰富，促进了八纲辨证的发展，孕育着六经辨证论治体系的形成。

四、《伤寒论》标志经方理论体系的确立

杨绍伊所著《汤液》一书，提供了六经辨证的思路。可叹者，杨绍伊把《伤寒论》原文分为《汤液》原文、张仲景论广条文、仲景遗论（弟子补入）条文三类，所据是文辞特点，其方法有待内行考订，其内容有待分析，这里仅就两个方面，来洞观仲景对六经辨证理论的发展。

1. 分析六经提纲

杨绍伊在所著《汤液》中，认为《伤寒论》中的太阳病、阳明病、少阳病、太阴病、少阴病、厥阴病（后世简称为六经或三阴三阳）名称，在《汤液》已出现，且有不少有关每经病证的论述，列为《汤液》原文，但无"××之为病"主体词，即后世所称之提纲，只在太阳病开头有"太阳病其脉浮"。作为六经提纲的条文，皆列为既不是《汤液》原文，也不是仲景论广，而是仲景遗论，由其弟子加入，特别在厥阴病提纲前有"师曰"两字。其意是在说：六经名早已出现，但在《伤寒论》才出现提纲，其提纲在仲景生前还未出现，而是其弟子后来加入。提纲的出现表明了六经含义，提纲是八纲概念，为病位、病性概念，表明了六经实质，是解读六经的关键。胡希恕先生正是据此，并仔细分析各经病有关条文辨明了六经实质，即太阳病实为表阳证；少阴病实为表阴证；阳明病实为里阳证；太阴病实为里阴证；少阳病实为半表半里阳证；厥阴病实为半表半里阴证。表明六经实质为八纲概念，不是经络概念。

2. 分析《伤寒论》第148条（赵开美本原文序号）

按杨绍伊的分类，《汤液》无第148条原文，被列为是仲景论广加入，附于第230条（阳明病，胁下坚满，不大便而呕，舌上白胎者，可以小柴胡汤，上焦得通，津液得下，胃气因和，身濈然汗出而解）之后（杨绍伊

认为是《汤液》原文）。第 148 条原文为："伤寒五六日，头汗出、微恶寒、手足冷、心下满、口不欲食、大便硬、脉细者，此为阳微结，必有表，复有里也；脉沉亦在里也，汗出为阳微。假令纯阴结，不得复有外证，悉入在里，此为半在里半在外也；脉虽沉紧，不得为少阴病，所以然者，阴不得有汗，今头汗出，故知非少阴也。可与小柴胡汤，若不了了者，得屎而解。"对本条的研究，经方大师胡希恕先生特着笔墨，从诸多笔记中可看到探讨良久、修改再三，而最终指明了两点：一者，该条病证特点是，病位不在表、不在里，而在半表半里；二者，治疗应改小柴胡汤为柴胡桂枝干姜汤。具体指明本条属半表半里阴证，并指出治用小柴胡汤是柴胡桂枝干姜汤之误。这是难得的、来之不易的珍贵研究。胡希恕先生正是以反复研讨《伤寒论》条文为主，"并始终理会"，得出了《伤寒论》的六经来自八纲。以是可知，经方发展至东汉，意识到病位除有表有里外，尚有半表半里，而半表半里又分阴阳，也就是说，是张仲景在继方证分类有表里之别，又认识到有半表半里病位，使六经辨证理论体系渐臻完善。

理解这一概念，还要对比《伤寒论》以前的经方著作特点，即《本经》《汤液》的理论特点。由《汉书·艺文志》可知，《汤液》有关病位论述，只有"浅深""内外"即表和里，治疗当是用汗、吐、下。再看《伤寒论》全文，大多内容是讲：在表用汗法，在里用吐、下法，以及汗后、吐后、下后出现的变证及治疗，这些多属《汤液》原文。显然是张仲景及其弟子们，是继承了汉前的经方治法、经验教训。同时还加入了《汤液》没有的内容，即论广时加入新的见解，而突出之处是，在少阳病篇特别强调不可吐下（第 264 条）、不可发汗（第 265 条），这就表明只能用以小柴胡汤为代表的和法。这样再结合第 148 条分析，可以看出《伤寒论》在病位概念上，与汉前的《汤液》有了明显不同，即除了有表、里外，还有半表半里概念。这样经方辨证，原只用八纲，辨证时只有"抽象"，而加入半表半里理念后"乃具实形"，而形成了完善的六经辨证理论体系。由经方的发展史可知，六经辨证的形成是辨方证的规律总结，是八纲辨证理

中日韩经方论坛（第二版）

论的升华，有了六经辨证更能指导正确辨方证，刘渡舟老师评价胡希恕先生："每当在病房会诊，群贤齐集，高手如云，唯先生能独排众议，不但辨证准确无误，而且立方遣药，虽寥寥几味，看之无奇，但效果非凡，常出人意外，此得力于仲景之学也。"赞扬了胡希恕先生医术高明，更赞扬了六经辨证的科学性。

以上通过分析六经提纲，明确了六经提纲出现于《伤寒论》由仲景弟子加入，说明了六经名远在商周已出现。为何用其名、其原始名义有待探讨，但六经提纲出现于东汉，赋予了实质内容。通过分析第148条，可知汉前经方只用八纲辨证，病位理念只有表、里，虽有六经名，但未形成六经辨证理论体系。而张仲景及其弟子意识到了其间尚有半表半里理念，由八纲抽象变"乃具实形"，而成六经辨证理论体系。因此，亦可知经方六经辨证论治理论，是在古代方证积累的基础上，由方证积累，进而进行分类而形成的，其理论是基于八纲，张仲景及其弟子认识到，表里之间尚有半表半里病位，这样使八纲辨证变为六经辨证。这也说明，汉前虽有六经名，但六经辨证论治理论体系实质至东汉才得以形成。

《伤寒论》书中还涉及外邪（又称六淫，即风、寒、暑、湿、燥、火）、气血营卫、津液、瘀血、痰饮、食毒、脏腑等理论，还有更独特的理念，如"阳气（阳）"，是《内经》及其他中医著作中所没有的独特理念。这些理论在经方辨六经、辨方证时起着一定作用，有时起着关键作用，是经方辨证论治中的重要组成部分，但经方的主导理论体系是辨六经和辨方证。

五、方证对应是辨证论治的"尖端"

1. 方证概念

《伤寒论》有桂枝证、柴胡证等名称，是以方名证的范例。《伤寒论》共有112方，"证以方名，名由证立，有一证必有一方，有是证，必用是方，方证一体"，构成了《伤寒论》的主要方证体系。《伤寒论》主要内容是112个方剂和其适应证，论述某方剂的适应证即称某方证，如桂枝汤方证、麻黄汤方证、白虎汤方证等。这种以方名证的形成，不但是古人长期医疗经验的科学总结，是写作方法的需要，更是《伤寒论》内容和理论体系的特点。

2.《伤寒论》的渊源是古代方证

《伤寒论》属《本经》《汤液》经方流派，《伤寒论》的主要内容源于《汤液》的大小二旦、六神等方剂及其适应证。如桂枝汤方证源于小阳旦汤方证，麻黄汤方证源于小青龙汤方证，小青龙汤方证源于大青龙汤方证，黄芩汤方证源于小阴旦汤方证，小柴胡汤方证源于大阴旦汤方证，白虎汤方证源于小白虎汤方证，竹叶石膏汤方证源于大白虎汤方证，黄连阿胶鸡子黄汤方证源于小朱鸟（雀）汤方证，真武汤方证源于小玄武汤方证等。关于张仲景改变方证名称的原因，陶弘景说得很清楚："张机撰《伤寒论》避道家之称，故其方皆非正名也，但以某药名之，以推主为识之耳。"由陶弘景所著的《辅行诀脏腑用药法要》可清楚地看到，《汤液》的主要内容是记述前人所用方剂和其适应证，张仲景主要依据这些方证撰成了《伤寒论》。

3. 张仲景把方证归六类而有六经辨证

对比研究《伤寒论》和《汤液》，可察觉张仲景撰成《伤寒论》的轨迹。由《汤液》可以看到，其主要内容是记述前人所用经验方药及其适应证。丰富的方剂和适应证的积累，孕育着经方理论的形成。到了张仲景时代，人们认识到每个方剂治愈疾病，不但与症状特点有关，而且与疾病的病性（寒、热、虚、实）、病位（表、里、半表半里）有关，这样把方证归类，则大体有以下六类不同的方证。

麻黄汤方证、桂枝汤方证、桂枝加桂汤方证、桂枝加芍药汤方证、桂枝加葛根汤方证、瓜蒌桂枝汤方证等，皆有发热、恶寒、身疼、脉浮等症。《伤寒论》认为这些方证病位在表，病性属热、实、阳，便称之为表阳证，共同特点是"脉浮，头项强痛而恶寒"，亦即太阳病。

白虎汤方证、大承气汤方证、泻心汤方证等，皆有发热、汗出、口渴、大便难、脉数等症，其病位在里，病性属热、实、阳，便称之为里阳证，共同特点是"胃家实"，亦即阳明病。

小柴胡汤方证、黄芩汤方证、四逆散方证、奔豚汤方证等，皆有寒热往来、口苦咽干、胸胁苦满、目眩等症，其病位在半表半里，病性属热、实、阳，便称之为半表半里阳证，共同特点是口苦、咽干、目眩，亦即少阳病。

麻黄附子甘草汤方证、白通汤方证、麻黄附子细辛汤方证等，皆有恶寒、无热、脉微细、但欲寐等症，其病位在表，病性属寒、虚、阴，便称之为表阴证，共同特点是"脉微细，但欲寐"，亦即少阴病。

理中汤方证、附子理中汤方证、吴茱萸汤方证等，皆有自利不渴、腹满而吐、食不下等症，其病位在里，病性属寒、虚、阴，便称之为里阴证，共同特点是"腹满而吐，食不下，自利益甚，时腹自痛"，亦即太阴病。

乌梅丸方证、柴胡桂枝干姜汤方证、半夏泻心汤方证、干姜黄芩黄连人参汤方证等，皆有口渴、气上撞心、心中疼热、饥而不欲食、四肢厥冷等上热下寒等症，其病位在半表半里，病性属寒、虚、阴，便称之为半表半里阴证，共同特点是"消渴，气上撞心，心中痛热，饥而不欲食，食则吐蛔，下之利不止"，亦即厥阴病。

这就是张仲景总结完成的方证和六经理论体系，也说明《本经》和《汤液》时代已积累了许多前人的有效方药，孕育了经方方证和理论。张仲景据此撰写出《伤寒论》，产生了经方方证和理论。

4. 方证对应以八纲为基础理论

方证对应，是经方长期临床以方证治病过程中产生的愈病理念。《伤寒论》的主要内容是讲方证对应，宋代高保衡、孙奇、林亿等在宋刻《伤寒论》序中写道"是仲景本伊尹之法，伊尹本神农本草之经"，道明了

《本经》《汤液》《伤寒论》一脉相承，即《伤寒论》的方证，包括单方方证和复方方证，是由《本经》的单方方证及《汤液》的单复方方证发展而来。

方证体现了八纲辨证，从《本经》《汤液》《伤寒论》看，可知经方的每一方证，不同于一般的方剂，它既代表该方药物的组成，亦包括该方的适应证候。更值得注意的是，标明方药功用性能者为"本草石之寒温"，即以八纲为基础理论。标明证候特点、病位者为"量疾病之浅深"，亦以八纲为理论。经方实践者通过临床反复观察，把有效方证记录下来，每一个方证都是经过几代、几十代反复实践、反复验证取得的经验总结，其科学性经过了历史的考验。可知方证之方，是经历史考验之方，证是经历史考证之证，方证既含方药，亦含相适应的证，既有理，亦有法，故吉益东洞在《方极》自序中云："夫仲景之为方也有法，方证相对也。"对"法"的概念，胡希恕先生解释道："所谓法者，别阴阳、明六经、辨证辨脉、适宜地制裁方药之谓。"由此可知，方证对应有其深刻的科学内涵。

5. 方证对应的长期应用产生了六经辨证

胡希恕先生明确提出：《伤寒论》的六经来自八纲。"八纲怎样发展成六经？半表半里是产生六经的关键。考证《本经》《汉书·艺文志》《伤寒论》可见确切轨迹。半表半里概念仍是八纲概念，产生于《伤寒论》，如第97条"血弱、气尽、腠理开，邪气因入，与正气相搏，结于胁下"；第147条"伤寒五六日，已发汗而复下之，胸胁满，（阳）微结，小便不利，渴而不呕，但头汗出，往来寒热，心烦者，此为未解也，柴胡桂枝干姜汤主之"；第148条"伤寒五六日，头汗出，微恶寒，手足冷，心下满，口不欲食，大便硬，脉细者，此为阳微结"。仔细读这些条文，可知汉代经方家从应用方证对应实践中，先认识到病在表不解，多传于里；渐渐又认识到病在表不解，尚有不少由表传于半表半里者，这是与汉前的经方家认识的主要不同，即汉前《本经》《汤液》的病位概念只有表和里理念，即"量疾病之浅深"，即病不在表，则在里；发展至东汉，由于应用方证对应的经验而体会到病位还有半表半里。

对此，杨绍伊以特殊考证表明：以上有关半表半里诸条文，在汉前的《汤液》中尚无记载，恰是张仲景及其弟子论广后加入的（见《解读伊尹汤液经》）。这说明，经方医学，自神农时代至东汉，在应用方证对应治病过程中，起始用八纲辨证，其病位（量疾病之浅深）只有表和里，渐渐认识到表里之间还有半表半里，这样病位由二变为三，因而由八纲辨证发展为六经辨证。因此可以说，是方证对应长期应用的经验，产生了六经辨证理论体系，而六经辨证理论的形成，则更能正确指导辨方证，求得方证对应。而经方治病是先辨六经、八纲，继辨方证，求得方证对应而治愈疾病，故其理既含八纲，又括六经。

6. 方证对应非简单的"对号入座"

方证对应并非简单的"对号入座"，涉及方药与证的对应、药量与病情的对应、煎服法与病情的对应。

其实《伤寒论》397条（法）、112方证，加上《金匮要略》约合260余方证，都是在讲方证对应之道。每个方证的应用，都是长期临床实验观察记录，有的是记录方证对应而治愈疾病者，如《伤寒论》第54条"病人脏无他病，时发热、自汗出而不愈者，此卫气不和也，先其时发汗则愈，宜桂枝汤"。亦有的是记录方证不对应而无效，改用其他方药者，如第28条"服桂枝汤，或下之，仍头项强痛、翕翕发热、无汗、心下满微痛、小便不利者，桂枝去桂加茯苓白术汤主之"；第26条"服桂枝汤，大汗出后，大烦渴不解、脉洪大者，白虎加人参汤主之"；等等。众多的条文都是记录临床实验总结，记录凡是方证对应者皆有效，凡不是方证对应者皆无效，而进一步辨证用药求得方证对应而治愈疾病。

仲景书所载260余方证是临床实验记录，但要知道这只是医学的阶段总结，只是所示凡例，按图索骥虽亦能取效，但临床病情多变，其用方药亦必随着变化，以求方证对应。《伤寒论》有不少记载，临床症状很相似，治疗却用不同的方药，如第23条和第27条都见"发热恶寒，热多寒少"，但前者尚见"身必痒"而用桂枝麻黄各半汤，而后者因见"脉微弱"而用桂枝二越婢一汤。

由于临床症状的多变，其适应方药亦多变，亦因此产生了六经辨证，以更正确地指导辨方证。许多经方临床家多遵六经辨证、辨方证之道，临床治病，或用《伤寒论》原方，或用合方，或用原方加减，是在力求方证对应治愈疾病。如不顾临床症状变化，简单机械套用《伤寒论》原方不加减，是达不到方证对应的。故胡希恕先生深切体悟到：经方的辨方证，是辨证的尖端。

方证对应还体现在必须药量与病情对应。近治一患者刘某，男，65岁，2010年11月13日初诊。双膝关节痛，左膝为重，无四逆，口中和，无汗出，多年耳鸣，大便日二行，苔白根腻，脉细弦。六经辨证为少阴太阴合病，辨方证为桂枝加苓术附汤方证，初诊川附子用10g，服一周未见变化，二诊川附子用15g，服一周仍未见变化，三诊增川附子为18g、四诊增川附子为25g，皆无明显变化，当五诊川附子用30g时，则关节痛全然消失。此治验使笔者进一步认识到方证对应的科学内涵。初诊、二诊、三诊、四诊可以说辨六经、辨方证是正确的，但治疗无效，是因附子用量不足，即虚实不对应，不能恰好适应病情，即未达到方证对应，当附子用至30g，恰好与病情相合，即达到方证对应，故使病愈。

类似治验在临床屡见不鲜，实际历代前辈有深刻体会，此在《伤寒论》亦有详细说明。如第225条"脉浮而迟，表热里寒，下利清谷者，四逆汤主之"，用药：甘草（炙）二两，干姜一两半，附子（生用，去皮，破八片）一枚；第317条"少阴病，下利清谷，里寒外热，手足厥逆，脉微欲绝，身反不恶寒，其人面色赤，或腹痛，或干呕，或咽痛，或利止脉不出者，通脉四逆汤主之"，用药：甘草（炙）二两，干姜三两（强人可四两），附子（生用，去皮，破八片）大者一枚。上述四逆汤与通脉四逆汤的药味组成是相同的，但却用了两个不同的方名，这是因适应证不同，通脉四逆汤比四逆汤病情更重，即更虚寒，故附子、干姜用量皆大。

《伤寒论》的煎服法亦体现了方证对应丰富的科学内涵，如桂枝汤的煎服法："以水七升，微火煮取三升，去滓，适寒温，服一升。服已须臾，啜热稀粥一升余，以助药力，温覆令一时许，遍身漐漐微似有汗者益佳；不可令如水流漓，病必不除。若一服汗出病差，停后服，不必尽剂；若不汗，更服，依前法；又不汗，后服小促其间，半日许令三服尽。若病重者，一日一夜服，周时观之，服一剂尽，病证犹在者，更作服；若汗不出，乃服至二三剂。"如此详细的煎服法，很显然是在表明，临床根据症状辨明了桂枝汤方证，但适用的剂量和方法必须恰到好处。

综上所述，方证对应不是简单的方和证的"对号"，而是涵盖了方与证、药与病情的严格对应，即寒、热、虚、实、表、里等的对应，有着深刻的科学内涵。

7. 方证对应是辨证论治的尖端

六经和八纲虽然是辨证的基础，但满足不了临床实际的应用。例如太阳病当发汗，但发汗的方药很多，是否任取一种发汗药即可用呢？答案是否定的。中医辨证不只是辨六经和八纲，还要再辨方药的适应证。太阳病须发汗，但发汗必须选用适应整体情况的方药。太阳病若出现头痛、发热、汗出、恶风者，则宜与桂枝汤；若出现头痛、发热、身痛、腰痛、骨节疼痛、恶风、无汗而喘者，则宜与麻黄汤；若出现项背强、无汗、恶风者，则宜与葛根汤；若出现脉浮紧、发热、恶寒、身疼痛、不汗出而烦躁者，则宜与大青龙汤等。

以上诸方虽均用太阳病的发汗法，但各有不同的适应证，用之不当反而有害。方剂的适应证简称为方证，某方的适应证即称之为某方证。如桂枝汤证、麻黄汤证、柴胡汤证、白虎汤证、承气汤证等。辨方证是六经、八纲辨证的延续，治病有无疗效关键在于方证是否正确，后世及日本经方家常称之为"方证相应"或"方证对应"。是说方证相应，犹如百钧之弩，矢尖应的，一举贯革；如方证不相应，虽弓劲矢疾，去的弥远。因此，方证对应是临床治病取效的前提。经方家胡希恕先生把辨方证称之为"辨证的尖端"。

这里要进一步说明的是，不但是经方以六经辨证治病如此，中医辨证有八纲、气血津液、脏腑经络、卫气营血、三焦、病因等诸多辨证方法和理论，但其核心皆离不开一个"证"字。辨证论治必须达到的最终目的，则要落实到一个"治"字，而治愈疾病必是药与证对应恰到好处，如同一把钥匙开一把锁一样，即达到方证相对。无论是经方派，还是时方派，最终都要把辨证论治落实到"方证相对"。"证候→方药"乃是中医所有辨证方法的最终目的，换言之，方证对应是中医所有辨证方法的尖端。虽然对于同一证候组合，"经方派"和"时方派"所选择的方药并不相同，但如果治病有效，则必是用药对应证候。

顺便说一下，近代我国盛行脏腑经络辨证而疏于方证辨证，又加上近代日本的汉方资料多有"方证对应"观点，一些人就认为"方证对应""方证相应"是日本人首先提出的，这不符合历史事实。刘渡舟老师认为是唐代孙思邈首先提出的。不过应当明了，这只是从文字、文句的记载来判断，而从实际内容看，辨方证、方证对应形成于《汤液》，而成熟于《伤寒论》，如《伤寒论》317条提出"病皆与方相应者，乃服之"。

8. 方证研究寓意深

方证是古代医家收集临床症状后判断归纳为证，并用相应的有效方药治疗，归结、积累的有是证用是方的经验，具有深刻的科学内涵。方证是《伤寒论》的主要组成内容，是辨证论治的重要核心内容。对于中医治病特点，经方家胡希恕先生有精辟的论述：

"中医治病之所以辨证而不辨病，是与它的发展历史分不开的。

由于中医的发展远在数千年的古代，当时既没有进步的科学依据，又没有精良的器械利用，故势不可能有如近代西医，面向病变的实质和致病的因素，以求疾病的诊断和治疗，而只有凭借人们的自然官能，于患病人体的症状反应上，探索治病的方法。经过千百年的长久时间，和亿万计的众多人体，观察再观察，实践复实践，不但促进了四诊的进步、药性的利用和方剂配制的发达，而且对万变的疾病，亦终于总结出来如八纲六经等一般的规律反应，并于此一般规律反应的基础上，总结出种种通治一般疾病的验方（方证），所谓伊尹汤液经即集验方（方证）的最早典籍。"

中医用方药治病最初源自用药知识的积累，于是有《本经》问世，又经众多方证的积累，再有《汤液》集成。张仲景总结前人方证经验，把方证以八纲分类，加入了半表半里理念，便产生了六经辨证，形成了独特的六经辨证理论体系。因此，学习《伤寒论》的主要功夫，重在掌握各个方证，后世许多经方家对此皆有论述，如陈修园在《长沙方歌括》指出："大抵入手功夫，即以伊圣之方为据，有此病，必用此方……论桂枝证、麻黄证、柴胡证、承气证等以方名证，明明提出大眼目。"辨方证是六经辨证、八纲辨证的继续，是更具体、更进一步的辨证。

辨方证的科学性、学术价值，不但为遵用方证理论者所证实，而且也为不遵用其理论者所反证。如日本的"小柴胡汤副作用事件"，耐人寻味。汉方研究者栗岛行春指出："让慢性肝炎、肝硬化等患者长期服用小柴胡汤，发生间质性肺炎、死亡，是由一个追求名利的医师发表论文开始的……不学习中医理论，只用西医的病名来决定处方的结果，是研究失败的根本，而把责任诿过于小柴胡汤有副作用，是错上加错。"更强调了"让没有小柴胡汤方证的患者，长期服用小柴胡汤"是造成间质性肺炎的根本原因。《伤寒论》更讲求辨方证，如第 317 条提出："病皆与方相应者，乃服之。"对小柴胡汤的用法更明确指出："血弱、气尽、腠理开，邪气因入……往来寒热，休作有时……小柴胡汤主之。服柴胡汤已，渴者属阳明，以法治之。"明确指出，没有小柴胡汤方证不能服用。"小柴胡汤副作用死亡事件"的发生，主要原因是不辨方证，以血的教训说明了辨方证的重要性、科学性。

六、方证对应案例实录

（一）高热案

李某，男，4岁。2010年3月6日初诊。患儿自出生10个月左右开始反复发热，经多方中、西药物治疗，但一直未能控制高热。为了给孩子治病，全家由农村搬到北京居住。家长苦述："隔三五天就发热，可以没有任何原因。一发病就是高热，又特别难以控制。"经多家三甲医院门诊及住院检查，仍考虑呼吸道炎症性病变。昨晚无明显诱因，患儿又出现发热，体温38.6℃，自服"退热药"汗出热退，今晨体温又上升至39.6℃，遂慕名就诊于门诊。诊见：发热，鼻塞，流涕，四逆，舌尖红，舌苔白，脉浮紧数。

辨六经属太阳、阳明合病，辨方证属大青龙加薏苡败酱石膏汤证。处方：生麻黄18g，桂枝10g，炒杏仁10g，炙甘草6g，桔梗10g，生薏苡仁18g，败酱草18g，生石膏45g，生姜15g，大枣4枚。1剂，水煎服。嘱当晚先服四分之一量，温服后盖棉被，使其见微汗。如汗出，停后服。如无汗，继服四分之一量。停用其他药物。

2010年3月8日二诊：上方第一次服药后未见汗，但小便增多，体温有所下降（仍然39.4℃）。继服第二次、第三次皆未见汗，于是其父第四次给患儿服下剩下的四分之一，即一剂药服尽，午夜汗出，体温恢复正常。患儿安睡，次日白天玩耍如常。至晚上体温又开始上升，达38.8℃，未服退热药，今日来诊。诊见：发热，咽干，口干欲饮水，纳食减少，大便尚调，鼻流浊涕，精神欠佳。舌质红，口唇红如妆，舌苔白，脉细滑数。

辨六经属少阳、阳明合病，辨方证属小柴胡加石膏汤证。处方：柴胡24g，黄芩10g，清半夏15g，党参10g，桔梗10g，炙甘草6g，生石膏

60g，生姜15g，大枣4枚。1剂，水煎服，服法同前。

2010年3月10日三诊：服药后仍有发热，但只用中药，不需用退热药即能控制。发热前有恶寒，精神明显好转，纳食尚可，鼻流浊涕。舌苔转黄，脉浮弦数。

辨六经属三阳合病，辨方证属柴胡桂枝汤合白虎汤证。处方：柴胡24g，黄芩12g，清半夏15g，炙甘草6g，桂枝10g，生白芍10g，生石膏100g，知母12g，生山药10g，党参10g，桔梗10g。1剂，水煎服。

2010年3月11日四诊：昨晚服药后汗出，热退，今日已无发热，精神好，纳食尚好，大便调。仍有鼻塞、口干。舌苔白，脉浮紧数。

辨六经属太阳、阳明合病，辨方证属麻黄杏仁薏苡甘草汤证。处方：生麻黄10g，生薏苡仁30g，炒杏仁10g，炙甘草6g，败酱草30g。1剂，水煎服。

药后诸症悉退，痊愈。

【体会】

本患儿反复高热4年，实属罕见。用经方短期能治愈，体现了经方六经辨证及辨方证的科学性。四诊而愈，实属不易。

1. 认识治病须先辨六经，继辨方证

发热本属常见病症，中医治疗每每应手而效。但临证不乏难治者，常使医者恨无良方、效方可用。本案患儿百药遍施，且从治疗过程中可以看出，确属难治者，四诊而愈，诚属不易。从辨六经来看，本案始终以阳明病为主，外合太阳、少阳。在六经辨证中，大青龙汤证、麻黄杏仁薏苡甘草汤证属"太阳阳明病方证"，薏苡附子败酱散证、白虎汤证属"正阳阳明病方证"（见《解读张仲景医学》一书）。本案首方用大青龙汤"解太阳表，清阳明里热，并祛在表之水湿"，合用薏苡附子败酱散去附子"清热、排脓、消肿（鼻流浊涕）"。二方用小柴胡加生石膏汤加桔梗（实即小柴胡加生石膏汤合小柴胡加桔梗汤），据临证经验，"外感表解而热不退"多现小柴胡加生石膏汤方证。三方用白虎汤合小柴胡汤合桂枝汤。因里热重，

传承经方本真，完善方证对应

生石膏"若不大量用则无效"，故用至100g。桂枝汤"既是发汗解热汤剂，又是安中养液调和营卫之方"，"本方药力微薄平稳，既非大热，又非大汗之药，合理应用桂枝汤是一种养胃增液的发汗、止汗法，是驱邪不伤人的"。面对连续病理性发热、药物性发汗后的患儿，这种用药法是弥足珍贵的。四方所用麻黄杏仁薏苡甘草汤加败酱草取其发越湿气，清利阳明为治（引文出自《解读张仲景医学》一书）。

2. 认识方证对应的科学性内涵

本患儿高热反复发作近4年，造成的原因与治疗不当不无关系。滥用抗生素甚至激素自是原因之一，而中药药不对证，过用清热解毒及发汗退热之药，也是原因之一。本次治疗，先辨六经，继辨方证，方药对证，因而能使病变速愈。临证要重视对方证对应的认识，对方证对应的认识，不但要仔细品读《伤寒论》的条文，更重要的是在临床中不断总结经验。《伤寒论》"随证治之"即教导后学者要做到方证对应，证药对应。不但是证与方对应，更强调证与药对应；不但是药味的对应，更重要的是药量的对应。本患儿所用大青龙汤，麻黄用18g，本是成人用量，为了便于掌握，嘱其服四分之一，见汗即"止后服"。但该患儿服了四分之三仍不能汗出热退，而服下全剂，方见汗出。也就是说，麻黄18g是他的适应量，18g才达到方证对应。不是每个人，甚至成人都用到18g，是要看到具体的证。这一用药规律法则，不但见于各方证，更详见于每方后药物的煎服法。如桂枝汤煎服法："以水七升，微火煮取三升，去滓，适寒温，服一升……若一服汗出病差，停后服，不必尽剂；若不汗，更服，依前法；又不汗，后服小促其间，半日许令三服尽。若病重者，一日一夜服，周时观之，服一剂尽，病证犹在者，更作服；若汗不出，乃服至二三剂。"患儿来北京后，也曾找过不少名医治疗，开始亦见效，后来就不见效。其中原因之一是一次门诊开七剂药，服一剂药，证已变，再服是药，药已不对证，不但无效，反而有害。上案每诊处一方一剂，方随证转，随证治之，务必做到方证对应，证药对应，这是使病愈的重要原因。

值得一提的是，本案患儿年仅 4 岁，久病，连续发热，虽大剂汗法、清法，治疗过程中并没有出现明显的饮食异常和精神异常，热退后身体状况同步复原，这与方证相合、组方合理是分不开的。

（二）淋证案

白某，男，30 岁。2010 年 3 月 22 日初诊。患"慢性前列腺炎"一年余，症见尿频、尿急、早泄，伴见性欲减退，双膝酸软，汗出，口干，夜尿不多，纳食尚可，大便偏稀，每日 2～3 次，饮食不慎易腹泻。舌质红，舌苔薄白，脉细弦。

辨六经属太阳、太阴合病，辨方证属桂枝龙骨牡蛎汤合二加龙骨汤加金樱子、韭菜子、苍术证。处方：桂枝 10g，白芍 10g，白薇 12g，炙甘草 6g，生龙牡各 15g（同煎），制附子 10g（同煎），金樱子 10g，韭菜子 10g，苍术 15g，生姜 15g，大枣 4 枚。7 剂，水煎服。

2010 年 3 月 29 日二诊：尿频、尿急、早泄俱减轻。上方制附子改为 12g，加狗脊 15g，7 剂，水煎服。

2010 年 4 月 12 日三诊：服上方 7 剂，尿频、尿急渐不明显，早泄明显好转，但停药后又有反复。大便仍然偏稀，每日 2～3 次，口干明显减轻。上方生姜改炮姜 6g，去狗脊，7 剂，水煎服。

嘱服 7 剂后可在当地继续服用上方，无症状时停药。

【体会】

1. 对本案辨证论治的梳理

从脏腑辨证考虑，本案极易辨为脾肾两虚证，治疗以补肾健脾为法，前医即如此治疗，屡用而效不显。从六经辨证，问及"有汗出"（其实汗出并不多，很多医生极易忽略这一症状），首先想到太阳病桂枝汤证，见患者忧心忡忡，结合早泄、尿频，断为桂枝龙骨牡蛎汤证。上有口干，下有膝软、性欲减退，故考虑到二加龙骨汤证。二方合用，再加用金樱子、韭菜子，外调营卫，内和气血，补虚涩精，镇静安神。考虑到大便偏稀，易腹泻，内合太阴寒湿，故前用苍术，后加炮姜，意在温化寒湿。

2. 关于桂枝龙骨牡蛎汤方证

桂枝龙骨牡蛎汤方证见于《金匮要略·血痹虚劳病脉证并治第六》第8条："夫失精家，小腹弦急，阴头寒，目眩发落，脉极虚芤迟，为清谷、亡血、失精。脉得诸芤动微紧，男子失精，女子梦交，桂枝龙骨牡蛎汤主之。"本方以桂枝汤调和营卫、气血，加龙骨、牡蛎镇敛浮越、收涩固精，是历代医家治疗"男子失精，女子梦交"的常用方剂。

桂枝龙骨牡蛎汤合二加龙骨汤是临证治疗男性病常用处方之一。对于这一方证的把握，可从《解读张仲景医学》一书中的叙述中体会："失精、梦交，多由情欲妄动，神志不宁，因生梦幻所致。其病也基于汗出津伤、荣卫不和。龙牡之用，不只为固精，还重在敛神定志而止胸腹动悸，合用桂枝汤调荣卫和气血，本方是该证的正治。《小品》云'虚弱浮热汗出者，除桂加白薇、附子，名曰二加龙牡汤'，是该证的变治，用此二方适证加减，确有奇效。""梦遗失精，常见于未婚青壮年男子，也多见于慢性前列腺炎患者。但本方证可见于不论男女老幼慢性病出现的神心症，男、女的溺闭或遗尿。值得注意的是，本方证又往往被认为是虚劳，治用大补而使症状加重或长期不愈，其主要原因是，没有首先看到其主证是桂枝汤方证。"

日人所著《类聚方广义》有如下论述："禀性薄弱之人，色欲过多，身体羸瘦，面无血色，身常微热，小腹弦急，胸腹动甚，长服桂枝加龙牡汤，严慎闺房，可以肉骨回生矣。"可合参，可体会。

（三）面瘫案

阎某，男，52 岁。2010 年 4 月 9 日初诊。患者因出差劳累后又吹空调，于 1 天前突发左侧面瘫，左耳疼痛、听力减退。诊见：左侧面瘫，左耳疼痛、蒙堵感，左耳听力减退，口舌干燥，咽干咽痛，口苦口干。伸舌居中，舌苔白腻，脉弦细。

辨六经属少阳、阳明合病，辨方证属小柴胡加生石膏、桔梗汤证。处方：柴胡24g，黄芩10g，清半夏15g，党参10g，炙甘草6g，生石膏45g，桔梗10g，生姜15g，大枣4枚。1剂，水煎服。

上方服1剂，次日见病情平稳，咽痛尚明显。

治疗加重清泻阳明力量，上方加生薏苡仁18g、败酱草18g，连服8剂。面瘫完全恢复，咽痛已，无口干口苦，唯余左耳听力减退、蒙堵感，耳微痛。药后就诊耳鼻喉专科医生，诊为"左耳感音神经性聋"，告知听力恢复难度较大，需治疗3个月至半年以观察疗效。给予中药治疗，处方为龙胆泻肝汤加减，其中用到牛黄、麝香等。不料服药后腹痛较甚，当晚去医院急诊，查尿常规中潜血阳性，但其余相关检查未见异常，肌注"阿托品"后腹痛止。

遂停服上方，于2010年4月20日再次诊治。诊见：面瘫恢复，尚有左耳微痛，耳堵，听力欠佳，微咳，口不干。舌苔白腻，脉弦细。

辨六经仍属少阳、阳明合病，辨方证仍属小柴胡加生石膏、桔梗、薏苡仁、败酱草证。处方：柴胡15g，黄芩10g，清半夏15g，党参10g，桔梗10g，炙甘草6g，生石膏45g，细辛10g，夏枯草10g，生薏苡仁18g，败酱草18g，生姜15g，大枣4枚。3剂，水煎服。

上方服3剂，诸症俱失，左耳听力恢复，痊愈。

【体会】

1. 经方治人不治病

医，为病而设。没有疾病、病人，也就不存在医药、医生、医事。于是，医生所用的药物、技术都是为治病而设的，这一认识似乎也是必然的正确。西医常用的抗生素、手术，确实都是针对疾病使用的。但，中医是一门"治人"医学，经方重在"治人"而不是"治病"，经方治疗的是"患病的人"，而不是"人患的病"。《中国汤液经方》曰："患病人体之所以有六经八纲这样一般的规律反应，其主要原因，当亦不是由于疾病的外在刺激，而是由于人体抗御疾病机制的内在作用。"同时指出："中医的辨证

传承经方本真，完善方证对应

论治，其主要精神，是于患病人体一般的规律反应的基础上，讲求疾病的通治方法。"中医的辨证论治，是"适应人体抗病机制的一种原因疗法。"对疾病的认识上，重视患病机体的内在作用；在疾病的治疗上，重视患病机体的抗病作用，亦即自我康复能力。

2.耳窍疾病多见少阳病

对于耳窍病变，以《内经》为奠基的"医经派"多从脏腑、经络角度认识，认为其急性病证多与肝胆病有关，治疗也常取用治疗少阳病的柴胡剂。而以《伤寒杂病论》为集大成的"经方派"是以八纲、六经为认识工具的，认为耳窍病变多属于半表半里证，实证多为少阳病。《胡希恕讲伤寒杂病论》在讲解263条时指出："少阳病，就是半表半里之阳证，阳热在胸腹腔间，半表半里之处，既不可入里，又不可出表，只可向上行于孔窍之间。"《伤寒论》在263条中提到"口苦""咽干""目眩"，在264条中提到"两耳无所闻""目赤"等，皆属于孔窍病变。对耳病的治疗，不考虑神经、病毒，不考虑内耳、外耳，从半表半里之少阳病入手，治疗采用柴胡剂之和法，顺应人体疗病的自然功能，此即经方的治病之道。

3.对小柴胡汤的再认识

传统认为，小柴胡汤是治疗少阳经腑受邪、枢机不利的主方，是体现"和法"的代表方剂。临床广泛用于外感、内伤诸病证，广泛用于多种发热性病证、消化系统病证、精神情志类病证，以及呼吸系统病证、妇科病证等。如此认识、解读、使用小柴胡汤，似乎也符合临床。但从方证对应角度来看，则有掌握较难、疗效不确之弊。以八纲解读六经，辨方证以处方，执简驭繁，疗效确切。

所有病变都有病情反应的病位，根据病位辨出表证、里证或半表半里证。所有病变都有正邪相争，根据这种相争中正气所表现的太过与不及而辨出阳证或阴证。根据病位与阴、阳的组合即可辨出太阳、阳明、少阳、少阴、太阴、厥阴六经。再根据寒、热、虚、实及相应症状，进一步可辨出方证。小柴胡汤适用于小柴胡汤方证，小柴胡汤方证属于少阳病方证，临证当首辨少阳病。少阳病即半表半里阳证，对其辨识，《解读张仲景医学》一书中提出两个要点：一是"热郁于半表半里，既不得出表，又不得入里，势必上迫头脑，则口苦、咽干、目眩，乃是自然的反应，故凡病见有口苦、咽干、目眩者，即可判定为少阳病"。二是"故少阳病之辨，与其求之于正面，还不如求之于侧面，更较正确。即要辅以排除法，因为表里易知，阴阳易判，凡阳性证除外表里者，当然即寓半表半里阳证，也即少阳病"。而对小柴胡汤方证，其辨证要点为："半表半里热证或见口苦、咽干、目眩、胸胁苦满、纳差者。"

本案中，口苦、咽干、耳痛、耳聋，显为热郁于半表半里而上迫所致，结合脉象弦细，辨为少阳病小柴胡汤方证无疑。同时，患者又有明显口干、咽痛，考虑有阳明内热，故进一步辨为少阳、阳明合病之小柴胡加生石膏、桔梗汤方证。柴胡用24g，乃从"方中柴胡用半斤，分三服，每服相当于八钱"（《胡希恕讲伤寒杂病论》）而来。次诊加生薏苡仁、败酱草，为增强清泻阳明之力。末次处方加细辛意在"振郁滞之气"以开清窍。方证相合，而收全效。

（四）郁证案

纪某，女，41岁。2010年3月18日初诊。半年前因家庭变故起病，胁痛胸闷，心烦失眠，周身不适。就诊于多家医院，行相关检查，未发现明确"病灶"。口服中药及中成药，无明显疗效。诊见：两胁不舒，右胁胀痛明显，胸闷不舒，腰酸腰痛，时有头痛，心烦急躁，睡眠欠佳，口苦咽干，纳食无味，大便偏干。舌苔白，脉细弦。

辨六经属太阳、少阳、阳明合病。辨方证属大柴胡汤合桂枝茯苓丸加甘草证。处方：柴胡12g，黄芩10g，枳实10g，白芍10g，清半夏15g，桂枝10g，牡丹皮10g，桃仁10g，茯苓12g，生大黄6g，炙甘草6g，生姜15g，大枣4枚。2剂，水煎服。

2010年3月20日二诊：诸症好转，大便转畅，胁痛、胸满、烦躁减轻，口不苦。舌苔白，脉细弦。

辨六经属太阳、少阳、太阴合病。辨方证属四逆散合当归芍药散合桂枝茯苓丸证。处方：柴胡12g，枳实10g，白芍10g，炙甘草6g，当归10g，川芎6g，茯苓12g，泽泻12g，苍术10g，桂枝10g，牡丹皮10g，桃仁10g。7剂，水煎服。

2010年3月27日三诊：诸症持续好转，睡眠基本正常，烦躁、胸满闷俱不明显，仍感两胁及腰部不适，晚上有口干、口苦。纳食尚可，大小便正常，手足温。舌苔白，脉细弦。

辨六经属太阳、少阳、太阴合病。辨方证属柴胡桂枝汤合当归芍药散证。处方：柴胡12g，黄芩10g，清半夏15g，党参10g，桂枝10g，白芍10g，炙甘草6g，当归10g，川芎6g，茯苓12g，泽泻12g，苍术10g，生姜15g，大枣4枚。7剂，水煎服。

药后无不适，停药。

【体会】

1. 对"辨证论治"的思考

本案患者经西医检查、诊断，几乎"无病"，治疗只能采用"对症疗法"和"安慰疗法"。必须承认，这一类患者的病痛是非常明显的，是严重影响患者生活、工作和休息的。并且，这一类患者在患病人群中是占有相当比例的。根据症状反应，采用中医辨证论治，往往能在较短的时间内为患者解除痛苦，恢复其正常的工作、生活。正如本案，仅用三诊，服药16剂，即告痊愈。

从本案中，似乎可以看到，中医治疗的着眼点并不像西医治疗针对具体病灶和靶点，而是着眼于整个患病机体，针对患病机体所出现的症状进行干预与调整。以计算机做类比，计算机由硬件系统和软件系统组成，硬件系统是可视的、可更换的，而软件系统是不可视的。人体也由类似"硬件系统"和"软件系统"组成，并且远比计算机复杂。伴随着人体解剖学的发展，人体的硬件系统逐渐被医学揭去了神秘面纱，甚至大部分都可以做到"可视""可更换"。但人体软件系统的复杂性，软件系统病变的广泛性和复杂性，远远超出了硬件系统，甚至超出了医学研究者们的想象。当困惑于无法用现代科学、现代医学解读中医时，蓦然回首，会诧异于中医的缔造者和传承者们以其高超的智慧，创造并且丰富了一系列认识和干预（治疗）人体软件系统病变的方法，其中之一就是辨证论治。

2. 关于大柴胡汤方证

大柴胡汤方证见于《伤寒论》第 103 条："太阳病，过经十余日，反二三下之，后四五日，柴胡证仍在者，先予小柴胡汤，呕不止，心下急，郁郁微烦者，为未解也，与大柴胡汤下之则愈。"又见于第 136 条和 165 条。一般认为，本方具有和解少阳、通下阳明的作用，用治少阳、阳明合（并）病者。《解读张仲景医学》曰："病初传少阳，势须人参补中益气，既防邪侵及里，又助正以祛邪于外。但已并于阳明，则须大黄兼攻里，人参之补、甘草之缓，反非所宜，故去之。加枳实以治心下坚，加芍药以治腹满痛，故此治少阳阳明并病而见里实心下坚、腹满痛者。"本方证的辨证要点是："胸胁苦满、口苦咽干、心下急，里实者。"

值得一提的是，胡希恕先生用本方合桂枝茯苓丸治喘，可谓别开一面。

3. 关于四逆散方证

四逆散方证见于《伤寒论》第 318 条少阴病篇中："少阴病，四逆，其人或咳、或悸、或小便不利、或腹中痛、或泄利下重者，四逆散主之。"本方临床使用极广，但多从脏腑辨证使用，常用其功效为疏肝和脾、调和气血等。从六经辨证认识，有注家将其作为调和"阴枢"的主方。以八纲释六经，本方证实属少阳病。但何以少阳病方证，条文中冠之以"少阴病"呢？可能有两个原因：一是"原本少阴病，今传入半表半里而转属少阳也"；二是"由于热壅气郁，血行受阻，因致脉微细、四逆，形似少阴病的外观，因以少阴病冠之，教人加意鉴别也"（《解读张仲景医学》）。对本方的使用，可与大柴胡汤证合参："凡形似大柴胡汤证，不呕且不可下者，大都宜本方。"胡希恕先生认为，四逆散与大柴胡汤密切相关，四逆散实由大柴胡汤去枳实、大黄、半夏而成。

4. 对本案辨证论治的梳理

七情致病，非胀即痛，周身不适，病已半年，如从时方辨证法，可从气滞血瘀入手，施以理气活血之法。经方家也考虑到瘀滞，故用桂枝茯苓丸，但辨瘀、治瘀的前提是辨六经，六经不明，瘀血无从着落。本案首诊，依据口苦、咽干、胸闷、胁痛等表现，辨为少阳病无疑。结合大便偏干，似可辨为少阳、阳明合病。但需注意，少阳病小柴胡汤方证也可见大便偏干，并非必合阳明。而脉不浮，不恶寒，辨出太阳病更属无所依据。这时候，需要换一个角度去思考：患者语不低，体不弱，无四逆，绝非三阴病。在三阳病中，少阳病症凸显无疑，而诸症表现为上下表里的气血不得流畅，少阳之表即太阳，少阳之里即阳明，在调和中开表通里，三阳并治，不失为流畅气血之佳法。药后显效，也反证辨证无误。方中特意加炙甘草者，重在缓急。二诊症减便畅，故不用大柴胡汤而改用四逆散。女子久病，随着瘀滞的流通，治疗需要顾及血瘀，故二诊、三诊俱合用当归芍药散。三诊考虑到太阳之表仍然不畅，故取用了柴胡桂枝汤，也反证了首诊辨为太阳的正确性。

（五）久咳案

张某，女，54岁。2010年4月6日初诊。咳嗽1个月余，呈阵发性呛咳，晚上较甚，咳时遗尿，有痰不利。伴见头痛，流清涕，讲话有鼻音，咽痒，恶风，虚汗出，大便干。舌苔白，脉细弦。

辨六经属太阳、太阴合病，辨方证属桂枝加厚朴杏子汤合半夏厚朴汤加桔梗、炙枇杷叶证。处方：桂枝10g，白芍10g，炙甘草6g，清半夏15g，厚朴10g，炒苏子10g，茯苓12g，桔梗10g，炒杏仁10g，炙枇杷叶10g，生姜15g，大枣4枚。7剂，水煎服。

2010年4月13日二诊：咳嗽明显减轻，鼻窍清利，头痛已，畏风、汗出不明显，大便如常，仍有咽痒。舌苔白，脉细弦。

辨六经属太阴病，辨方证属半夏厚朴汤加桔梗、杏仁、炙枇杷叶、诃子、炙甘草证。处方：清半夏15g，厚朴10g，炒苏子10g，茯苓12g，桔梗10g，炒杏仁10g，炙枇杷叶10g，诃子6g，炙甘草6g，生姜15g。7剂，水煎服。

药后咽痒、咳嗽止，痊愈。

【体会】

咳嗽为常见"小疾"，但久咳不已，每每影响患者的工作、休息，也迫使医者发出"咳嗽难医"之感慨。时方治咳，多从辨别外感、内伤入手，注重治痰为其特点；经方治咳，多从辨别阴阳、六经入手，注重治饮为其特点。

1. 关于半夏厚朴汤方证

半夏厚朴汤方证见于《金匮要略·妇人杂病脉证并治第二十二》第5条："妇人咽中如有炙脔，半夏厚朴汤主之。"本方证叙述极其简短，后世据此将本方列为治疗痰气郁结所致梅核气的专方。但临证所见，梅核气属寒痰、湿痰郁结者少，属热痰、燥痰郁结者多，故温燥之半夏厚朴汤方往往少可用之处。《胡希恕讲伤寒杂病论》中胡老指出："本证当参《千金》所述：咽喉中如有烤肉阻结，吐之不出，咽之不下，心下坚满不快，胸腹胀满不舒，究其病因，当为气结、痰饮两种因素造成。"近几年在临证中重新认识本方，发现苏叶、生姜实有解表之功，本方实为治疗外邪里饮之方，试用于治疗外邪里饮咳嗽，收到很好疗效。如外邪不显，每以炒苏子取代苏叶。

2. 关于桂枝加厚朴杏子汤方证

桂枝加厚朴杏子汤方证见于《伤寒论》第18条："喘家，作桂枝加厚朴杏子佳。"以及第43条："太阳病，下之微喘者，表未解故也，桂枝加厚朴杏子汤主之。"对于咳嗽，通常认为由于肺气宣肃失常引起，治疗上，麻黄宣肺、杏仁降肺已成惯用组合，而桂枝配杏仁往往不被临床家重视。《解读张仲景医学》记载："咳喘患者不论新久，不论是慢性气管炎、咽喉炎，还是感冒等病，如排除热实证，再审有本方证则可用之。"临证治疗咳嗽、有汗出者而无明显热象者，常选本方治疗。如有里饮，多合用半夏厚朴汤。

3. 对本案辨证论治的梳理

咽痒、阵发性呛咳，医者每多喜用祛风止痒、宣肺止咳方药；有痰不利，多喜加化痰利咽之品；咳时遗尿，多喜加补肾固涩之品；鼻窍不利，鼻流清涕，多喜加祛风通窍之品；虚汗、恶风，多喜加固表敛汗之品……如此组方，可成一大方，面面俱到，似也颇能符合治病的理法方药。经方治病重在方证对应，而不是随症用药。本案恶风、虚汗出，结合头痛、鼻窍不利，显为太阳病桂枝汤证，调和营卫，汗出自止，绝不可见汗止汗。桂枝汤证见咳嗽为主症者，即桂枝加厚朴杏子汤证。而咳嗽较久，杂药乱投，舌苔白，脉细弦，考虑有里饮存在，故合用治太阴病之半夏厚朴汤。二方合用，太阳、太阴同治，7剂即取得显效。二诊见太阳病已解，唯余太阴，转方独治太阴而愈。至于桔梗利咽，炙枇杷叶止咳，诃子敛肺，皆为随症加减之例。

（六）郁证案

王某，女，47岁。2010年3月24日初诊。患者系安徽人，专门来京诊病。自述主要需要解决两个病：一是多年的"抑郁症"，长期失眠、急躁、不会高兴；二是去年2月诊断出"类风湿关节炎"，周身关节疼痛，晨起手指僵硬。诊见：失眠（长期依赖安眠药），面色惨淡，郁郁不乐，时或急躁，恶风畏寒，阵冷阵热，手足凉，手心热，胁痛脘痞，背冷牙龃，手指近端关节疼痛、晨僵，肘、膝关节疼痛，腰痛，口中和，不喜饮。舌苔白，脉右细左沉细弦。

辨六经属少阴、太阴合病，辨方证属桂枝加附子汤加茯苓、苍术、生黄芪证。处方：桂枝10g，白芍10g，炙甘草6g，制附子10g，茯苓15g，苍术15g，生黄芪15g，生姜15g，大枣4枚。15剂，水煎服。

中日韩经方论坛（第二版）

2010 年 4 月 14 日二诊：患者面带喜色。诉说煎服中药无数，多为量大味劣、难以下咽者。而本次所服中药，量小易煎，且入口就感舒服，下咽入胃有全身温暖、舒畅的感觉。服用第 4 剂后睡眠就明显好转了。诊见汗出、恶风、畏寒明显减轻，关节疼痛减轻，胁痛、胃痞已不明显，仍口中和，不喜饮，但手心热、牙龃仍有。舌苔白，脉细弦。

上方制附子改为 12g，加生地炭 15g，防己 10g。14 剂，水煎服。

2010 年 5 月 5 日三诊：患者自述"我的抑郁症好了，现在只剩关节炎了，大夫给我治关节炎就行了"。诊见睡眠基本正常，不需服用安眠药。汗出、恶风、畏寒俱不明显，胁脘不适，尚有牙龃，口中和，纳食可，二便调，关节疼痛、晨僵较前减轻。舌苔白，脉细弦。

上方制附子改为 15g，生黄芪改为 18g，加党参 6g。14 剂，水煎服。

因路途遥远，就医不便，嘱患者上方服完后可在当地继续服用，关节不痛时停服。

【体会】

1. 关于少阴病

传统对少阴病的认识，认为少阴病是外感病发展过程中阴证的较危重阶段，其成因有传经、直中两途，表现有少阴寒化证、少阴热化证、少阴阳郁证以及少阴经证等，证候特征为心肾阳虚，预后多有死证。胡希恕老师以八纲释六经，明确提出少阴病属表阴证，阴证之死多死于太阴而非少阴。《中国汤液经方》曰："人体所患疾病在表的病证可概括为两类：一类为阳实热之体，正气相对旺盛，症状反应有发热恶寒者，为在表的阳证，也即太阳病；一类为阴虚寒之体，气血沉衰，反应有无发热而恶寒者，为在表的阴证，与太阳相对当指少阴病。"进一步明确："经方的少阴病是属六经的表阴证，即邪在表而呈虚寒一类证候者。"

2. 关于桂枝加附子汤方证

桂枝加附子汤方证见于《伤寒论》第 20 条："太阳病，发汗，遂漏不止，其人恶风，小便难，四肢微急，难以屈伸者，桂枝加附子汤主之。"

通常认为，本方证属于过汗后阴阳两伤而表未解者，仍属太阳病。《解读张仲景医学》有云:"（由于误汗）使太阳表虚证还未解而陷入阴证少阴病。"同时明确指出:"桂枝汤治太阳病即表阳证，桂枝加附子汤治少阴病即表阴证。"本方与麻黄附子甘草汤相对应，一治少阴病有汗者，一治少阴病无汗者。二方同用附子振奋沉衰，以治表证之陷于阴者，不同之处在于一方配桂枝以解肌，一方配麻黄以发汗。

3. 关于郁证

本案患者"抑郁症"，当属中医"郁证"范畴。中医治郁理法方药极多，有治脏郁者，有治腑郁者，有治六郁者，有祛邪以治郁者，有扶正以治郁者，有平调以治郁者。而从少阴病论郁，用桂枝加附子汤治郁，实属少见论述。不过，前贤有从太阳病论郁、用桂枝汤治郁者，可与本案合参。《经方实验录》中有如下一段论述:"旧式妇女，缺少运动，抑郁不睦，始则气逆脘痛，纳谷不畅，自称曰肝胃气。驯至头晕、心悸，经事不调，成俗所谓贫血症。脉缓而无力或细小而数。萧瑟恶寒，冬日为甚。常投桂枝汤原方，服后如曝冬日之下，大便难者得润滑而下。"

4. 对本案辨证论治的梳理

本案初诊可谓"诸症百出"，患者主诉为失眠、关节疼痛，极易诱导医生从调理气血、解郁安神，或从祛风除湿、散寒通痹入手治疗。案中径直抓住其汗出、恶风、畏寒、口中和，直断为太阴病表阴证，选用桂枝加附子汤。同时加用生黄芪以加强实表之力。左脉沉细弦，苔白，脘痞，考虑有寒饮内停，故加用茯苓、苍术温化寒饮。二诊考虑有饮邪化热，加用生地炭、防己以治饮热。诊治全然未去考虑"抑郁症"，而随着邪去阳回，饮除正复，营卫调和，气血流畅，郁证自解。不治病而病已愈，这也许就是方证对应的治病境界。

（七）口疮案

李某，女，54岁。2010年3月22日初诊。患"复发性口腔溃疡"

两年余，近两个月口疮屡发，旧疮未愈，新疮又起，口内灼痛，无有休止，影响进食。伴见心下痞满，大便不畅，痔痛便血。舌苔白腻中剥，脉沉细。

辨六经属厥阴病，辨方证属生姜泻心汤加赤小豆、当归、生石膏、生地炭证。处方：炙甘草12g，黄芩10g，黄连3g，清半夏15g，党参10g，干姜10g，赤小豆15g，当归15g，生石膏45g，生地炭12g，生姜15g，大枣4枚。7剂，水煎服。

2010年4月5日二诊：药后口疮即愈，大便如常，痔疾未发，胃脘也无不适。补诉有"慢性咽炎"病史，反复咽干、咽痛，时有干咳，求一处方。诊见苔白微黄，脉细。

辨六经属少阳病，辨方证属小柴胡加石膏汤加桔梗、赤小豆、杏仁证。处方：柴胡12g，黄芩10g，清半夏15g，党参10g，桔梗10g，炙甘草6g，赤小豆15g，炒杏仁10g，生石膏45g，生姜15g，大枣4枚。7剂，水煎服。

【体会】

1. 关于厥阴病

对于厥阴病篇，历来是解读《伤寒论》的难点。有关厥阴病的争议，历代《伤寒论》注家始终没有停止过。多数注家以《内经》解《伤寒论》认为：厥者，尽也，厥阴病是伤寒六经病证的最后一经病。病至厥阴，阳气衰败至极，阴寒郁滞也至极，或可阳气败竭而死，或可阴尽阳生而愈。也有学者认为厥阴属表，非为尽阴。其实，《伤寒论》六经与《内经》六经完全不同，《伤寒论》六经当从八纲解读，不当从脏腑、经络解读。以八纲解六经，则厥阴属半表半里阴证，既非"最后一经病"，也与厥阴经、肝胆、心包等脏腑、经络无关。而判定厥阴病的主提纲即为《伤寒论》第326条："厥阴之为病，消渴，气上撞心，心中疼热，饥而不欲食，食则吐蛔。下之利不止。"此即"寒饮郁于半表半里，既不得出表，又不得入里，郁而化热，因呈上虚下寒、上热下寒之证"（《解读张仲景医学》）。

2. 关于生姜泻心汤方证

生姜泻心汤方证见于《伤寒论》太阳篇的第 157 条："伤寒汗出解之后，胃中不和，心下痞硬，干噫食臭，胁下有水气，腹中雷鸣，下利者，生姜泻心汤主之。"一般认为，本方主治太阳病变证之痞证，也有学者把本方证归属于少阳病。通过对厥阴病的反复研究，生姜泻心汤方证为半表半里阴证的上热下寒证，当属厥阴病。

《伤寒论》中，半夏、甘草、生姜三泻心汤同治心下痞证。以半夏泻心汤为基础方，甘草泻心汤是在半夏泻心汤基础上加大缓急安中的炙甘草用量而成，用于治疗半夏泻心汤证中气较虚而急迫者；生姜泻心汤是在半夏泻心汤基础上减少干姜用量，加用较大量温化寒饮的生姜而成，用于治疗半夏泻心汤证寒饮较重者。基于甘草泻心汤在《金匮要略》中治疗"狐惑"病变，临证用治口腔溃疡，屡用屡效。临床还常遇久久不愈的顽固重证，以本方加生石膏，或更加生地黄而多取捷效。而本案所用方为生姜泻心汤，较甘草泻心汤侧重于化饮。

3. 对本案辨证论治的梳理

并非所有口疮病变都属厥阴病，但对于反复发作、久治不愈之口疮，临证确以厥阴病为多。本案上有口疮灼痛，上热无疑；中有心下痞满，下有大便不畅（非大便闭结），脉又见阴象，下寒中虚已显。上热下寒，虚实并见，既不在表之太阳、少阴，又非里之阳明、太阴，也不是半表半里之少阳，唯属半表半里阴证之厥阴最为恰合。方取生姜泻心汤加生石膏、生地炭，清上温下，补虚泻实。考虑到口疮并见痔血，故合用赤小豆当归散。药进七剂，诸症俱失，反证六经、方证辨识无误。二诊以小柴胡加石膏汤治疗咽部病变，也属常用手法，因清窍病变以少阳病为多见。

（八）痹痛案

戴某，女，76 岁。2010 年 3 月 10 日初诊。周身关节痛、肌肉痛 1 年余，经多方诊治不能明确诊断，治疗也无疗效。诊见：手指关节痛，腰、

中日韩经方论坛（第二版）

背、髋、膝疼痛，四肢肌肉也时有疼痛，时好时差，影响睡眠。伴见口干、四逆、纳差，时有身颤。舌苔白，脉细弦。

辨六经属少阴太阴合病，辨方证属桂枝芍药知母汤加茯苓、陈皮、狗脊证。处方：麻黄 6g，桂枝 10g，知母 10g，白芍 10g，苍术 15g，制附子 12g，茯苓 12g，防风 10g，炙甘草 6g，狗脊 15g，陈皮 30g，生姜 15g。7剂，水煎服。

2010年3月17日二诊：诸症同前，大便偏干。辨六经属厥阴、太阴合病，辨方证属柴胡桂枝干姜汤合当归芍药散证。处方：柴胡 12g，黄芩 10g，天花粉 12g，生龙牡各 15g，桂枝 10g，干姜 6g，当归 10g，白芍 10g，川芎 6g，苍术 15g，泽泻 12g，茯苓 12g，炙甘草 6g。7剂，水煎服。

2010年3月24日三诊：患者自诉第一方无效，而服第二方效果特别好。口干、身痛、身颤、关节痛皆明显减轻。舌苔白，脉细弦。上方干姜改为 10g，继服 7 剂。

2010年3月31日四诊：诸症继续好转，腰背疼痛较显，手足较前温和。舌苔白，脉细弦。上方加狗脊 15g，7 剂，水煎服。

2010年4月7日五诊：周身感觉舒适、轻松许多，关节疼痛已不明显，四逆无，睡眠也明显改善，纳食好，大小便正常。舌苔白，脉细弦。上方去苍术，加生白术 15g，泽泻改为 15g，狗脊改为 12g，7 剂，水煎服。

2010年4月14日六诊：诸症俱已，无不适。嘱上方继服 7 剂，停药。

【体会】

1. 辨方证是辨证的尖端

中医学术流派不同，理论体系有别，但对于临证者来说，所处方药疗效的有无及高低，取决于处方所治之证与病人所患之证的吻合程度，这是不争的事实。可以用"君、臣、佐、使"破解麻黄汤的组成，用"三补三泻"解读六味地黄丸的组成，但发现，能如此熟练解读和掌握方剂的医生，并不全部是临床疗效高的医生。为什么？或许可以做这么一个比喻：用药如用兵，辨证论治的全过程包括"战略部署"和"短兵相接"，所学的所有中医理论储备都是为战略部署服务的，真正短兵相接是处方纸上的方证对应，而最终成败见分晓的正是短兵相接。正如本案，初诊辨证似也正确，但方证不合，一诊无效，转而二诊方证相合，取效明显。个中差别，需临证者勤学苦思，另加"慧然独悟"。

关于辨方证，胡希恕先生从临床角度有过一段非常精辟的论述："六经和八纲虽然是辨证的基础，并且于此基础上，亦确可制定施治的准则，有如上述，不过若说临证的实际应用，这还是远远不够的，例如太阳病依法当发汗，但发汗的方剂为数很多，是否任何一种发汗药即可用之有效呢？笔者的答复是不行、绝对不行，因为中医辨证，不只是辨六经八纲而已，而更重要的是还必须通过它们，以辨方证的适应证，太阳病当然须发汗，但发汗必须选用适应整体情况的方药，如更具体地讲，即于太阳病的一般特征外，还要细审患者其他一切情况，来选用全面适应的发汗药，这才可能取得预期的疗效……辨方证是六经八纲辨证的继续，亦即辨证的尖端，中医治病有无疗效，其主要关键就是在于方证是否辨得正确。不过方证之辨，不似六经八纲简而易知，势须于各方的具体证治细玩而熟记之。"（《胡希恕讲伤寒杂病论》）

2. 关于柴胡桂枝干姜汤方证

柴胡桂枝干姜汤方证见于《伤寒论》"太阳篇"第 147 条："伤寒五六日，已发汗而复下之，胸胁满微结，小便不利，渴而不呕，但头汗出，往来寒热，心烦者，此为未解也，柴胡桂枝干姜汤主之。"对于本方证的解读，传统多从脏腑经络角度作解，认为证属少阳而见脾虚、津伤者，或证属少阳而见太阴虚寒者，或证属肝胆郁热而见脾虚、脾寒者，等等。学习《伤寒论》第 147 条和 148 条，结合临证实践，可见本方证当属厥阴病而非少阳病。《解读张仲景医学》曰："诸家认为，本方证病位在半表半里看法是一致的，但历来受以《内经》释《伤寒》的影响，总认为半表半里为少阳，小柴胡汤证为少阳病代表，柴胡桂枝干姜汤由小柴胡汤加减而来，故认为仍属少阳，其原因是六经的实质不明。当知《伤寒论》的六经不是

《内经》的脏腑经络，而是八纲加入半表半里理念形成的六经，在半表半里病位有阳证、阴证，阳证为少阳病，阴证为厥阴病。""干姜易生姜是柴胡桂枝干姜汤区别于小柴胡汤的大眼目，同时提示后人，小柴胡汤重在解半表半里热，而柴胡桂枝干姜汤偏于祛半表半里寒。"

诸病表现为寒热错杂之厥阴病者，多有用柴胡桂枝干姜汤的机会。辨本方证着眼的要点是上有口干（或口苦），下有便干，外有四逆。

3. 对本案辨证论治的梳理

患者高龄、久病、体弱、四逆、纳差，辨为里虚寒之太阴病当属合理，结合痹痛，辨为桂枝芍药知母汤证，但用药1周无效，反证辨方证有误。二诊着眼于口干、便干、四逆，辨为厥阴、太阴合病的柴胡桂枝干姜汤证合当归芍药散证，方证相对，取得佳效。连续五诊，主证、主方不变，只在用量、用药上微调，终收全功。由于本方证多有血虚水盛，故临证在使用柴胡桂枝干姜汤时，每每合用当归芍药散。

日本"方证相对"学派之形成

平马直树

（日本）日本中医学会

平马直树 医师、医学博士，平马医院院长，日本医科大学病院东洋医学科客员讲师。毕业于东京医科大学，曾任职北里研究所东洋医学综合研究所（医长）、牧田综合病院中医诊疗所（诊疗部长）、东京卫生学园诊疗所（汉方科部长）等。

一直从事中医的临床和普及中医的工作。先后师承于大塚敬节、矢数道明等汉方名医。从 1988 ～ 1989 年，留学于中国中医研究院（现中国中医科学院）广安门医院，研修中医内科、皮肤科、肿瘤科（日本政府派遣高级进修生），师承路志正、朱仁康、张作舟等老中医。著作有《中医学的基础》《图解东洋医学》等。

发表了《村井琴山的伤寒论取舍》《矢数道明先生喜寿纪念文集》《近世汉方医学的变迁及其背景》《矢数道明先生退任纪念东洋医学论集》《中医处方学入门 1 ～ 15》《中医临床志》《关于中药与方剂入门讲座》《解读江户时代各家医案 1 ～ 13》（继续中）及《传统医学志》等论文及著作。现任日本中医学会会长。

【摘要】

18 世纪的日本汉方界，脱逸传统理论（阴阳、五行、营卫、运气），而依据临床证候直接选用张仲景方，采取所谓方证相对的治疗方法。推崇仲景方的学派被称为古方派，提倡方证相对方法的代表医家当推吉益东洞。方证相对仍为现今日本汉方界承继沿用。

方证相对形成的历史背景，以及对外交流受到严格控制的锁国政策，使得与中国人员的交流越发困难，只能通过书籍接受中国医学，日本汉方界取舍后选择了适合自身的中国医学，并且使之走向独立发展的道路。此外，进入江户时代后，儒学逐渐取代佛教成为日本主流思想。此时的儒学亦发生了日本独特的变化，即出现了儒学复古运动，以及由此而产生了新的儒学经典文献研究方法。医学文献研究亦受到儒学影响，开始依据自己的思考来解读《伤寒论》。从中不难看出，中国方有执等错简重订派伤寒论研究的影响所在。本文以当时的社会状况为背景，追溯古方派与方证相对形成过程，并介绍为古方派发展做出贡献的医家们及吉益东洞医学。

一、中世末期至近世初期之日本医学

日本的传统医学（汉方）自古以来，一直接受文化先进的中国医学而发展。而在中世末期（15 ～ 16 世纪）以前，汉方医学并未普遍渗透于社会阶层，是为一部分特权阶级服务的医学。学术领域亦由几个世袭担当医疗的医家团体（丹波家、和气家等）作为家学而独占。

至中世末期，文化开始向民众、地方扩展，医疗界新兴官医及民间医辈出。新兴势力热心吸取宋明新医学，出现了竹田昌庆、明亲、田代三喜、吉田宗桂等赴明朝习中国学医者。

其中之一是以田代三喜医学弟子曲直濑道三（1507—1594）为中心扩展开来的医学，首次形成一种系统医学，广泛地传播于日本，浸透于社会。成立学舍"启迪院"，对来自民间的医者及地方政府（藩）派遣的学生实施医学教育。道三及其后继者曲直濑玄朔之医学，成为近世前期汉方医学之基准，深受推崇。后人称此学派为"后世方派医学"。

曲直濑道三医学，将明代主要流派朱丹溪医学推介于日本，编著重要医书《启迪集》（全八卷，1574年），由摘录64部中国医书的精湛内容编辑而成，综合采纳明代医学，并作为自身"察证辨治"之教本。

二、近世初期之社会状况

德川家康统一政权的江户幕府的成立，使日本迎来了江户时代，为中世向近世变迁时期。江户时代，以和平及发展文化为基本国策，提高平民生活。汉方医学的立场亦发生转变，由服务于一部分特权阶级的医学，开始面向一般民众治疗，成为唯一担当国民医疗的正规医学。

近世初期，明朝与日本的交易受到严厉限制（迁海令），由于丰臣秀吉向朝鲜出兵（1592—1598），使东亚的外交秩序遭到破坏。然而，日本积极地进行海外交易，于华南、华中实行秘密贸易（后期和寇），与葡萄牙交易，以朱印船贸易，于东南亚设置据点（日本人街），保护入港长崎的中国船舶等，使视线扩散于世界。可是，德川幕府极其警戒基督旧教与西班牙、葡萄牙的侵略性殖民地政策相勾结，于1639年采取锁国政策，旨在为限制外国船只入港，禁止葡萄牙人入国，并且禁止日本人海外航行。此外，锁国的另一目的，在于幕府企图独占海外贸易。限定长崎出岛为贸易地，使各地大名（领主）难以直接进行交易，以便独占、管理贸易。因此，即便是实行锁国政策，介于入港长崎的荷兰东印度公司派遣船只，以及中国民间船舶的日中贸易仍较活跃。以日本银与中国生丝为主的交易持续进行，中国民间船舶的装载中，书籍及药品皆为重要输入品。

通过被局限的窗口，日本虽然仍不断地接受中国、欧洲文化的影响，但是人员方面的交流则受到严格限制。医学领域亦如此，17世纪中叶以后，与中国医者的交流，几乎陷入中断状态。

三、研读中国医书

江户时代中国书籍的输入，完全处于幕府的统治之下。舶来的新医书，几乎全部收藏于幕府图书馆、红叶山文库。文库所藏书籍直至幕府末期，皆被郑重保管，大多数现存于今。有关红叶山文库的收藏情况，依据"长崎书物改"的资料调查，大致可以推定中国医书何年、何月、如何传入等史实。据此得知，至江户初期1660年前后，可以说是集中输入了大量医书。其中包括中国刊行数年后，即传入日本之书。由于幕府积极地购入，医书已经成为重要的贸易物资，输入大增。

近世初期为印刷出版之黎明期，自17世纪30年代起，整版印刷取代来自朝鲜的活字印刷，重新占据主流地位。这意味着印刷部数逐渐增多，以京都为中心的出版业，开始走向商业化。整版容易添加训点，故自17世纪中叶起，和刻汉书籍医书相当兴盛。1670年的《增补书籍目录》中收录247本中医书，三分之二为翻刻汉籍医书，或注释书。吴昆的《医方考》、龚廷贤的《万病回春》等实用性医书被反复刊行，中国医学深受日本医界重视并广为研习。

四、儒学之吸纳及新潮流

近世初期，日本思想界亦迎来了较大的转化期。中世社会，日本思想界受佛教思维支配，而进入近世社会，思考的基准由佛教转换为儒学。构成文化的基础内容亦被儒学所取代，儒学广泛渗透于教育及学术等领域，医学亦同样受到儒学动向的极大触动。儒学素养较高的儒医，成为医学指导者。近世初期，伴随朱熹著作的传播，日本热切吸纳宋学，但于17世纪末期，出现了对朱子学持批判态度的思想家。

18世纪，开始对宋学的理气二元论产生怀疑，反对依据朱熹《四书集注》的解释学习儒家古典，而主张返回孔子原著实行儒学研究，复古主义成为主流。这种日本儒学新潮流被称为"古学"。由儒者伊藤仁斋、荻生徂徕等兴起复古运动。因而，伊藤仁斋的古义学、荻生徂徕的古文辞学等新兴儒学经典解释方法，应运而生。认为朱熹所说的理，只不过是一种思辨性的概念，应寻求具有实证性的儒学古文献，与现实体验相结合，验证亲身经历的思维，并且形成一种运动在社会上兴盛起来。江户时期的学者，通过书籍摄取中国学问，因此，古学开拓、倡导的文献研究方法，对于医学古典文献研究产生了极大影响。

五、伊藤仁斋之古义学

伊藤仁斋（1627—1705）认为流于朱子学的禅学及老庄思想等，非儒教正统思想，故解释经书多有偏颇，对于儒学而言，皆为不纯要素。于是，以实证主义方法，解释《论语》《中庸》。不依朱熹解说，强调熟读《论语》《孟子》原文，由此解读儒学古典文献之"古义"。排除对于理的思辨方式，贯彻重视气的观点。

六、荻生徂徕之古文辞学

荻生徂徕（1666—1728）亦批判地认为，朱子学不过是基于臆测的虚妄之说，而依据中国明代提倡的复古文学运动及古文辞学解释四书五经。他坚持自己的历史观，认为周代的中国产生了理想的文明，不久即泯灭，主张回归周代文明的"先王之道"，其文明的残片遗留于中国古代文献"六经"之中，提倡应彻底阅读古代文献原文。日本人阅读中国文字，使用"训读"这一特殊的方法，训读的同时，翻译成拟古式的日本文。但是，徂徕否定"训读"方法，主张应依照中国语发音阅读。因此，在掌握中国语的基础上，必须通晓古代中国语。六经以外，《管子》及《老子》等先秦时代的古文献，亦有益于理解中国古代文献，故当作为研究对象。徂徕受到明代王世贞等文学（诗文）作品中古文辞的启示，开始摸索儒学古典解读法。提出应该活用已掌握的文章、用语、语感，模仿古代中国语音阅读儒学古典文献，并翻译成不需训读的、浅易日本语来理解。对江户思想史及文献研究方法产生了极大影响。

七、《伤寒论》研究之始

中国自明末清初刊行《仲景全书》等，使《伤寒论》的研究盛极一时。日本受到中国的触动，于1659年刊行《仲景全书》日本刻本，1668年刊行添附训点《宋版伤寒论》。17世纪后半叶，名古屋玄医的《纂言方考》、浅井周伯的《瞽头溯洄集》等，一批由日本编纂的《伤寒论》研究书籍相继问世。

至18世纪，1715年香川修庵刊行小刻本《伤寒论》，极其畅销，使《伤寒论》广传于世。出现如此局面的主要契机，可以说是由于中国围绕《伤寒论》发生的学术论争，通过书籍的传播刺激了日本医学界。但其根本原因，是日本汉方医学在发展过程中，对金元至明清的医学理论产生了怀疑。日本人脱离所谓思辨的理论，开始尝试将外在表现的证候与方剂直接对应，证实了此方法虽然貌似简单，而实际效果极佳。认为《伤寒论》所载方剂治疗效果优异，而且不依《内经》理论，内在已蕴含着处方应用法则，受到临床医家的高度重视。给予此学术动向极大影响，并启迪创新方法的，是方有执等中国的"错简重订派"，以及荻生徂徕等的儒学古学文献研究法。

八、错简重订派

方有执、喻昌等主张《伤寒论》伴随着时代的变迁，传承过程中之改篡、误谬、脱漏甚多，原貌已佚，仲景旧论不明。为匡正其谬，独自对《伤寒论》条文加以校订，并以各家观点解释仲景处方运用旨意。亦研究方有执、喻昌及继其后的张路玉、程应旄等著作，根据条文解释，自由提出观点，给日本《伤寒论》研究带来极大影响。

九、古方派之形成

《伤寒论》的研究，以伊藤仁斋、荻生徂徕所提倡的用实证态度研究中国古文献为端绪。18世纪，重视仲景学派开始形成，方证相对之诊疗系统诞生，不久即成为日本医学主流。他们认为，只有自己的医学，才能反映出古代中国文明高水准的医学，故将自己的医学称为"古方"或"古医学"，将既往发起于曲直濑道三、与当时中国相同性质的医学称为"后世方派"。

古方派所主张的是，既存后世派的医学理论基础（自《内经》至明医学），并非古代中国医学，而是由后世医家创作、润色而成，不足为信。《伤寒论》中遗存着古圣人之医学原貌，应当用古学文献研究法研读《伤寒论》，试图使之体系化。《伤寒论》条文正确与否，根据临床效果加以判别，即凡有实际疗效的内容皆应采用。

以下介绍在古方派萌芽，以及方证相对派形成过程中，担负重任之医家，并总括其学术特点。

1. 名古屋玄医（1628—1696）

名古屋玄医于17世纪后半叶，开始研究《伤寒论》，并广泛推广论说。在接受同时代中国学问动向的同时，以传统理论为基础，扩展自家学说。

他受到同时代共同活跃于京都的伊藤仁斋的强烈影响，对《内经》《难经》《诸病源候论》《伤寒论》《金匮要略》等基本典籍，以统一性理论加以解释。他研读《易》书，将其本义理解为"贵阳贱阴"，并认为是贯穿于医学典籍之神髓。特别是受张景岳、薛己、程应旄等影响较大，深得明代温补派及《伤寒论》错简重订派启示。基于"贵阳贱阴"原则，治疗上采取"扶阳抑阴"法则，多用桂枝、附子等大温大热药物。其中，特别是将桂枝汤类方剂应用于各种病证。

2. 后藤艮山（1659—1733）

后藤艮山对《伤寒论》并未有精深研究，与阴阳、五行学说等古来的传统理论相对化，更加以注重临床实践，创立"一气留滞说"的病理学说。

艮山之学，承继伊藤仁斋之学风，斥责传统医学理论为思辨空说。认为需知病之原因，在于体内一元气滞涩不畅则足矣。以此一气留滞说为基础，极力倡导取舍、选择《内经》及《难经》之内容，并参照自汉代张仲景，下至唐代诸家之书。

他所创的一气留滞说，即指作为人体防御因子的一元气，若在身体各处不停地循环运转，即使存在内外病因，亦能够保持健康。但是，如果因饮食不节，或精神性因子而导致一元气滞留，使人体的某一部分元气郁滞，某一部分元气虚弱。元气郁滞，会发生内伤病；元气虚弱，则外邪乘其不足侵入人体。这些致病的原因，造成临床上各种各样证候的差异，缘于气郁滞的部位及程度不同，或外邪的性质及存在部位的不同。

他并未将仲景方视为无比神圣，其治疗上重视疏导气机，常用自家创制方"顺气剂"，活用温泉疗法及灸、民间疗法等。依据异于传统理论的病理解释，实施证候与方剂相结合的治疗法。其自由、勇于实践的态度，给予了同时代医家极大鼓舞，门下香川修庵、山脇东洋等优秀弟子辈出，故被称誉为古方派之鼻祖。

3. 香川修庵（1683—1755）

香川修庵儒学师事伊藤仁斋，医学遵从后藤艮山。他痛斥《内经》《难经》的医学理论为邪说。虽然推崇《伤寒论》所载方剂之疗效，但对其理论毫无掩饰地加以批判，认为是依照《内经》阴阳等理论，而稍加润色而已。虽然强调仲景方为众方之祖，立方者应仿效仲景方。但却从古代方剂中寻具有临床实效的处方，而对其处方本来具有的应用理论，及其时代背景下产生的医学观，皆不予认同，反而将独特的理论试用于实际治疗。诊断方面，忽略望诊，而更根据体格和气的强弱盛衰判断，并将腹诊作为诊断要素，为后世树立了样板。

又著有《一本堂药选》，书中显然遗弃了用药理论的研究，仅记述药物与病证相应，并试图脱离金元用药的理论，而以实证为基准，客观性地探究药效。

他曾自诩"由我作古"，意欲构筑独特理论，而却恣意诠释古典，终归是否真正完成了自家体系，难以肯定。他虽然期望成为新医学的创造者，结果作为一个传统理论的破坏者，发挥了较大的负面作用。相反，由他创制的方证相对基础，受到正面评价，其方法由吉益东洞承袭发扬。

4. 方证相对的推进者——吉益东洞

吉益东洞（1702—1773）活跃时期，与传统理论的对立已相当显著，他根据方证相对原则，推广运用仲景方治疗的方法。他以"万病一毒说"为核心，试图创立独自的崭新医学体系，对后世医学界产生了极大影响，被称为古方派代表医家。他的医学理论由弟子整理出版，有《医断》（1759 年出版）、《医事或问》（1769 年完成）等传世。

东洞认为阴阳、五行、营卫、运气等中国医学核心理论，皆为抽象性概念，给予批判驳斥。主张身体由于某种原因，导致后天"毒"之产生，即为疾病原因。毒在体内活动，而表现出各种各样的证候，故提出"万病一毒说"。并把依据传统理论解释病证的医者，通称"阴阳医"。称赞能够断定病毒所在，妥当开方用药，排除毒邪之"疾医"，方为医师之形象。诊断方法上，重视以腹诊判断毒邪所在。腹中毒之始动，反映于体表最可确知。显而易见，这种否定以传统理论为基础的病因考察，而以应对临床症状（见证）施以处方的临床家，具有强烈的自负心。

东洞信奉张仲景方的临床效果，但未必忠实《伤寒论》。他认为，经王叔和以下的"阴阳医"之手，《伤寒论》原貌已被歪曲，因此，作为一名临床家，应该根据自己的见解取舍选择条文。

其条文取舍原则，参考所著《类聚方》（1765 年刊）及门人著作（如1807 年所刊村井琴山著《医道二千年眼目篇》中"伤寒论取舍"等）可以推知。其取舍选择大体从两大视点实行。

第一视点，从《伤寒论》的构成、体裁等文章特征，来识别仲景所著内容与后人掺入条文。这种研究方法是以荻生徂徕的古文辞学为依据的。东洞否定以《素问》自然哲学思想为背景的金元医学，仅以《伤寒论》为研究对象，缜密地研究其文章词句，可以说是将荻生徂徕的儒学方法，原封不动地应用于医学研究中。徂徕学派的儒者斋宫静斋，解读条文具有权威性见解。

第二视点，是根据临床上有用与否来决定。信奉仲景方，但不能以之为金科玉律。曾云"方剂无古今之优劣，但当用有显效者"。因此，他以"亲试实验"为特征的姿态，展现于医学界。对于条文，亦要依据临床上是否生效而判定真伪。

东洞思想中存在两个不可分离的视点，用二者统合的观点来解读《伤寒论》，其判断基准为"万病一毒说"。

东洞在掌握药效方面，亦批评古来本草药能论为观念性思维，否定归经、四气，分析仲景方，试用具体证候与药物相结合，著成《药征》（1785 年刊）。例如，对于人参，总括其效能云"主治心下痞坚痞硬支结也。傍治不食、呕吐、喜唾、心痛、腹痛、烦悸"。其方法是，摘录《伤寒论》中使用人参量较多的方剂，如木防己汤（4 两）、人参汤（2 两）、半夏泻心汤（3 两）、吴茱萸汤（3 两）等诸方中的主治证候，使用量少的处方主治证候亦加以参照，从而总结出药效。对仲景方条文中不符合自己见解的药效，是否应当舍弃，曾做过考察。例如"白虎加人参汤的人参使用法，证不完具"等，对仲景方亦有微词。

《方极》（1764 年刊），对仲景 173 方之效能做扼要摘录。如将桂枝汤效能"治上冲、头痛、发热、汗出、恶风、腹拘挛者"，列举桂枝汤主治的临床所见。又《药征》中分析芍药、葛根等药效时，添写桂枝加芍药汤"治桂枝汤证而腹拘挛甚者"，桂枝加葛根汤"治桂枝汤证而项背强急者"等内容，使仲景方与证相对应。实施方证相对的治疗方法，自此得以完成。

东洞排除旧存的思辨性治病理论，以单纯与治疗相连接的"万病一毒说"为治病原理，避免穿凿附会其他病因病机，主张将仲景方直接与临床症状结合的方证相对作为治疗法则。

东洞有临床记录《建殊录》（1763 年刊），通过所记膈噎病例，可见他治疗方法之一斑。病例"20 岁余男性，膈噎 2 年，反复发作。最近胸腹胀满，行动苦痛。诸医皆云不治，故不处方剂。闻东洞先生'死生乃天所命'之论，终将一死，故发求先生诊治之愿。东洞先生诊断为大半夏汤证，投药，饮之即吐，每吐必混有黏痰出。持续 8 ～ 9 日后，药方得饮入。自是饮食可下，呕吐亦止，2 月余痊愈"。

解析此医案，可知此症状由良性幽门狭窄所致。治愈机转，为大半夏汤发挥了吐剂作用，停留于膈至心下之黏痰除去后，中焦升降机能得以恢复，故疾病治愈。

《方极》中大半夏汤之药效为"治呕吐，心下痞硬者"。

《药征》中半夏药能云"主治痰饮呕吐也。傍治心痛、逆满、咽中痛、咳、悸、腹中雷鸣"。人参主治为"心下痞坚痞硬支结"。

由此可知，半夏与人参，皆可除痞塞心下之痰，通利中焦。

东洞推广的不依传统理论解释证候，而将症状与具有较高临床效果的张仲景方药相对应，进而选择处方，即所谓方证相对的方式，自此广泛普及于日本医界。

5. 东洞以降之展开

东洞的医学理论及方证相对之诊疗方法，由其弟子岑少翁、村井琴山、中西深斋等广泛传播于全国各地，古来的中国医学素养已不重要，以腹诊作为诊断要素，将临床证候与仲景方结合应用的治疗法，其范围已经扩展至文盲的民间医阶层。信奉《伤寒论》，并尊重传统理论，同时试图通过解剖，验证以往脏腑理论是非的山胁东洋（1705—1762），为东洞之后继者。但是，由于重新提倡气血水概念，修正万病一毒说之疏漏的吉益南涯（1750—1813）等的出现，使《伤寒论》研究亦别开生面。

德川幕府官立医学校"江户医学馆"的医家们，将清朝考证学的文献研究法运用于医学研究中，摸索传统理论与《伤寒论》医学的整合性。此项研究中，取得较大成果的有多纪元简《伤寒论辑义》（1822年刊）、森立之《伤寒论考注》（1868年脱稿）。可见东洞医说极大地触动了日本医学界，使《伤寒论》研究出现了新进展。然而，明治维新迎来极大的社会变革，明治政府的政治方针导致传统医学衰退，医学的新生亦被扼杀于摇篮之中。

20世纪的昭和时期，传统医学重新复兴，挑起重任的有和田启十郎、汤本求真、奥田健藏等，他们发掘吉益东洞医学，努力推广传播。为此，昭和汉方以东洞的方证相对方法为主流，一直延续至今。

（郭秀梅译）

中国现当代经方"六家学说"

刘观涛

（中国）中国中医药出版社

> **刘观涛**　中医医师、医学编辑，现任中国中医药出版社师承编辑室主任，从事"经典临床"类中医学术专著的策划与出版。著有《方证相对：伤寒辨证论治五步》，主编《中医新课堂》丛书，总主编《中医师承学堂》丛书。兼任全国经方论坛（中华中医药学会主办）"中医临床课题组"组长、"中日经方学堂"和"中韩经方学堂"联席秘书长。

自医圣张仲景一千八百年前创撰《伤寒杂病论》以来，伤寒学派成为中医学界最为兴盛的学术流派，其辨证论治的整体观念，启发和引导了河间学派、易水学派、攻邪学派、丹溪学派、温补学派、温病学派的形成和发展。

中国现当代伤寒学界，有三类六家学派。

一、应用范围："侧重外感派"与"六经统摄派"

对于伤寒学的核心问题——六经辨证的应用范围，素来有两大学派。

一类认为"六经侧重外感"，其观点在诸多中医学家中盛行，甚至还出现在很多中医教材中。如《中医内科学》（周仲瑛主编）中说："张仲景首创'六经辨证'辨治外感疾病，'脏腑经络辨证'辨治内伤杂病的方法。"《中医诊断学》（朱文锋主编）中说："六经辨证的应用，不限于外感时病，也可用于内伤杂病。但由于其重点在于分析外感风寒所引起的病理变化及其传变规律，因而其对内伤杂病的辨证不具有广泛性，不能等同于脏腑辨证。""六经辨证与卫气营血辨证、三焦辨证主要适用于对外感病进行辨证。"乃至伤寒教材中也出现类似的观点，熊曼琪主编《伤寒学》中说："六经辨证是《伤寒论》主要用于外感病辨证论治的一种辨证方法。""概括而言，六经辨证是以脏腑辨证为基础的，主要适用于外感疾病辨证论治的一种辨证体系。但值得提出的是，它虽然是主辨外感，但又兼辨杂病，尤其是在长期的发展过程中，后世医家大大充实了有关杂病的辨证论治内容，因此它不仅为诊治外感疾病提供了有效的科学方法，而且也为中医临床各科疾病的辨证论治提供了一般的规律。"当然，持这一观点的专家，用"其他学派之长"来补他们眼中"仲景学说之短"，比如山西中医学院第二中医院的高建忠，是以李东垣的学说与张仲景学说相互参照，互为补充，建立了自己完整的临床体系。

一类认为"六经统摄百病"，如现代伤寒家刘渡舟、陈亦人、范中林、胡希恕、万友生等。其中，当代经方家冯世纶提出更加旗帜鲜明的口号："不但六经尽赅百病，而且六经尽赅诸方。"比如，刘渡舟把桂枝甘草汤、炙甘草汤作为"太阳病变证"论述，尽管提出其病机——桂枝甘草汤为"心阳虚证"、炙甘草汤为"阴阳两虚证"，但是，心阳虚证、阴阳两虚证到底和"六经"有什么关系？却没有明确提出。而陈亦人则明确提出："太阳病篇的桂枝甘草汤证、炙甘草汤证等，不属于肾，即属于心，如以六经分类，只能属于少阴！"而冯世纶则把《伤寒论》所有方剂、《金匮要略》所有方剂，全部按照六经进行了分类（《经方传真》，中国中医药出版社出版）。更有中国中医科学院广安门医院鲍艳举、花宝金，把大学《方剂学》教材全部方剂均按六经进行分类（《经方时方"六经辨证"应用案解》，中国中医药出版社出版）。纵观伤寒学史，有类似"六经统摄"思想的伤寒家虽不少见，但也并不多见，主张按六经统摄百病、诸方的清代伤寒家柯韵伯说："原夫仲景之六经，为百病立法，不专为伤寒一科，伤寒杂病治无二理，咸归六经之节制，六经各有伤寒，非伤寒中独有六经也。治伤寒者，但拘伤寒，不究其中有杂病之理；治杂病者，以《伤寒论》为无关于杂病而置之不问，将参赞化育之书，悉归狐疑之域，愚甚为斯道忧之。"

二、六经定义："脏腑经络派"与"八纲气血派"

对于伤寒学的焦点问题——六经辨证的定义，素来争议纷纭。争议的焦点主要在于：以偏重病位的"脏腑经络"定义六经，还是以偏重病性的"八纲气血"定义六经。虽然几乎所有医家在临床中既运用"八纲气血津液"辨证，亦运用"脏腑经络"辨证。但是，以"脏腑经络"定义六经和以"八纲气血"定义六经，就像一个人只能是男人或只能是女人一样，无法做到完全兼容。

一类以偏重病位的"脏腑经络"定义六经：有医家（如现代伤寒家刘渡舟，当代大学《伤寒学》教材多数编者）认为："六经"就是经络脏腑，每经亦可用八纲更精细定性。具体来说，六经皆可分阴阳（含虚、实、寒、热等），三阳病既可为阳证亦可为阴证，三阴病既可为阴证也可为阳证。如阳明病既可为实热（阳证），又可为虚寒（阴证）。

一类以偏重病性的"八纲气血"定义六经：有医家（如现代伤寒家胡希恕、当代伤寒家冯世纶）认为："六经"就是八纲（含气血津液），每经亦可用脏腑经络更精细定位。具体来说：六经分为三阳病（必为阳证）、三阴病（必为阴证）。如阳明病只能为阳证，不能为阴证。或以寒热定阴阳，热则为阳证，寒则为阴证，持此观点者诸如首都医科大学附属北京中医医院张广中；或以虚实定阴阳，实则阳证，虚则为阴证，持此观点者并不多见，现代医学大家岳美中或有近似之论，笔者对此有专文明确论述。

三、诊断方法："四诊合参派"与"平脉辨证派"

对于伤寒学的诊断方法，也有两派风格迥异的学派，一类是"四诊合参派"，望闻问切，四诊合参，认为脉诊在诊断中具有四分之一参考作用。绝大多数研习伤寒的学者，都属于"四诊合参派"，比如广州中医药大学李赛美。而另一类则是"平脉辨证派"，虽然也重视望闻问切，但脉诊在四诊中所占比重远远超出四分之一，达到50%～90%的权重，形成了"以脉诊为中心"的辨证论治方法，其中以河北医科大学中医学院李士懋教授、田淑霄教授夫妇为代表。他们有一个深切的体会，对仲景所写的每条经文，只要悟懂了其脉象的意义，这条经文也就容易理解和灵活运用。临床看病也是这样，只要把每个患者的脉象看明白了，对该病也就基本看明白了，治起来心中也就有一定把握。当脉与舌、脉与症状发生冲突时，多采用"以脉解舌""以脉解症"的临床思维。

值得说明的是，上述中国现当代伤寒各家学说，虽然做不到全面归纳，但也代表了大多数临床流派。笔者对各家学说从没有任何偏见，只是衷心期望：无论您的学术观点突出什么，都要将其"全程"落实到理论的每一处、临床的每一案。比如，您突出经络辨证，您的100个临床案例中，如果只有10个案例用到经络辨证，而90个医案只用八纲气血津液辨证，那岂不是"言行不一、自欺欺人"？当代研究伤寒的专家学者之中，"心口不一、人我两欺"的现象并不罕见，乃至于有个别伤寒研究者"久入鲍鱼之肆，而不闻其臭"。故此，笔者真切呼吁：真正的理论研究，必须能够直面临床实践，必须用丰富的临床医案来印证理论之树。

其实，所有的伤寒学家，都是用自己的"手指"（比如六经辨证：或太阳蓄血证，或阳明血瘀证等）指向同一个"月亮"（病机：血瘀在里），只不过手指是各自的手指而已。"诸法平等，无有高下"，对于指月的手指，正如《金刚经》上的那句名句："一切有为法，如梦幻泡影，如露亦如电，应作如是观。"而我们要达到的目的，则是《道德经》上所云："无为，而无不为。"

韩国古法医学："伤寒金匮方"治疗疑难病症的临床考察

卢永范

（韩国）韩国腹治医学会

> 　　**卢永范**　韩国富川韩医院代表院长，韩国腹治医学会会长。腹治医学是采用古法医学和腹诊来治疗疑难病的一门医学。韩国腹治医学会不仅是大韩韩医学会正会员学会，而且在韩国全国 12 个韩医大学里也纷纷组建了学会，现在其韩医师会员已经达到 4000 名。其作为主流（major）学会的地位在韩国韩医学界里不断上升。其临床仅用《伤寒论》《金匮要略》的古方（处方）来治疗疑难病症，擅长治疗神经精神科疾病，即气分障碍、不安障碍、恐慌障碍、精神分裂病、注意力缺乏症等病患。

腹治医学简介（腹诊、古法治疗医学）

　　腹治医学是继承扁鹊，张仲景的《伤寒论》《金匮要略》及吉益东洞的《药征》《类聚方》等古医道法统的医学。

　　腹治医学把古法医学完备地接近于临床应用，其定位为在把握病毒的整体基础上了解引起万病的一毒，然后再定汗、吐、和、下的治法，再通过腹候的触知及外证的观察了解端绪药物的药征里的药物，把选定的类聚方适方投药到里面，使之引起瞑眩反应，最终除去万病根源的治疗医学。

$$生命 = 身体 +X〔X_1，X_2，X_3……X_n，其中 X = "灵""精神""心"〕$$

医学是连接可见知识与不可见部分知识的桥梁，医学的创始者就是把可见的现象与不可见的理论统一起来，从而了解疾病、预防疾病并找出治疗疾病方法的观察者。

古代人是怎样治疗疾病的?

1. 观察身上出现的所有"信号"。

2. 找出其可见"信号"部位。

3. 通过汗、呕吐、大小便排泄体液时，观察有何变化。

4. 如果其"信号"消失得不理想，就加上其他药物，再观察其变化。随着经验的增加，最后就可以一个药物对应一个"信号"的使用。

5. 当多个"信号"同时出现时，把已知的药物混合后给患者服用。

6. 当出现异常反应后，判断疾病是好转还是加重，这个要由当时的医生来判断：这异常反应出现后其病情是加以好转，还是更加恶化？根据当时医生所观察时的情况来判断，就显得更为重要。

其中需要指出的是，身上所出现的"信号"就是其病因之毒。"信号"的可见部位称为病位，其有体表、心胸、上腹、下腹等病位的症状；使体液排泄时，观察其变化的过程就是治法（汗、吐、下、和）；对于每一种"信号"给予相应一种药物的称"药能"；对于已知的多种药物混合服用的称"处方"；对于服用这些混合的药物后，出现异常反应并好转的称"瞑眩"。

通过这种过程可推定古代的诊断学、药物学、方剂学的始动，《伤寒论》《金匮要略》就是这些经验记录的集大成著作。然而其已毁损很多，故为找回吉益东洞的著作全貌，就是这药物学中的《药征》，方剂学中的《类聚方》。

古法医学的大纲：万病一毒——结·挛·水·烦。

	腹候	外证
水谷太过	结	水
水谷不及	挛	烦

如上所示，水谷不及、水谷太过可以出现腹候、外证的不同。其中，结毒是食谷的太过所致；挛是乃食谷的不及所致；水毒是饮水的太过所致；烦是乃饮水的不及所致；引起万病一毒可由结、挛、水、烦所概括。结、挛、水、烦可看作古法的寒、热、虚、实。而作为本文介绍重点的气分障碍——毒则是烦。

一般的腹诊顺序

一般的腹诊顺序，是从诊断到处方。

1. 整体一览

通过交谈来确认主症和身体条件后，再确定治法。最后制订其病所在与一毒的大纲，选定相应端绪药物。再通过预想，选定腹诊后的候补处方群。

2. 腹部的观察

观察腹部全体的腹形，腹色，燥湿，烦，肿脓及其他特异点。通过施行腹皮擦过使腹部皮肤颜色发赤，并观察其程度与持续时间。

3. 腹部的触知

通过揉腹部全体，消除腹部的紧张后确认腹力、皮肤状态。首先触知腹候的常领域。

4. 触知的顺序是常领域→变领域

腹直筋→心下→两胁下→脐下。顺着腹诊，触知腹候"变"领域，挤压腹候"常"领域，通过区别两领域的差异施行腹诊。出现的腹候症状，通过相应的外证问诊，从而判断是否在临床上有意义。

5. 处方的选定

鉴别出现在腹候上类似的处方群，并在其中找出最终的处方。

气分障碍（mood disorder）的定义

引起忧郁或过于兴奋等一连串的精神障碍叫作情动障碍（affective disorder）。气分障碍分为两种，气分沉闷状态即忧郁症（depression），气分过于兴奋状态即躁郁症（mania）。其中忧郁（the blue）是因对日常事务丧失或失望等产生的烦恼，使自身的感情状态超出自身所能范畴所致。

气分障碍——忧郁症性、障碍、症状

1. 主要（严重）忧郁障碍

气分的低下与对活动兴趣及满足感的减少，下列症状至少在两周期间每日存在：食欲的减退、不眠（或嗜睡）、疲劳、无价值感或罪责感、集中力低下、反复对死亡的思想。

2. 气分不全障碍

比起主要忧郁障碍，更可见轻度忧郁症状（气分不全障碍），其表现为慢性的、潜伏在身体里不会轻易自身消失。

气分障碍——两极性障碍症状

两极性障碍（躁郁症）：躁证插话或躁证与忧郁症的混合性插话。躁证症状：兴奋、愉快、自信满满等主症状，可有以下表现。

1. 膨胀的自尊感或自大感。

2. 对于减少睡眠部分的欲求。

3. 话语多于平时，以及急求对话倾向。

4. 思考的飞跃或对自身主观观点的自信满满。

5. 注意力散漫。

6. 目标志向的活动增加。

7. 此外还有判断力损伤，浪费癖，攻击倾向，性杂乱，其他无谋行动。

气分障碍是由"毒"引起，而这个"毒"就是前文所说的烦。烦的症状，如繁杂、痛苦、不耐烦、心烦、烦闷、担心等都与热关联。从身体角度看是皮肤、黏膜上有充血、发赤的现象或有怕热的倾向。从精神角度看是多为心烦状态。

烦有阴阳两种不同属性，其中阴性的烦：痛苦、烦闷、担心、抑郁，可用香豉（栀子）治疗，属于忧郁症；阳性的烦：愤怒、兴奋、神经质、心烦，可用黄连（石膏）治疗，属于躁郁症。（见表1）

表1　对烦的临床鉴别表

	香豉（栀子）	黄连	石膏
性格	自己感情为甘受型。不表达出内心感情，感情起伏不大，忧郁型。受害意识强，是隐遁型。性格沉默	自己感情为表出型。易表达出内心感情，感情起伏强烈，攻击型。易把责任推卸给别人，外向型。性格灵敏	自己感情为散漫型。虽表达出内心感受，但只是自言自语。感情起伏适度，散漫型。没有头绪，攻击对象不明显，突出型。性格暴躁
食欲消化	食欲好，无消化障碍	无食欲，易消化障碍	无食欲，无特别消化障碍
腹候	心下至右侧胁下有可摸到的结	有心下抵抗（与香豉注意鉴别）	腹皮干燥
肥瘦	普通体质	大体偏瘦或偶尔有肥胖者	大体偏瘦

对于主要药物的现代解释（药征）如下。

香豉： 主治心中懊憹也，旁治心中结痛及心中满而烦也。

其中的心中懊憹，主要指的是痛苦、烦闷、担心、抑郁等感情状态严重，无法表达出内心感受，只是自己处在痛苦当中，所以一直在郁滞状态中不知怎么陈述。心中结痛指感情状态或气分的忧郁滞留于胸中以致达到疼痛程度的状态，也称为腹候。心中满而烦指达到胸口憋闷境遇以致心烦，属于外证。

心中懊憹（外证）：懊者即郁也，心中懊憹，烦郁郁然不舒畅，愦愦然的意思；心中结痛（腹候）：因心中的结，心下或者胁下触后有抵抗感，患者自己觉得压痛。《类聚方议》认为心中结痛、心中懊憹属于心烦。心中满（外证）指的是心中满而闷，心中烦（外证）指心中烦热。临床上香豉的心中烦表现为皮肤发赤（皮肤病），不眠，腹皮擦过后有发赤的倾向性。

栀子： 主治心烦也，旁治发黄。

心烦是由于受到精神压力，犹豫所产生的孤独、烦闷、担心的感情状态。当这样的感情无法表达而出现的胸闷及胸中懊憹时可使用栀子，与香豉相比，栀子主要治疗相对较轻的临床症状。适合于比忧郁症更轻微的气分不全症；发黄是因肝功能异常使本应与大便一起排泄的胆红素（bilirubin）留在血液当中，最终通过小便、皮肤汗腺而达到全身，使眼眶与皮肤出现黄色或褐色的一种症状。

心烦指心（胸及头面上部）的烦热及发赤，在临床上心烦带有恶热、发赤、不眠、腹皮擦过后有发赤等倾向性。在《药征》当中，心是指可触知与观察的胸部，在临床当中，心烦的心不仅单指以上所说的胸部还包含着头面上部，有时还可延伸到四肢体干。发黄（外证）指皮肤被黄（或褐、或黑）色着色，皮肤与白眼珠被黄色着色，小便异常发黄也与黄疸相合。

黄连： 主治心中烦悸也，旁治心下痞、吐下、腹中痛。

心中烦悸，指受到精神压力会出现愤怒、兴奋等神经质的表现，热情
而又易发脾气，情绪处于持续的高扬状态，而且还带有相当的攻击性，在
看到别人把内心感情充分表达出来时胸中就出现热，并伴随着不安、焦
躁、顾虑等；所以在治疗时不仅要治疗心慌等症状，而且还要对感情起伏
的严重表现给予主要治疗。心下痞，指受到心理压力时胃液的分泌量会减
少，以及胃的消化作用减小以致招来胃部好像被重物受压的感觉；吐下，
指受到心理压力时会招来胃部消化不良，以致胃内过剩食物停滞于内，乃
致反胃吐出其物，同时肠功能也出现异常，不能充分吸收肠中水分导致出
现泄泻；腹中痛，指心理压力时受到自律神经支配的消化管平滑肌的运动
会招来异常，消化液与黏液的分泌及肠血管系的膨胀与收缩的调节机能也
随即出现问题，所以主治腹中诱发疼痛之症。

心中烦悸：心中烦热并伴随着心慌，《类聚方议》认为这里的悸就指
心悸。在临床当中黄连的心中烦其主要表现是包含胸部及头面上部的发赤
（皮肤病），腹皮擦过后有发赤等的临床倾向性；心下痞（腹候）指触知心
下时感觉柔软无硬结，然而患者感到有较强的抵抗感；吐下（外证）指呕
吐与下利；呕吐：反胃导致胃内物质倒流出口；下利即泄泻；腹中痛（外
证）指腹内痛。

石膏：主治烦渴也，旁治谵语、烦躁、身热。

烦渴：受到精神刺激时出现愤怒、兴奋、烦恼，而且还带有相当的攻
击性，在看到别人把内心感情充分表达出来时，胸中就出现热，并随着大
量消耗组织与器官内体液，而处于要求多量水分的状态，因此而渴；谵
语：兴奋导致乱言，像遇见鬼神一样自言自语，而且出现幻听或者说梦话
的境遇；烦躁：指兴奋而感到不安、散漫而缺乏集中力、诱发过剩行动与
冲动的感情状态境遇；身热：指兴奋导致体温上升并呼诉身热的境遇。

烦渴（外证）：烦是热，因其可出现发赤。渴（外证）指因渴症严重
导致过多摄取水分，水分摄取量过多于"常"而能达到"变"的程度；谵
语（外证）指自言乱语，独语如见鬼状，包含说梦话；身热（外证）指体

温高导致全身发热；烦躁（外证）指因烦热摇动身体及四肢，而感到不安的状态。

栀子、香豉剂，可治疗心烦与心中懊恼，心中结痛及心中满而烦的忧郁症，以枳实栀子豉汤为基准。可从栀子豉汤、栀子生姜豉汤、栀子甘草豉汤、栀子大黄豉汤中选方。

黄连剂可治疗心中烦悸的躁郁症。有大黄黄连泻心汤、泻心汤、附子泻心汤、小陷胸汤、葛根黄芩黄连汤、黄连汤、干姜黄芩黄连人参汤、黄连阿胶汤、半夏泻心汤（生姜、甘草泻心汤）。如下图：

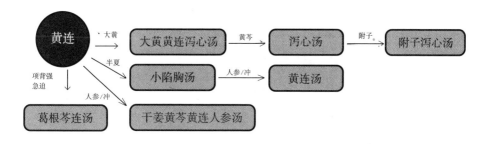

石膏剂可治疗烦渴，旁治谵语、烦躁、身热的躁症和急性精神分裂症等。有白虎汤、白虎加人参汤、白虎加桂枝汤、木防己汤、甘连石膏汤。

笔者对气分障碍患者的治疗取得了较好的成绩，在2009年10月1日～2010年9月31日期间因气分障碍来本院接受治疗的111名患者当中，以治疗3个月以上的患者49名为对象进行研究后，得出以下结论。其中治疗成绩是通过韩国抑郁症检查（KDS-30）观察设问纸（编者注：即调查表，见表2）评价指数的减少幅度，患者的洋药（编者注：即西药）服用次数、用量的增减来评价。

治疗效果优秀：设问纸点数减少70%以上；即使中断洋药的服用也未出现不适感。

治疗效果良好：设问纸点数减少30%～70%；虽然没有中断洋药的服用，但可见其服用的用量与次数的减少。

治疗无效：设问纸点数减少0～30%；洋药服用次数、用量没有减少。

表 2　气分障碍设问纸

问项	询问内容	初诊	2 周	4 周	6 周	8 周
1	觉得自己没希望					
2	我的未来会处于黑暗					
3	我前进道路中会充满着不快感					
4	我会无法拥有我所迫切想要的东西					
5	我的未来会比现在更幸福					
6	我觉得我的人生是一部失败作品					
7	感到自己无价值并伴随的是羞耻感					
8	目前为止感到有人生这样活着的价值					
9	我的人生虚无或者感到无意味					
10	对我来说无事可成					
11	对于我的人生感到后悔并伴随着痛苦					
12	我感到很不安					
13	我有过敏，并能感觉到焦躁感					
14	无正当理由而常操心					
15	我感到很害怕并几乎处于恐怖状态					
16	家族或者亲友帮助我，但不能驱遣忧郁的气分					
17	感到伤心					
18	处于悲惨及想哭的心情					
19	大部分的时间感到忧郁感					
20	没有特别理由只忧郁而哭，现在也有这样的气分					
21	头重与痛					
22	胸闷					

问项	询问内容	初诊	2 周	4 周	6 周	8 周
23	出冷汗及恶寒					
24	全身发热					
25	口干、苦					
26	无法认真集中于所做事务当中					
27	感觉所做的都很累					
28	话语不如平素那样多了					
29	最近丧失解决自身存在问题的意欲					
30	在人部分时间当中总感到无力感					

总分数（　　　）

观察气分障碍患者的治疗成绩结果，出现以下数字：优秀 27 例（55.1%），良好 17 例（34.7%），无效 5 例（10.2%）。

下面，对治验病例进行介绍。

栀子剂

1. 枳实栀子豉汤（枳实，栀子，香豉）

李某，男，27 岁，180cm，75kg。主诉：分裂型情动障碍（忧郁，妄想为主，无力，意欲丧失。15 岁参加似非宗教集团的集会受到精神的冲击，以后出现幻听、过大妄想症。

外证：胃口好，而且身体也渐发胖，有幻听、妄想症。腹胀（枳实）；怕热、好喝水（栀子）；胸闷、不服睡眠剂无法入睡（香豉，栀子）。

腹候：心下及右胁下有抵抗感（香豉）；腹直筋上结实压痛（枳实）。

经过：2010 年 11 月 5 日，服用枳实栀子豉汤 5 个月，忧郁感与不眠症状消失，幻听、妄想症也渐消失，心情障碍设问纸上显示好转，治疗效果良好。

2. 枳实栀子豉汤（枳实，栀子，香豉）

陈某，女，24岁，163cm，72kg。主诉：忧郁症。因考大学失败后受挫折，无气力，失眠，易愤怒，愤怒状态持续，心烦，话语减少，有自杀冲动等。

外证：胃口好、身体也渐胖。便秘、腹胀（枳实）；头部发热、头痛（栀子）；胸闷，因不安感，睡眠质量差（香豉，栀子）。

腹候：右胁下、心下有抵抗感（香豉）；腹直筋上有结实伴压痛（枳实）。

经过：2010年9月7日～2011年11月3日，服用枳实栀子豉汤近7个月，胸闷不眠症完全消失（栀子、香豉），心、心下、右胁下抵抗消失（香豉）。适应大学生活、人际关系也圆满，变化明显，在设问纸上看出忧郁症好转，可判治愈。

3. 枳实栀子豉汤（枳实，栀子，香豉）

金某，女，25岁，164cm，63kg。主诉：分裂型情动障碍。从14岁开始症状发作，因对学业很执着，而对进路问题在苦闷中无力、行动减慢，现在最严重的症状是忧郁与不眠，不安。

外证：胃口好。大便排泄不干净、形黏，腹胀（枳实）；怕热、好喝水（栀子）；胸闷、有不安感，睡眠质量差（香豉，栀子）。

腹候：右胁下及心下有抵抗感（香豉）；腹直筋上有结实伴压痛（枳实）。

经过：2010年10月15日，服用枳实栀子豉汤6个月，忧郁减弱、不眠消失，像本人陈述那样其主诉与外证见好，腹候也消失，在设问纸看出好转，判治愈。患者写了体验手记。

4. 栀子豉汤（栀子，香豉）

杨某，女，42岁，158cm，72kg。主诉：忧郁症。2009年诊断为两极性障碍，大学讲师，因对经济责任的压力及母亲自杀的冲击，出现抑郁症，头痛，过度睡眠。

外证：胃口好、身体渐胖。胸闷、心慌主诉（栀子，香豉）；怕热，易上热，头痛严重，嗜睡，无气力感。

腹候：右胁下及心下抵抗感（香豉）。

经过：2010年10月14日，服用栀子豉汤5个月，忧郁感与无气力感消失，睡眠状态可，上热感与头痛消失，心下右及胁下抵抗感消失。

5. 栀子生姜豉汤（栀子，香豉，生姜）

卢某，女，63岁，168cm，63kg。主诉：忧郁感，疲劳，不眠症。

外证：胸闷、心慌（栀子，香豉）；难眠易醒，有怕热倾向，因胸闷不宜入蒸汽房、汗蒸等。易打嗝，晕车严重，腹中有响声。

腹候：右胁下、心下有抵抗感（香豉）。

经过：2009年4月30日，服用栀子生姜豉汤3个月，易打嗝症与不眠症消失。

6. 栀子大黄豉汤（枳实，栀子，香豉，大黄）

朴某，男，43岁，167cm，72kg。主诉：抑郁症，丧失兴趣。因家庭问题有自杀冲动，无力，丧失兴趣，心烦。

外证：有残便感、残尿感（大黄）；怕热，有不眠倾向，脸色暗黑（栀子，香豉）；易脘腹痞闷而腹胀（枳实）。

腹候：右胁下、心下有阻碍感（香豉）；肚脐周围有阻碍感（大黄）。

经过：2009年9月初诊，与紫菀兼服3个月后忧郁感渐消失、脸色也见好，无力感、不眠症也消失。

黄连剂

1. 大黄黄连泻心汤（大黄、黄连）

文某，女，17岁，156cm，50kg。主诉：分裂型情动障碍。2009年11

月开始出现乱言，感情起伏变化大、感到很不安，感觉自己的身体好像火炉，常感觉有臭味。

外证：怕热、感到上火，全身好像感到发热（黄连）；感到不安感时较多，易愤怒（黄连）；大便1～2日一次，便硬、腹胀（大黄）；肚皮上有脂溢性皮炎（大黄）。

腹候：肚脐周围有压痛（大黄）；心下有压痛，皮肤擦过后发赤（黄连）。

经过：2010年7月31日，服用泻心汤1个月后，再服大黄黄连泻心汤，全方2个月后，感情起伏消失，愤怒迹象几乎消失，不再呼诉自己身体有味儿。可以正常思考，渐对学习感兴趣。

2. 大黄黄连泻心汤（大黄，黄连）

全某，女，54岁，159cm，60kg。主诉：躁郁症。因与同业者的金钱关系而受到精神压力，之后其丈夫与其女儿之间的吵架让她的病情更加严重。心慌、易惊，因不眠而在服用安定剂，属惊吓型，不安，心很慌。

外证：食欲好。因胃炎而偶尔有胃痛（黄连）；大便一日一次、可感到排便不干净（大黄）；尿的次数多（8～9次）；热易上头部（黄连）；常常心慌、感到不安感，易烦（黄连）。

腹候：心下部位有阻碍与压痛（黄连）；胁下有压痛（大黄）。

经过：2010年9月9日，服用大黄黄连泻心汤3个月，全面好转，心烦、不安感及不眠症消失。

3. 大黄黄连泻心汤（大黄，黄连）

李某，女，51岁，158cm，52kg，修女。主诉：躁郁症。易怒、易操心、渐渐变敏感、易出现否定性想法，有不眠症。

外证：食欲好，消化功能还好。习惯性的喝水次数多。大便一日一次，有残便感、一日不便就感到不安（大黄）；热易攻脸部而有头痛（黄连）；常常心烦、感到心慌，易惊醒（黄连）。

腹候：肚脐周围有压痛（大黄）；心下感到憋闷（黄连）。

经过：2010 年 9 月 9 日，服用大黄黄连泻心汤 4 个月，感情调节能力与睡眠质量好转明显，现在继续服用当中。

4. 泻心汤（大黄，黄芩，黄连）

崔某，女，61 岁，155cm，55kg。主诉：忧郁感与不眠。12 年前因事业上的失败而发病，洋药服用中。当中服用过睡眠剂。

外证：因失眠症而服用过睡眠剂（黄连）；心慌憋闷、常常感到不安感（黄连）；排便不畅，易怒伴腹痛与泄泻（黄芩）；怕热，因此无法进入蒸汽房等地（黄连，黄芩）。

腹候：肚脐周围有压痛（大黄）；皮肤擦过后发赤、心下有阻碍感（黄连）；左右胁下有阻碍感（黄芩）。

经过：2009 年 12 月 3 日～2010 年 2 月 14 日服用泻心汤，后服附子泻心汤两个半月。忧郁感、不眠症消失，已停药，全面都有好转。

5. 泻心汤（大黄，黄芩，黄连）

朴某，女，45 岁，157cm，60kg。主诉：忧郁感，不安，不眠。

外证：因失眠而服用过睡眠剂（黄连）；上火、心慌，常常感到不安（黄连）；胸闷，不喜欢穿紧贴身的衣服（黄芩）；大便 1 日 1～3 次，腹胀，残便感（大黄）。

腹候：肚脐周围有压痛（大黄）；皮肤擦过后发赤及心下有阻碍感（黄连）；左右胁下有阻碍感（黄芩）。

经过：2010 年 8 月 19 日，服用泻心汤 3 个月，忧郁感、不眠症消失。

6. 小陷胸汤（黄连，瓜蒌实，半夏）

车某，男，46 岁，176cm，65kg。主诉：季节性躁郁症。有不安障碍，对人回避症。从秋天到第二年春天常抑郁，无力，不想见他人，躁郁症洋药服用 10 年。

外证：食欲一般，胃痛易打嗝。诊断出反流性食道炎（黄连）；扁桃体易肿，喉咙易干，易有痰，有梅核气（半夏）；心慌、憋闷常感到不安（黄连）；大便一日 3 次，质黏，排便感到不干净，紧张时易口干（瓜蒌实）。

腹候：心下有阻碍感，腹皮擦过后发赤，振水音。

经过：2010 年 9 月 28 日～2010 年 2 月 25 日，服用小陷胸汤 5 个月，不眠消失，忧郁感好转，反流性食道炎好转，胸闷也好转，已停服药。

7. 小陷胸汤（黄连，瓜蒌实，半夏）

文某，女，35 岁，170cm，66kg，大学讲师。主诉：躁郁症，恐慌障碍，无力，感情起伏严重，与好友失别、离婚等原因所致。

外证：食欲好但易噎易反胃（黄连，半夏）；胃酸痛、易反酸（黄连，半夏）；口渴时足喝 2L 水（瓜蒌实）；大便一日一次，有时感到排便不干净，火易攻头脸部发红（黄连）；头痛、晕，心易慌、憋闷（黄连）。

腹候：心下有阻碍感（黄连）；心下部位触击时伴恶心（半夏）。

经过：2010 年 10 月 14 日，服用小陷胸汤 3 个月，忧郁感、无力感大有好转，心踏实了很多，胃胀症状也好转，不安与感情都好转许多。

石膏剂

1. 白虎汤（石膏，知母，甘草，粳米）；甘连石膏汤（甘草，黄连，石膏）

李某，女，28 岁，身型瘦。主诉：躁郁症（急性精神分裂症）。走路时突然跳起舞来，常常自言自语（谵语），不易吃饭、不易睡觉，对于小事也易怒。

外证：胃口不好、但消化功能很好（粳米）；易口渴，喜凉水、饭也泡在凉水吃（石膏）；怕热，怕进入蒸汽房，睡眠质量差（知母）。

腹候：腹部感到硬、紧张度强，挛急明显（甘草）。

经过：2009 年 3 月 20 日～2010 年 3 月 15 日，服用白虎汤及甘连石膏汤。服用白虎汤后突然跳舞及自言自语消失，性格也好转，不眠症消失，之后诉说有胸闷、憋闷伴有心脏痛，故再给予甘连石膏汤，后症状都好转。

2. 白虎汤（石膏，知母，甘草，粳米）

崔某，男，25岁，179cm，67kg，大学生。主诉：躁郁症（躁症多于抑郁）。17岁服兵役后更加恶化，正在服用Li（锂）治疗当中。最近生活当中其症状更加严重，突然兴奋，性格偏过激，有自言自语等症状。

外证：食欲还行但是吃不胖，消化功能好。饮水量1.5L左右、凉水优先（石膏）；大小便良好，睡眠状态不规律。

腹候：腹部全体处于紧张状态，挛急明显（甘草）。

经过：2010年7月10日，服用救逆汤1个月后，再服用白虎汤3个月。兴奋、自言自语等症状变良好，心情与性格都见好转，已中断服药。

3. 木防己汤（防己，石膏，桂枝，人参）

李某，女，53岁，158cm，72kg，家庭主妇。主诉：因10年前在夫家当中的精神压力出现幻想、幻听等症状，确诊为精神分裂症后，服用洋药治疗，常自言自语。

外证：吃得不多而易感饱，怒时易腹胀（人参）；易口渴，喜嗜凉水（石膏）；怕冷，生气时易上火至脸部，手脚凉（桂枝）；大便一日一次，下腹易胀气，一日不排便感到不适。易身肿，易胸闷、喘气（防己）。

腹候：心下部位可触及结物，心下痞硬明显（人参）。

经过：2010年4月19日，服用木防己汤6个月。现正服用防己地黄汤全方面治疗中。服药2个月后幻听、妄想症好转，现已停洋药，上火感减轻、腹胀也好转，脸部上火也好转，口渴感也减轻，肿的症状消失，治疗效果良好。

明辨外感内伤，拓展经方应用

高建忠

（中国）山西中医学院第二中医院

一、讨论一则经方医案

张某，女，28 岁。2010 年 11 月 25 日初诊。

主诉阵发性咳嗽 2 个月余。病起于空腹饮冷。咳嗽呈阵发性、连续性，干咳无痰，咳则胸憋，晚上较白天咳嗽多发，影响睡眠。口干不喜多饮，纳食尚可，大、小便调。舌质淡暗，舌苔薄白，脉沉细弦。证属寒饮内停，肺失宣降。治以温化寒饮为法，方用小青龙汤加减。处方：生麻黄 3g，桂枝 3g，干姜 3g，细辛 3g，姜半夏 9g，生白芍 9g，五味子 9g，生甘草 3g。7 剂，水煎服。

2010 年 12 月 2 日二诊：上方服 1 剂，咳嗽即明显减轻。现症见咽干、偶咳，舌苔薄白，脉细弦。治以温化寒饮佐以利咽。处方：生麻黄 3g，炒杏仁 12g，干姜 3g，细辛 3g，五味子 9g，射干 12g，桔梗 12g，生甘草 6g。5 剂，水煎服。

药后无不适，停药。

【讨论】

本案为临证常见病。对本案的辨证论治，可以做如下假设。

1. 用脏腑辨证

咳嗽日久，干咳无痰，舌质偏暗，舌苔不腻，脉象显细，可辨为肺阴虚证；咳嗽呈阵发性，考虑风邪内滞；纳可、便调，说明脾胃无损，病在上焦。治疗可以考虑以养肺阴为主，兼祛风邪。可选用养阴清肺汤加减。

还可以这样辨：病症为咳嗽，病起于空腹饮冷，属冷饮伤肺，肺气上逆。晚上咳甚属肺寒，胸憋为胸阳不展，口干为肺不布津。脉沉主里，细弦主饮停、饮郁。综合分析，证属寒饮内停，肺失宣降。治疗当以温化肺家寒饮为法。治疗选方，如考虑到咳嗽呈阵发性，夹有风邪，可选用小青龙汤；如只考虑温化寒饮，恢复肺气宣降，可选用苓甘五味姜辛半夏杏仁汤。

2. 用六经辨证

咳嗽日久，晚上较甚，脉象沉而不浮，病变不当在三阳，应在三阴。在三阴病中，既没有典型的"腹满""自利"之太阴病，也没有"但欲寐"之少阴病，更没有"厥热胜复"之厥阴病。

那么，究竟该属六病中的哪一病呢？

也许有人会说，脉证表现不典型是因为夹了饮邪。那么，饮邪是如何辨出来的？显然单单依据脉象见弦是不够的。

有人又说，脉象见弦，结合久咳，就可辨出饮邪，因久咳多见肺家寒饮。这种辨证仍属于猜测，凭经验推断，仍然不能上升到理论层面。还有，即使辨出饮邪，还必须继续辨出三阴三阳六病中属于哪一病合并了饮邪。

也许有人会说，那还需要辨吗？那不明摆着是一小青龙汤证嘛！这不属于典型的六经辨证法，这属于方证对应法。

3. 用方证对应

本案用方证对应的思维凭直观感觉很容易辨证为小青龙汤证。唯一不太支持的是，小青龙汤证当有清稀痰，而不是无痰；小青龙汤证脉象当浮或偏浮，而不应沉。但采用方证排除法，如果找不到较小青龙汤证更为合适的方证时，可以辨为疑似小青龙汤证，先试用小青龙汤治疗以观变化。

通过上述分析，可以看出，本案用六经辨证难度较大。用脏腑辨证和

明辨外感内伤，拓展经方应用

方证对应两种方法，所用方剂是不一样的，甚至是背道而驰的。

从临床实践来看，本案用脏腑辨证法，选用养阴清肺汤和苓甘五味姜辛半夏杏仁汤两方治疗，都是可以短期见效的，但都不可能治愈。前者留邪、闭邪，会使病程继续延长；后者见效稍慢（较小青龙汤方），且很快会出现口干、咽燥等反应。

本案选用小青龙汤方，应当是最恰当的选方。案中所用首方，从方药组成看，属小青龙汤方。但从所用剂量看，很多学者会认为并不是小青龙汤方。因经方的组成不单指药物，也包括剂量。正如清代医家陈修园在《伤寒论浅注》中所说："《伤寒论》及《金匮》方出自上古及伊尹汤液，明造化之机，探阴阳之本，所有分两、煮法、服法等，差之一黍，即大相径庭。"

考小青龙汤方出自《伤寒论》第40条："伤寒表不解，心下有水气，干呕、发热而咳，或渴，或利，或噎，或小便不利，少腹满，或喘者，小青龙汤主之。"论中明言小青龙汤治疗"伤寒表不解，心下有水气"。清代医家陈修园在《伤寒论浅注》中说："此一节言伤寒太阳之表，而动其里水之气也。"即后世所说的外邪引动里饮。又说："本方散心下水气，藉麻黄之大力，领诸药之气布于上，运于下，达于四旁。内行于州都，外行于元府，诚有左宜右有之妙。"小青龙汤由麻黄汤加减而来，治疗"伤寒表不解"，自然当以麻黄为君药。金代医家成无己在《伤寒明理论》中即指出："麻黄味甘辛温，为发散之主，表不解，应发散之，则以麻黄为君。"

既然方中以麻黄为君药，那么麻黄的用量理应不少于他药。原方剂量为麻黄、桂枝、芍药、干姜、细辛、甘草各三两，五味子、半夏各半升。有学者指出，用小青龙汤，麻黄在方中剂量最大，方能显出"青龙为神物"之效。

如果在本案中，依上述用法，麻黄在方中剂量最大，可能的结果是咳嗽顿减而喘、汗并作。

为什么？因为案中没有"伤寒表不解"，没有"伤寒"；因为本案为内

中日韩经方论坛（第二版）

伤病，而非外感病，是在空腹阳气相对不足的情况下冷饮内伤所致。

实际上，小青龙汤原本是治疗外感病的，在本案中被移用于治疗内伤病。既然病在里而不在表，就不需要使用大剂量麻黄、桂枝、细辛去发表，而只取小剂以温通阳气。佐以相对剂量较大的走里的白芍、半夏、五味子，保证了全方作用部位在里而不在表。

"青龙为神物，最难驾驭。"用得其宜，效如竿影；误用过用，祸亦旋踵。此为历代医家所共识。刘渡舟在《伤寒论诠解》中指出："……在临证时对年高体弱、婴幼儿童，特别是心肾机能虚衰的患者，仍要慎用，恐有拔肾气、动冲气、耗阴动阳之弊。对于一般的患者，使用本方也只是在喘咳急性发作时的救急之法，不可久服多用。且一旦疾病缓解，即应改为苓桂剂温化寒饮，以善其后。"

本案既非急性发作，也非见效即止，而是连服 7 剂，并未见任何副作用。

为什么？因为本案属内伤病，所用小青龙汤已非原方，而是剂量上做了加减，加减为可以较长时间服用的方剂。而上述小青龙汤使用注意和禁忌只适用于治疗外感病时。

那么，什么是外感、内伤？外感、内伤对经方的使用有什么影响？

二、关于外感、内伤

外感、内伤，属中医病因学分类范畴。

外感，即"感于外"，是指从外感受六淫、疫疠之邪而发病。

内伤，即"伤于内"，是指由于七情过极、劳逸过度、饮食失调等致病因素从内导致气机紊乱、脏腑受损而发病。

用中医阴阳思维认识，凡病不出此外、内二字。

《素问·疏五过论》曰："帝曰：凡未诊病者，必问尝贵后贱，虽不中邪，病从内生，名曰脱营。"虽为举例，同时也说明，在古人最朴素的认识中，发病原因有二：一是"中邪"，二是"内生"。中邪即外感，内生即内伤。

应当说明的是，中医的发病是正气与邪气相互作用的结果，中医的病因主要是"审证求因"的结果。临证中还经常用到"以治求因"，即以治疗结果推测可能的病因。

内伤病与杂病是有区别的。清代医家吴楚在《医验录二集》中说："读东垣先生书，而叹其分辨内伤、外感之功为至大也。夫内伤、外感为人生之常病，然治之不当，常也，而变异出焉矣。"杂病与内伤病不能截然分开，但杂病更侧重于此处所说的"变异"。

三、如何明辨外感、内伤

金元医家李东垣首次列专篇明辨外感、内伤。《内外伤辨惑论·卷上》从多个方面论述了外感与内伤的辨别，具体如下。

辨脉：人迎脉大于气口为外伤，气口脉大于人迎为内伤。外感风寒，其病必见于左手；内伤不足，其病必见于右手。并指出，以脉辨之，"岂不明白易见乎！"之所以从证候辨别，是"但恐山野间卒无医者，何以诊候，故复说病证以辨之"。

辨寒热：外伤寒邪，发热恶寒，寒热并作，热发于皮毛之上，且寒热无有间断，保暖不能御其寒。内伤寒热，但避风寒，及温暖处，或添衣盖，温养其皮肤，所恶风寒便不见矣。发热为浑身燥热，坦衣露居，近寒凉处即已，或热极而汗出亦解。且寒热非并作，热作寒已，寒作热已。

辨手心手背：外感风寒，手背热，手心不热；内伤不足，手心热，手背不热。

辨口鼻：外伤风寒，外证必显在鼻，鼻气不利，声重浊不清利，其言壅塞，气盛有力，口中和；内伤不足，外证必显在口，口失谷味，腹中不和，不欲言，声怯弱，口沃沫多唾，鼻中清涕或有或无。

辨气少气盛：外伤风寒，气盛声壮；内伤不足，气怯声低。

辨头痛：外证头痛，持续不已；内证头痛，时作时止。

辨筋骨四肢：外伤风寒，筋骨疼痛；内伤不足，四肢沉困。

辨饮食：伤寒证虽不能食，而不恶食，口中和，知五味，亦知谷味；内伤证恶食，口不知五味，亦不知五谷之味。

辨渴与不渴：外感风寒，三日以外邪传里，始有渴；内伤不足，必不渴，或心火炽而有渴。

以上辨证，从不同的角度阐释了外感与内伤的不同。当然，此处外感并非广义外感，主要论述的是内伤与外感风寒的辨别。

实际上，李东垣在此主要想说明内伤与伤寒的区别，"辨惑"的起因是目睹当时之医固守《伤寒论》之理法方药治疗内伤病，枉死无数。"余在大梁，凡所亲见，有表发者，有以巴豆推之者，有以承气汤下之者，俄而变结胸、发黄，又以陷胸汤、丸及茵陈汤下之，无不死者。"

验之临床，上述辨别外感、内伤的内容，即使加上后世医家的补充、完善，也远远不能满足实际需要。甚至很多时候"无法"明辨，而需要推理，以理推测。

笔者在学习李东垣著作时，深感李东垣所倡导的明辨外感、内伤在临床上的重要性。但当他人问及如何明辨时，常常又不能简要地说清道明。其实，李东垣在著书时可能也面对同样的困惑，没有能力用文字准确地表述自己的思想。

清代学者高学山在《伤寒尚论辨似》中谈到伤寒传经时说过这么一段话："伤寒传经之路，错综变幻中，各有一定踪迹，然文词写不尽，图象画不全，后之学者，无津可问，致与金丹剑术，同为绝学。不知传经模糊，则用药全无把握，于是诋仲景之方为不用者，比比也。"

明辨传经如此，明辨外感、内伤何尝不如此！

四、经方体系是以治疗外感病的思维构建的

很多学者不会同意这一观点。

学术研究中，客观存在"横看成岭侧成峰，远近高低各不同"的现象。套用一句哲学语言可以这样说：所谓经方体系，是经方研究者眼中的经方体系，而不是经方体系本身。

所谓"治疗外感病的思维"，即从其对发病的认识和对病变的治疗，重点着眼于邪气。用金元医家张子和的表述恰能说明这种理念："夫病之一物，非人身素有之也。或自外而入，或由内而生，皆邪气也。""邪气加诸身，速攻之可也，速去之可也，揽而留之何也？"

经方的载体是张仲景所著的《伤寒论》和《金匮要略》。读这两部经典著作，可以发现张仲景是最擅长祛邪的医家之一。在六经病证治中，治疗太阳病的主药麻黄、桂枝，治疗阳明病的主药石膏、知母和大黄、芒硝，治疗少阳病的主药柴胡、黄芩，治疗三阴病的主药附子、干姜、吴茱萸等药物，无一不是为祛邪而设。病至少阴，甚至濒于"死症"，仍为"急温之"，而非"急补之"，用药以干姜、附子为主，而补药人参并不见多用。这一点可以体会清代医家陈修园所说的"仲师法"："四逆、白通以回阳，承气、白虎以存阴……危急拯救，不靠人参。"（《长沙方歌括》）即便是在《金匮要略》中，治疗杂病仍从外感立论，所用方药也多着眼于祛邪。即使在"虚劳"篇中，用药也以"辛甘合化""酸甘合化""阴阳合化"为主，而非直接用补。

当然"伤寒之中有万病"，经方可以"统治百病"，这是临床事实。但是，正本清源，张仲景著作中的经方，以及经方所承载的理论（如六经辨证），确实是主要针对邪气、以祛邪为主的。反过来说，以祛邪为主的这一类学说，包括后世医家如刘河间、张子和的学说，的确更适合于对外感病的治疗。

五、李东垣以脏腑辨证构建了"内伤学说"

李东垣是在精研《内经》《难经》的基础上，目睹时医固守《伤寒论》治病的时弊，从临床实践出发，创立了"内伤学说"。应该说，内伤学说是为补伤寒学说的不足而产生的。

李东垣是非常推崇伤寒学说的，在其著作中多处引用张仲景的观点，也多有取用经方者。《内外伤辨惑论》中明确指出："易水张先生云：仲景药为万世法，号群方之祖，治杂病若神。后之医者，宗《内经》法，学仲景心，可以为师矣。"其弟子王好古在老师授予"不传之妙"后，终于对仲景书"洞达其趣"，著成《此事难知》。

但，李东垣在创立内伤学说时，并没有取用张仲景所创立的六经辨证法，而是采用了脏腑辨证法作为内伤学说的辨证手段，言必五行、脏腑，少谈阴阳、六气。即便是取用经方，也多以五行学说、脏腑理论作解。如在《脾胃论》中谈到芍药甘草汤时是这样解读的："腹中痛者，加甘草、白芍药，稼穑作甘，甘者己也；曲直作酸，酸者甲也。甲己化土，此仲景妙法也。"取用五苓散是为治疗饮伤，"治烦渴饮水过多，或水入即吐，心中淡淡，停湿在内，小便不利"。也不提太阳病。

创立内伤学说，采用脏腑辨证而不用六经辨证，表面上看起来和师承授受有关，与其老师张元素倡导脏腑辨证用药有直接的关系，同时上承《小儿药证直诀》和《中藏经》的脏腑辨证。但仔细思考，验之临证，这种选择也有其必然。

从理论上梳理，六经辨证始终落脚在给邪以出路。病在表，以汗解；病在里，以吐、下而解；病在半表半里，或枢转以外达，或清泻以内消。恰好适用于以"邪气"立论的外感病。脏腑辨证始终强调脏腑的功能、脏腑之间的关系，不足者补，太过者泻，不升与过降者升，不降与过升者降。确实更适用于以"正气"立论的内伤病。

六、以治疗内伤病的思维拓展经方的应用

所谓"治疗内伤病的思维"，即从其对发病的认识和对病变的治疗，重点着眼于正气。用金元医家李东垣的观点以偏概全，就是"内伤脾胃，百病由生"。

经方的生命长青，一方面需要正本清源，另一方面需要拓展应用。实际上，历代经方学者有意无意都在做着这两方面的工作。经方的拓展应用，至少可以有两种方式：一种方式是扩大经方所治病证的范围，另一种方式是扩大或补充指导经方使用的理论体系。前一种方式是历代经方学者所惯用的，如《伤寒论》中的小柴胡汤治疗少阳病，后世医家用其治疗疟病，治疗诸多发热病，治疗小儿、老人感冒，当代医家用其治疗诸多免疫系统病变等。而后一种方式也被部分经方学者有意无意地使用，但很少有学者明确提出。

张仲景选用了以阴阳学说指导下的六经辨证构建起了"外感学说"（实际上温病学派构建的卫气营血辨证和三焦辨证也是六经辨证的余绪），李东垣选用了以五行学说指导下的脏腑辨证构建起了"内伤学说"（与伤寒、温病之外感学说截然有别）。当然，六经辨证是可以用于治疗内伤病的，脏腑辨证也是可以用于治疗外感病的。那么，出身于外感学说的经方，可不可以用内伤学说指导使用呢？脱离六经辨证，在脏腑辨证指导下使用经方，是不是经方的发展呢？

答案当然是肯定的。

胡希恕先生明确提出："《伤寒论》的六经来自八纲。"冯世纶教授经过翔实的论证指出："经方方证源于神农时代，《汤液经法》标志了经方发展，《伤寒论》标志了经方理论体系的确立。由《神农本草经》到《汤液经法》一脉相承的不仅仅是方药、方证，更重要的是八纲辨证理论，是经方自成体系的理论。经方六经辨证论治理论，是在古代方证积累的基础上，由方

证积累，进而进行分类而形成的，其理论是基于八纲，是张仲景及其弟子认识到了表里之间尚有半表半里病位，这样使八纲辨证变成为六经辨证。"笔者认为，这一认识更接近于经方体系本身。

而后世很多经方学者，对六经辨证从五行学说作解，以脏腑辨证解读经方方证和应用经方，也经得起临床检验。孰是孰非，聚讼日久。

笔者认为，六经辨证和脏腑辨证是两套独立的辨证论治体系。以治疗外感病的思维，用六经辨证解读经方方证、指导经方应用，是符合张仲景创建外感学说体系的，是恢复经方的本源。以治疗内伤病的思维，用脏腑辨证解读经方方证、指导经方应用，更适用于后世创建的内伤学说体系，是后世对经方的发展。

经方的功效是通过其治疗具体病证所体现出来的。经方用于外感学说体系，有其特有的功效，而移用于内伤学说体系，其相应功效也会随之而变。这样，客观上拓展了经方在临床上的应用范围。举例如下：

麻黄汤治疗外感病，功在发汗解表；治疗内伤病，功在温通阳气，宣肺散寒。

桂枝汤治疗外感病，功在解肌发汗；治疗内伤病，功在调和脾胃。

小青龙汤治疗外感病，功在解表化饮；治疗内伤病，功在温肺化饮。

小柴胡汤治疗外感病，功在调和表里；治疗内伤病，功在调和肝（胆）脾（胃）。

大承气汤治疗外感病，功在急下存阴；治疗内伤病，功在泻下通便。

白虎汤治疗外感病，功在清散里热；治疗内伤病，功在清泻胃热。

理中丸（汤）治疗外感病，功在祛寒止泻；治疗内伤病，功在温补脾胃。

麻黄附子细辛汤治疗外感病，功在温阳散寒；治疗内伤病，功在温通阳气。

四逆汤治疗外感病，功在散寒回阳；治疗内伤病，功在振奋阳气。

四逆散治疗外感病，功在疏达阳郁；治疗内伤病，功在调和肝脾（气血）。

七、明辨外感、内伤，确定治疗大法

李东垣在《内外伤辨惑论》一书中开篇就明确指出："曰甚哉！阴阳之证，不可不详也。"阴阳之证，即内伤、外感之证。并进一步指出："概其外伤风寒，六淫客邪，皆有余之病，当泻不当补；饮食失节，中气不足之病，当补不当泻。"如果不能明辨而误治，"古人所谓实实虚虚，医杀之耳！""所谓差之毫厘，谬以千里，可不详辨乎！"

一般来说，外感病的病变关键在于外邪，治疗着眼点在于驱邪外出，治法以泻法为主，处方用药力求"霸道"；内伤病的病变关键在于正虚，治疗着眼点在于恢复脏腑的功能，治法侧重使用补法，处方用药以"王道"为主。

清代医家吴鞠通在《温病条辨》中对这两种不同治法做了形象的比喻："治外感如将，治内伤如相。"并进一步解释：治外感如将，"兵贵神速，机圆法活，去邪务尽，善后务细。盖早平一日，则人少受一日之害"；治内伤如相，"坐镇从容，神机默运，无功可言，无德可见，而人登寿域"。

当然，内与外，补与泻，虚与实，都是相对而言。有外感中见内伤者，有内伤中夹外感者；有外感病以虚证为主者，有内伤病以实证为急者；有以泻为补、邪去正自复者，有以补为泻、正复邪自去者。此皆需临证者圆机活法，知常达变。常者，即"治外感如将，治内伤如相"。

需要说明的是，由食积、气郁等病因所引起的内伤病，表现以邪实为主，治疗也以祛邪为法，但治疗的着眼点仍然在于恢复脏腑的功能与脏腑之间的关系。李东垣曾明确指出："内伤用药大法，所贵服之强人胃气。"套用李东垣的这句话，扩而广之，不妨这样说："内伤用药大法，所贵服之强人脏腑。"脏腑强健，则食不易积，气不易郁，内伤病也无由可得。

八、明辨外感、内伤，判断病程、疗程

一般来说，外感病的病程、疗程相对较短，内伤病的病程、疗程相对较长。当然，外感病也有病程长而治疗颇费周折者，内伤病也有病程短而随治即愈者。对病程、疗程的初步判断，就病者而言，便于更好地做到与医者的配合治疗；就医者而言，便于对治疗方案的整体把控，以及从选药到服药的细节把握。

历史上，有名医外号"张一贴"者，意指处方用药一贴即愈。也有名医外号"李百副"者，意指一张处方需连续服用百副。从医者角度认识，"一贴"者，治疗着眼于祛除邪气，主要适宜于治疗外感病；"百副"者，治疗着眼于正气，着眼于脏腑、气血功能的恢复，主要适宜于治疗内伤病。

九、明辨外感、内伤，解读经方剂量

经方的剂量，是历代经方学者关注的重点。

关于附子的用量和用法，历代医家每有争论。有开方即用，常用量就是几十克、上百克，甚至使用数百克的医家都有。代表医家如近、现代的"火神派"。

但当读"易水学派"医家的著作时，会发现"易水学派"使用附子极其审慎。张元素在《医学启源》中说："（黑附子）其用有三：去脏腑沉寒一也。补助阳气不足二也。温暖脾胃三也。然不可多用。"李东垣在《脾胃论》中反复叮咛，大寒大热药只宜"暂用"，"此从权也"，"不可以得效之故而久用之"。附子正属"大热药"。王好古在《汤液本草·东垣先生用药心法》中说："凡用纯寒、纯热药，必用甘草，以缓其力也。"在《阴证略例》中说："古人用附子，不得已也。"

因而不禁要问："难道易水学派的医家们不善用、不敢用附子？"易水学派代表医家之一罗天益在《卫生宝鉴》一书中载有两案。

一案是罗天益治参政商公之中寒腹痛自利，用附子温中汤：干姜、黑附子各七钱，人参、甘草、芍药、茯苓、白术各五钱，草豆蔻、厚朴、陈皮各三钱。上十味㕮咀，每服五钱或一两。水二盏半，生姜五片，煎至一盏三分，去渣，温服，食前。此案中附子每服约七分或一钱四。

还有一案是罗天益治曹德裕男妇伤寒自利腹痛，以四逆汤三两加人参一两、生姜十余片、连须葱白九茎，水五大盏，同煎至三盏，去渣，分三服，一日服之。至夜利止，手足温，翌日大汗而解。继以理中汤数服而愈。此案中附子每剂以两计。

案一附子为小剂，案二附子可谓大剂。上述两种用法，看似截然相反，让后学者常常无所适从。以致惯用大剂者，一生不会开小剂；习用小剂者，终生不敢用大剂。

实际上，用外感和内伤理论去理解，上述问题就可迎刃而解。大剂附子在于祛邪，小剂附子在于温阳。治疗寒邪外伤需大剂，治疗阳气内伤需小剂。尽管大剂附子可以回阳，但回阳仍立足于祛寒，与补阳明显有别。

"易水学派"轻用、慎用附子是基于"内伤"。附子如此，麻黄、桂枝、石膏、知母、大黄、芒硝、柴胡、黄芩、干姜、吴茱萸等药俱如此。

十、明辨外感、内伤，解读《伤寒论》第279条

《伤寒论》第279条："本太阳病，医反下之，因而腹满时痛者，属太阴也，桂枝加芍药汤主之。大实痛者，桂枝加大黄汤主之。"

对于此条所述之证，有学者认为是太阳病，有学者认为是太阴病。

1. 从太阳病作解

本条文叙述精简明晰，随文释义，似也不难理解。但仔细分析，本太阳病，当指"脉浮，头项强痛而恶寒"，主要指桂枝汤证或麻黄汤证。这

两个方证通常会见到口中和，口不苦，咽不痛。从"医反下之"分析，可能伴见大便偏干，或大便数日未行。在误下之前，患者并未见里热征象。如果这种误下是用大黄、芒硝，甚或甘遂等寒性泻下药，误下后应当出现里虚寒表现，也就是出现典型的太阴病，"腹满而吐，食不下"，"时腹自痛"以及"自利"。治疗应当用以干姜、附子为主药的"四逆辈"。而本条文中，误下后出现了需要用寒凉药芍药和大黄所治的"腹满时痛"和"大实痛"，可见这种腹痛为热痛而非寒痛。而这种热痛的出现，寒性泻下药是无法引起的。这样，可以推导出这里误下所用的泻药应当是热性药，也就是以巴豆类药物为主的热性泻药。

既然是热性泻药引起的腹痛，热属外来而非内生，加之病程较短，治疗当属较易，用寒性之芍药、大黄当能应手而愈。这样说来，条文中"腹满时痛"并非太阴病之"时腹自痛"，方中桂枝汤也并非为太阴病而设，也非治疗腹痛之需要，而是为治疗"太阳病"而设，因误下后太阳表证仍在。

从上述分析，可以认为：本条所治为太阳病而见里实热。胡希恕先生即持类似观点。《胡希恕伤寒论讲座》："他这个本来是太阳病，误下引邪入里，这个腹满是实满，不是虚满，这个痛也是实痛，也不是虚痛……如果实满实痛轻微者，用芍药就行，他表不解你得配合桂枝汤啊，所以桂枝汤加重芍药就可以了。要是大实大满，那你非通大便不可，还得加大黄啊。"

冯世纶老师在解析本条时也明确指出本条所论方证属阳证而非阴证。《中国汤液经方》："太阳病宜汗不宜下，医者不依法发汗，而反下之，使表邪陷于里，而为表里并病，因使腹满时痛。属太阴者，以腹满时痛的症状言也。其实此腹满并非太阴病的虚满，此时痛，亦并非太阴病的寒痛，是阳证而非阴证。以表未解，故以桂枝汤以解外，加量芍药以治腹满痛。若大实痛，为太阳阳明合病，宜更加大黄以下之。"

临床上，对于发热类疾病，伴见腹胀、腹痛、便干者，笔者也常用桂枝汤合小承气汤加减治疗，腹痛甚者笔者经常会适当重用芍药，这种用方

明辨外感内伤，拓展经方应用

用药法其实即可视为用桂枝加芍药汤、桂枝加大黄汤加减。对于部分皮肤病，既表现为在表的太阳病，同时又见里证者，也多有使用桂枝加芍药汤、桂枝加大黄汤的机会。理论上讲，既然柴胡加芒硝汤、大柴胡汤主治证仍以少阳病为主，那么桂枝加芍药汤、桂枝加大黄汤主治证也以太阳为主，是可以讲得通的。

2. 从太阴病作解

很多注家认为本条方证当属太阴病。如陈修园在《伤寒论浅注》中指出："本太阳病，医反下之，太阳之气陷于太阴之地中，因而腹满时痛时止者，乃太阳转属太阴也。宜启下陷之阳以和不通之络，以桂枝加芍药汤主之。若满甚而为大实，常痛不定以时者，此脾胃相连，不为太阴之开，便为阳明之合。以桂枝加大黄汤主之，权开阳明之捷径，以去脾家之腐秽。"临床上，桂枝加芍药汤、桂枝加大黄汤确实也常用于没有发热、恶寒的里证。

但是，单用太阴病似乎又不能顺理成章地对本条做出圆满解释，因此，刘渡舟先生很巧妙地从肝脾不和、气血不和角度入手作解。《伤寒论诠解》："若属太阴虚寒，寒湿内阻，升降失常的症候，则应见吐利。而今不见吐利，只见腹满时痛，说明非为阳虚寒湿之证，而是太阴脾脏气血阴阳不和，肝木乘土之证。"

桂枝汤，外可调和营卫，内可调和脾胃、调和阴阳，这是被历代医家临床实证的。同时，桂枝入肝，暖肝平木；芍药走肝，养肝柔肝，桂枝汤又有很好的调和肝脾功能的作用。基于此，以桂枝汤为主方加味而成的桂枝加芍药汤也常用于肝脾不和、气血不和的内伤杂病。刘渡舟先生的解释也是从临床而来、符合临床实践的。

3. 思考

同一方证，同一条文，从太阳病作解，从太阴病作解，看似阴阳各异，水火不容，而又都可以经得起临床的检验。

为什么？

从外感和内伤角度可以对上述问题做圆满破解。从太阳病作解，适用于外感病；从太阴病作解，适用于内伤病。桂枝加芍药汤用于外感病重在祛邪，用于内伤病重在调和。

十一、明辨外感、内伤，解读柴胡桂枝干姜汤方证

柴胡桂枝干姜汤方证出自《伤寒论》第147条："伤寒五六日，已发汗，而复下之，胸胁满微结、小便不利、渴而不呕、但头汗出、往来寒热、心烦者，此为未解也，柴胡桂枝干姜汤主之。"

对该条文和该方的解读，胡希恕先生和刘渡舟先生分别提出了自己的认识，选录于下。

胡希恕先生在《胡希恕伤寒论讲座》该条文下开首就说："此方常用。"接下来解释："胸胁满微结，胸胁满为柴胡证，微结，里面微有所结，结得不厉害，但是有所结。我们用柴胡桂枝干姜汤，就是个（人）体会，各注家都没这么注，这个柴胡桂枝干姜汤利于大便干，这也奇怪，有人一看又有干姜，又有桂枝，就认为偏温，其实这个药，大便稍溏，用它就是要泻的。所以微结，就是里头微有所结，（只）是结得不像阳明病及结胸病那样结得凶。"又说："在临床上有无名的低热，用此方很好，没有其他的表证，但现些柴胡证，我用此方治低热，治得很多，找不出来什么原因，如肝炎低热的用此方可解除。""花粉本身有润下的作用，再加上咸寒的牡蛎一起，有通大便的作用。"

刘渡舟先生在《伤寒论诠解》中指出："根据本方的药理作用和临床实践，用之治疗少阳病而兼太阴脾家虚的证候，确为对证之方。与大柴胡汤治疗少阳病而兼阳明胃家热实的证候相对比，恰有寒热虚实对照鉴别的意义。少阳不但为表里之枢，也为阴阳之枢，故邻近于太阴。当少阳病内及太阴之时，则可见脘腹胀满、便溏不调、脉缓无力等证。在临床上某些慢性肝病的患者，常可见到这类证候，它既有口苦、口渴、心烦、胁痛等

肝胆热郁之证，又有便溏、腹胀、纳差等脾胃虚寒之象。由于本方寒热并用，肝脾同治，既清肝胆之热，又温脾胃之寒，故用于治疗这类寒热错杂的肝脾疾患，疗效卓著。"

从这两段文字中可以看出，两位老先生都是从临床角度解读的。可以确信，两位老先生都是实话实说，彼此在临床上也就是这样用的。

问题出来了。同一方证，便干和便溏截然相反，而两种说法又都是来源于实践，都没有错。

为什么？

可以这样认为：如果从"外感"立论，治疗着眼于"邪"，那么柴胡桂枝干姜汤证重在邪气郁结，临证当见郁结所致大便偏干。如果从"内伤"立论，治疗着眼于"正"，那么柴胡桂枝干姜汤证重在脏腑功能失常，临证当见脾寒所致大便偏稀。

十二、对变应性鼻炎（鼻鼽）的临证认识

变应性鼻炎（AR）是由 IgE 介导的鼻黏膜慢性炎症反应性疾病，属中医"鼻鼽"范畴。AR 患者是以鼻过敏症状，如鼻痒、鼻塞、鼻涕、喷嚏不断等为特征性表现，同时伴有全身精神和形体一系列临床症状。并且可以出现各种并发症，如鼻窦炎、鼻息肉、哮喘、中耳炎等。严重影响患者的学习和工作效率，导致生活质量下降。随着社会工业化的进展和现代生活方式的改变，AR 的发病率有逐年增加的趋势，并且这种趋势是全球性的。

中医对鼻鼽的认识和治疗，历代医家多有探索和发展。但时至今日，面对的事实是，中医中药对 AR 的临床疗效，既不能让患者满意，也无法让医生满意。以教科书为代表，大部分学者多认为本病属肺、脾、肾阳气不足，外感风寒或异气，或有郁热。治疗常用方剂有玉屏风散方、补中益气汤方、肾气丸方、清肺脱敏汤方等。也有不同的学者从痰饮立论、从阴

血不足立论、从内风立论等，还有学者立足于中、西医结合，使用专病专方治疗等。但从临床实际来看，中药治疗的长期疗效不太稳定，短期疗效往往不及西药。并且，一旦辨证、用药失误，往往能加重患者痛苦。

笔者对 AR 的治疗，经过了较长的摸索过程，大致经历了以下 3 个阶段：

面对 AR 患者，病症发作时痛苦万分，不发作时又如常人，真如"神灵所作"。舌脉可无异常，经常处于"无证可辨"（实际上主要因素是辨证水平太低）。对于一名初涉临床的中医来说，最可怕的事莫过于"无证可辨"了。于是，只好使用专病专方专药，也就是说使用实验室研究有抗过敏作用的方和药，同时辅以辨证加减。常用方如过敏煎方、脱敏煎方等，常用药物主要是"风药"。这种用方用药法，对辨证要求不高，而又多能见效，对于一个对自己要求不高、患者的期望值也不太高的年轻医生来讲，似乎也可满足了。这是治疗 AR 的第一阶段。

但随着治疗工作的进一步开展，患者对医生期望值提高，问题也接踵而至。见效后的下一步怎么办？原法原方继用往往止于见效，甚至连见效都无法维持。于是，依教科书，使用脏腑辨证法，治肺、治脾、治肾、治风、治郁热，常用方如玉屏风散方、补中益气汤方、肾气丸方、苍耳子散方、泻白散方、葶苈大枣泻肺汤方等，疗效明显高于专病专方专药治疗。但经过一段时间的实践，突然发现自己的临床疗效又止步不前了，对于一部分疗效欠佳的患者，不另辟蹊径，别无选择。这是治疗 AR 的第二阶段。

思维的形成是容易的，打破固有思维是困难的。进与病谋，退与心谋，披阅古籍，学习今贤，终于由脏腑辨证走入了六经辨证，把六经辨证的理法方药运用到 AR 的临床治疗中，顿觉豁然开阔。从三阳病到三阴病，在 AR 患者身上都可见到。用方从麻黄汤方、桂枝汤方、麻黄桂枝各半汤方、小青龙汤方、小柴胡汤方、柴胡桂枝汤方、葛根黄芩黄连汤方，到理中汤方、四逆汤方、麻黄附子细辛汤方、吴茱萸汤方、当归四逆汤方、乌梅丸方等，圆机活法，随证治之。尽管疗效不能十全，但已远远超越于固

明辨外感内伤，拓展经方应用

定的方、刻板的证了。

审视 AR 应当属于内伤病还是外感病？大部分学者认为应属内伤病，治疗应当以补为主。但笔者经过多年来的实践与思考，认为 AR 应当属于外感病。

明确 AR 属于外感病的意义在于，临证治疗时，首要的任务是祛邪而不是扶正。从麻黄、桂枝，柴胡、黄芩，葛根、石膏，到干姜、附子、细辛等用药，皆为祛邪而设。人参、黄芪、熟地黄、补骨脂等补药不宜早投。

十三、麻仁丸治疗内伤便秘可如此加减

麻仁丸出自张仲景的《伤寒论》，全方组成为：麻子仁、芍药、枳实、大黄、厚朴、杏仁，蜜和丸。第 247 条说："跌阳脉浮而涩，浮则胃气强，涩则小便数，浮涩相搏，大便则硬，其脾为约，麻仁丸主之。"

润肠丸出自李东垣的《脾胃论》，全方组成为：大黄、当归梢、羌活、桃仁、麻子仁，炼蜜为丸。"治饮食劳倦，大便秘涩，或干燥闭塞不通，全不思食，乃风结、血结，皆能闭塞也，润燥、和血、疏风，自然通利也。"《兰室秘藏》和《东垣试效方》两书中也载有该方。

方书中多认为，麻仁丸由小承气汤加麻仁、杏仁、芍药、白蜜组成，具有润肠通便，"泻阳明有余之燥热，滋太阴不足之阴液"功能，为润下剂中的代表方，主治肠胃燥热之便秘。

《兰室秘藏·大便结燥门》在润肠丸等方前面有一段总论，论中明确提到"仲景云：小便利而大便硬，不可攻下，以脾约丸润之"。后世所谓脾约丸即仲景之麻仁丸。《脾胃论·脾胃损在调饮食适寒温》在润肠丸等方前面有一句话："前项所定方药，乃常道也，如变则更之。"也就是说，在李东垣笔下，润肠丸为"知常达变"之方。麻仁丸属常，润肠丸属变。那么，从麻仁丸到润肠丸，也属于李东垣"知常达变"之法。李东垣是如

何"达变"的？为何要"达变"呢？

从表面看来，二方除同时用到麻子仁和大黄外，似无其他相似之处。但仔细对比可以发现，芍药与当归俱为和血养血药物，杏仁与桃仁俱为"仁"类润肠药物。也就是说，有这种可能，李东垣在组成润肠丸时，取用了麻仁丸中的麻子仁、大黄，同时去掉了酸苦"益津"（《汤液本草》）的芍药，改用了辛润和血的当归梢；去掉了温润走气的杏仁，改用了温润走血的桃仁（《汤液本草》引东垣语："桃杏仁俱治大便秘，当以气血分之。"）。

经过上述加减后，麻仁丸中剩下了枳实、厚朴，润肠丸中剩下了羌活。可以这样认为，李东垣进一步去掉了枳实、厚朴，加用了羌活。枳实"沉也，阴也"。厚朴"苦能下气，去实满而泄腹胀"。而羌活，气味俱轻，"升也，阴中之阳也"。（引文出自《珍珠囊药性赋》）。也就是说，李东垣在这一加减中，改降泄为升清。

为什么要这样加减呢？《伤寒论》中麻子仁方出自"阳明篇"中，主治邪入（传）阳明的"胃家实"。而《脾胃论》中的润肠丸方主治"饮食劳倦"所致的大便干燥秘涩。可以这样认为，在李东垣看来，麻仁丸主治仍是以"外感病"为主，治疗重在祛邪。而要移用于治疗内伤病，必须经过适当加减，这样就衍化出了润肠丸。当然，润肠丸也是以祛邪为主，但作用明显和缓于麻仁丸，同时注意到了恢复中焦脾胃的升降协调。并且，在李东垣理念中，这种用方用药法，都属于"从权""暂用"之法。

当临证面对习惯性便秘、老年性便秘患者时，当想到麻仁丸时，也应当想到润肠丸。二方的微妙区别在于外感和内伤的不同。

十四、几则经方案例

1. 柴胡桂枝汤加减案

武某，女，46岁。2010年6月20日初诊。

近1周周身不适，困乏无力，睡眠欠佳，双目涩痒，唇干脱屑，咽部不利，皮肤欠润，双下肢水肿。平素月经规律，本月延后 10 天尚未至。舌质红，舌苔薄白，脉细弦缓。

证属三焦不畅，气血失和，气水不利。

治以调畅三焦，化气利水为法。

方用柴胡桂枝汤加减。

处方：柴胡 9g，桂枝 9g，黄芩 12g，生白芍 12g，姜半夏 9g，茯苓 15g，猪苓 15g，生甘草 3g。5 剂，水煎服，日 1 剂，早、晚分服。

2010 年 6 月 27 日二诊：服上方 1 剂，月经即至，前 2 日为暗红咖啡色，第 3 日色转正常，经行 5 日止。经至即诸症开始缓解，睡眠好转，精神好转，唇干渐减，皮肤渐润。现唯觉双下肢有困乏感，已不水肿。上方生甘草改为炙甘草，继服 5 剂停药。

按：本案起病与月经该至不至有关，无外感病史，当属内伤病。诸症表现杂乱，非用一脏一腑病变可以解释。综合诸症，月经不至为气血不畅，下肢水肿为气水不利。气血不畅则周身不适，困乏无力，睡眠欠佳；气水不利，则目涩、唇干、咽不利、肤欠润。诸症皆为气、血、水三者运行输布失和所致。而人体三焦、营卫为气、血、水三者运行之通道，故选用柴胡桂枝汤调和营卫、三焦，加猪苓、茯苓合桂枝化气利水。考虑病属内伤，所用柴胡、桂枝并非解外，故柴胡、桂枝的用量较黄芩、白芍为少；正虚不显，加之舌质红，故方中未用人参、生姜、大枣之温补，且前方甘草用生未用炙。

本案如用时方治疗，极易选用逍遥散加减。在本案中，柴胡桂枝汤较逍遥散为优的关键一点在于化气调营之桂枝一味。

2. 麻黄附子细辛汤加减案

赵某，男，42 岁。2010 年 6 月 6 日初诊。

近 2 周来困乏喜睡，腰困膝软，纳食尚可，大小便调，无四逆，无汗出。舌质淡红，舌苔薄白，脉沉细缓。

证属肾虚精亏，阳气不振。

治以补益肾元，温振阳气。

方用麻黄附子细辛汤加减。

处方：生麻黄 5g，细辛 3g，制附子 6g，枸杞子 10g，菟丝子 10g，怀牛膝 10g。7 剂，水冲服（用中药免煎颗粒，下同）。

2010 年 6 月 13 日二诊：药后精神明显好转，腰困、膝软俱减轻。上方加补骨脂 10g，7 剂水冲服。

药后无不适，停药。

按：本案属内伤、正虚无疑。本案并非"少阴病，始得之，反发热，脉沉者"。选用麻黄附子细辛汤，且用小剂，取其温振阳气、温通阳气之功。在温通阳气基础上使用补肾药，较单用补肾药更为效捷。

3. 四逆汤加减案

张某，女，54 岁。2009 年 12 月 9 日初诊。

近 1 年来精神欠佳，时有心悸，睡眠欠佳，夜尿较频（每隔 1～2 小时 1 次）。近 1 个月来颜面及双下肢水肿，头欠清利。纳食尚可，大便时干时稀，口不干。既往有高血压病史 20 余年。1 周前检查，血脂偏高，空腹血糖正常，餐后血糖偏高，尿常规正常。舌质淡暗，舌苔白润，脉沉细。

证属阳气虚馁，寒饮内停。

治以温振阳气、温化寒饮为法。

方用四逆汤加减。

处方：制附子 6g，干姜 3g，炙甘草 3g，茯苓 10g，猪苓 10g。7 剂，水冲服。

2009 年 12 月 17 日二诊：药后颜面及双下肢水肿渐消，睡眠、精神俱有好转。舌质淡暗，舌苔白润，脉沉细。上方加石菖蒲 6g，7 剂，水冲服。

2009 年 12 月 24 日三诊：诸症俱减，精神进一步好转，夜尿 2 次。舌质淡暗，舌苔薄白，脉沉细。上方去猪苓、石菖蒲，7 剂，水冲服。

2010 年 12 月 31 日四诊：渐无不适，精神、睡眠好，心悸已，夜尿 1～2 次，无水肿，纳可，便调。上方加红参 5g，7 剂，水冲服。

药后无不适，停药。

按：本案从六经辨证易辨为太阴病或少阴病，选用"四逆辈"或"真武汤加减"。案中也用四逆汤加减，似属四逆汤常规使用。但有两点需要注意：一是案中所用四逆汤的功效并非散寒回阳，而是温振阳气；二是案中四逆汤所用剂量较小。之所以如此使用四逆汤，是基于从内伤病考虑。

如果认为小剂不足以胜任，或剂小疗效亦小，而随意取用大量，则有失上述用方理念，并非一定能取得满意疗效。本案如取时方，多用温补，较经方灵动不足。

4. 四逆汤合大承气汤加减案

阮某，男，86岁。2009年3月8日初诊。

近1周来大便不行，脘腹胀满，进食极少，精神欠佳，不喜饮水。舌质淡暗，舌苔薄白，脉细缓。2年前曾患"脑梗死"，现肢体活动自如。

证属阳气亏虚，邪滞腑实。

治以温阳益气，泻下通便为法。

方用四逆汤合大承气汤加减。

处方：制附子6g，干姜3g，红参5g，生白术10g，鸡内金10g，生大黄6g，芒硝3g，枳实6g，厚朴6g，炙甘草3g。3剂，水冲服。

2009年3月12日二诊：上方服药1剂即大便通畅，3剂服完，进食好转，脘腹已无胀满，精神明显好转。舌、脉同前。运脾开胃善后，处方：生白术30g，鸡内金15g，枳实9g。7剂，水煎服。

按：本案为内伤病，大便不行，脘腹胀满，为邪滞腑实。高龄，不食不饮，精神欠佳，为正气虚馁。治疗时，补易助实，泻易伤正。处方时，取小剂四逆汤温振阳气，加人参、白术、鸡内金补气运脾，同时合以小剂大承气汤泻下通便。药后腑气下行，脾气上升，脾运胃纳恢复，诸症好转也在自然之中。接方以"枳术丸"法"强人胃气"以善后。

本案如按六经辨证，患者并没有出现典型的少阴病四逆汤证，更没有典型的阳明病大承气汤证。如勉强辨为少阴病，也绝不可能合用到大承气汤。如为少阴病急下证，却又没有合用四逆汤之可能。但从内伤病认识入手，取用四逆汤合大承气汤加减，于理可通，也取得了满意的疗效。

另外，本案如按脏腑辨证法取用时方，一般会取用四君子汤、补中益气汤等方加泻下导滞之品，较经方失之呆钝，疗效也远非经方快捷。

5. 桂枝汤合小承气汤加减案

赵某，女，78岁。2008年3月25日初诊。

患者于昨晚右下腹疼痛不适，至半夜开始发热，服用"感康""正柴胡饮颗粒"，发热缓解，腹痛渐加重。今日请外科医生诊治，暂时不考虑"阑尾炎"。患者笃信中医，要求用中药治疗，下午邀笔者为其诊治。诊见：发热（体温37.8℃），恶风，汗出，乏力，右下腹胀痛，昨日至今未大便，平素即口干喜饮。既往有糖尿病史。舌质暗红，舌苔薄白，脉浮缓。

证属外有太阳中风表虚证，内有腑实证。

治以解肌祛风，调和营卫，通下腑实为法。

方用桂枝汤合小承气汤加减。

处方：桂枝12g，生白芍12g，枳实12g，厚朴12g，芒硝（分冲）9g，炙甘草3g，生姜3片，大枣3枚。1剂，水煎两次分服。嘱药液热服，服下后接服热稀粥1小碗，捂被静卧。

患者如法服用第1次后，发热、恶风即解，大便通下1次，内有燥屎数枚。3小时后服第2次，大便又行1次，即安然入睡。次日起床，诸症俱已缓解，无不适。电话中告知停药，观察2日。2日后无不适，继续为其治疗"糖尿病"。

按：患者高龄，有"消渴病（糖尿病）"，发热、腹痛并见，且精神欠佳，无论从中医或西医角度来看，本病病情都不能算轻，随时都有"变证"出现可能。从辨证的结果来看，似属太阳、阳明合病，属"伤寒病"，属"外感病"。但从起病来看，先有腹痛，后有发热，结合"宿病"（糖尿病），可以认为内有的腑实证似为"内伤"而非"外感"，也就是说，本病先有内伤，后有外感，属内伤基础上的外感，与"太阳阳明"是不同的。明确这一点的意义在于，治疗上可以径直采用表里同治法，而不需要过多地考虑"邪陷"的问题。还有，即使没有典型的阳明病的舌象和脉象，单凭腹痛、不大便，都可以按腑实证去治疗。

关于用方，患者有比较典型的桂枝汤证，故取用桂枝汤方以及桂枝汤方的服用法。腑实，合用小承气汤。因为没有小承气汤证的典型表现，故舍用清热通便的大黄，而取用润肠通便的芒硝。因腹痛且胀，故用枳实、厚朴下气除胀。本方也可以理解为桂枝汤加枳实、厚朴除胀，加芒硝通便。《伤寒论》中有桂枝加大黄汤而没有桂枝加芒硝汤，但"少阳篇"中有柴胡加芒硝汤。既然小柴胡汤可以加芒硝，那么桂枝汤加芒硝也当在情理之中。

6. 内伤基础上的外感病案

张某，男，42岁，干部。2007年9月23日初诊。

主诉低热2月余，咳嗽、关节痛1月余。患者素体健壮，嗜食肥腻。发病前有恶寒、高热病史，之后低热缠绵，每日午后（14时以后）体温升高，波动于37.2～38.2℃，入睡后体温渐降。无明显出汗。近1个月来咳嗽频繁，多发于白天，咳时胸憋胸闷。全身多处关节不舒，以双膝关节疼痛为主。自发病以来体重下降10千克余，精神欠佳，动则气短，上楼梯需要歇息，不能胜任办公室工作，食欲几无，食量锐减，食后胃脘不舒，全身畏寒，夜尿频多，每2小时1次。既往体健。发病后，就诊于多家医院，行多个系统检查，很少有阳性结果，始终不能得出明确诊断。转诊于中医，也以治疗无效建议继续找西医诊治。患者经他人介绍来诊时已做好去北京就医的准备。

诊见舌质淡暗衬紫，舌苔薄白，脉大软不藏。

首以柴胡桂枝汤方加减调和太阳、少阳试进。

处方：柴胡9g，桂枝9g，生白芍12g，黄芩12g，姜半夏9g，党参6g，僵蚕12g，蝉衣9g，炒谷芽、炒麦芽各12g，炙甘草3g。3剂，水煎服。

2007年9月26日二诊：药后低热减退（不超过37℃），咳嗽减轻，进食时有汗出（病后很少出汗），关节疼痛减轻。上方党参改人参，炙甘草改为 6g，加炒杏仁 12g，接服 4 剂。

2007 年 9 月 30 日三诊：病情平稳，夜尿有所减少。转方小柴胡汤合麻黄附子细辛汤加减，治涉少阴，由阳经渐转阴经。处方：柴胡 9g，黄芩 12g，人参 6g，生麻黄 3g，细辛 3g，制附子（先煎）12g，干姜 6g，五味子 9g，炙甘草 9g。4 剂，水煎服。

2007 年 10 月 4 日四诊：药后咳嗽明显减轻，精神好转，但体温又有波动，可达 37.2℃，大便干结。舌质淡暗，舌苔薄白，脉大。少阴之邪有转归阳明趋向？如有，促使其转归，且稍利阳明。上方制附子、干姜各加 3g，加酒大黄（后下）6g。5 剂，水煎服。

2007 年 10 月 9 日五诊：体温趋正常，伴随精神的好转，他症继续减轻，大便每日 1 次。上方稍做调整，少阴之邪尚需借少阳枢转。处方：柴胡 12g，黄芩 12g，人参 9g，生麻黄 3g，细辛 3g，制附子（先煎）15g，干姜 12g，五味子 6g，茯苓 15g，炙甘草 9g。6 剂，水煎服。

2007 年 10 月 17 日六诊：病情进一步好转，体温完全正常，关节疼痛已无，可胜任正常工作。偶有咳嗽，有时手颤。舌脉同前。阳经残邪已尽，治从少阴，予真武汤加人参。处方：茯苓 15g，生白芍 15g，炒白术 12g，制附子（先煎）15g，人参 9g，生姜 5 片。5 剂，水煎服。

2007 年 10 月 22 日七诊：手颤已无，食量大增，近几日常觉饥饿。治从少阴，谨防阳明有热。四逆加人参汤加茯苓、知母。处方：制附子（先煎）15g，干姜 12g，人参 12g，炙甘草 12g，茯苓 15g，知母 12g。7 剂，水煎服。

后以四逆加人参汤方随症加减，连续调治，诸症渐失，体重渐长，至 11 月 21 日最后一诊，身体完全康复。当建议其停药时，很不情愿，希望每日 1 剂继续服用。

按： 本案当属内伤基础上的外感病。本在元阳、元气大损，与生活不善摄养有关，不排除房劳过损。标在寒邪外伤。本病证涉阴阳，治需抽丝剥茧，先后井然。贯穿治疗始终的指导原则是寒邪当祛，正虚当补。始终注意给邪以出路，适时、及时使用人参、附子当为本病治疗的关键。

临床考察"桂枝去桂加茯苓白术汤证"

——兼介绍千叶古方学派系统

平崎能郎

（日本）千叶大学大学院医学研究院

平崎能郎 男，1971年6月生，于千叶大学大学院医学研究院和汉诊疗学讲座任特任助教，研究方向：汉方的临床应用、《伤寒论》研究、中药对淋巴细胞的影响。

【摘要】桂枝去桂加茯苓白术汤，为出典于《伤寒论》之方剂，关于本方将桂枝汤之君药"桂枝"除去之说，自古以来疑义丛生，议论纷纭。然而，藤平健重新证实其临床效果之后，诸多临床病例相继见于报道。

笔者临床应用此方获得效果，因而确信这是一个具有实用配伍意义的方剂，故试举病例说明之。"去桂枝"之目的在于减弱发表之力，增强逐水之功。桂枝之药性，具有提升生理性正气，以及使病理性逆而上行之气下降的双向作用。试用一元论观点说明这种结构机制，并且通过此项研究、考察得出结论：即本方证所表现的气逆及疑似表证，是由于水饮内停，导致升降出入失常而造成的机能障碍。

千叶古方学派藤平健曾提出"热之替代现象"，小仓重成提倡为"潜证"，并提醒临床上运用经方之际，对于这种极易造成误诊之病状，当倍加注意。本方证亦见有同样现象，临床上值得重视。

绪言

桂枝去桂加茯苓白术汤，为出典于《伤寒论》之方剂，本条文云："服桂枝汤，或下之，仍头项强痛，翕翕发热，无汗，心下满微痛，小便不利者，桂枝去桂加茯苓白术汤主之。"对于本方剂将桂枝汤中君药"桂枝"除去，历来疑义丛生，论议纷纭。然而，藤平健重新证实其临床效果之后，诸多临床病例相继见于报道。可以说，这是一个具有实用配伍意义的方剂。笔者将临床上运用此方获得疗效之病例汇报如下。并以桂枝究竟具有升气或降气，及桂枝夫桂加茯苓白术汤中出现气逆、疑似表证的机理等为重点，试做考察。

病例

女性，55岁。主诉水样下痢，头痛。素体脾胃虚弱，胃部常有胀满感。某年10月26日，无特殊诱因而出现下痢，翌日晨始发热39℃，颞颥至前头部剧烈疼痛。患者因下痢就诊，以头痛、心下痞硬为辨证要点，处方桂枝人参汤颗粒剂，并于门诊实施补液治疗，但症状未见改善，却出现频繁水样下痢。两日后，仍发热，每隔20分钟必须如厕，持续水样便。据查有强烈的炎症反应（CRP 20.1mg/dL）而住院治疗。

住院体查：身高159cm，体重54kg，血压130/70mmHg，心跳88次/分，体温37.7℃。

头颈部：未见异常；胸部：未见异常；腹部：心窝部压痛，肠鸣音亢进；四肢水肿：阴性；自觉症状：水样下痢、腹痛、倦怠感、恶心、食欲不振、心下部不适、头痛、项背僵硬，虽有小便不利，但无口渴，无恶寒恶风。

他觉症状：体表无汗。面色青白、脉浮弦，力度中等。舌质正常，无胖大及齿痕，舌干燥微黄白苔。腹力中等，腹直肌挛急，心下痞硬。

检查所见：电解质异常、炎症反应阳性。对于此炎症反应加以分析，初诊时以发热、剧烈头痛及下痢为主症就诊，投用桂枝人参汤，观察预后。此时诸症状恶化，其2日后CRP上升，自16增至20。肠内气体充盈，便培养未见致病菌，考虑为病毒感染。体温曾升至39℃以上，由于住院前曾使用消炎镇痛剂，后下降至37.7℃。但仍见频繁下痢及高度炎症反应。根据所见苔白微黄、心下痞硬，改用半夏泻心汤颗粒剂，但服药后立即呕吐，故重新辨证。

以颞颥至前头部剧烈疼痛，住院前后骤然出现项强、心下痞硬、无汗、尿量减少等倾向为辨证要点，遂考虑为桂枝去桂加茯苓白术汤证，汤药组成为芍药6g、大枣6g、甘草4g、生姜13g、白术6g、茯苓6g，日分4服，辅助补液。如此治疗后，小便渐出，头痛项强有所改善，恶心好转可进食。下痢次数由住院时20分钟一次，致使夜间难以入睡状态，翌日延长至30分钟一次，夜间仅如厕两次，得以入眠。

第三天症状进一步改善，上午下痢两次。住院翌日，电解质异常有所改善，CRP由住院时20.1mg/dL于翌日（约18小时后）降至10.6mg/dL，第三天（约42小时后）明显改善，迅速降至4.4mg/dL，出院。出院后，患者希望服用中成药，处方猪苓汤颗粒剂。出院后不久下痢症状改善，大便正常，CRP转为阴性。另外，从结果上分析，虽然属于病毒感染，但住院前亦不可否认细菌性肠炎的可能性，因有严重的炎症反应，故并用抗生素。

考察

将桂枝汤之君药桂枝除去之方剂，其存在意义自古即遭质疑，众议纷纭。成无己《注解伤寒论》云"与桂枝汤以解外，加茯苓白术利小便"，无视"去桂"而解释原文[1]。又吴谦《医宗金鉴》云"去桂枝应以去芍药为是"，认为将芍药误为桂枝[2]。日本江户时代后期的古方派代表人物之一尾台榕堂，亦于《类聚方广义》眉头注云"去桂二字可疑"[3]。

藤平健于1972年报告了本处方的有效病例，具体介绍如下：25岁女性，感冒一周，发热不退。卧床不起，高热，面赤，无汗，项背强，脉浮数，脉管紧张度中等。投用葛根汤，无效。后每两日往诊一次，或投用桂麻各半汤，或桂二越婢一汤，或柴胡桂枝汤等，数度变化方剂。尽管如此，仍早上热度稍退，傍晚体温升至38.9℃，丝毫不见好转征兆，茫然不知所措地度过三周。再次仔细诊察，发现心窝部颇膨胀，亦有压痛。自诉后颈部一直掣痛，虽身有热，但汗出少，心下有振水音。此时猛然想到，或许这正是所谓桂枝去桂加茯苓白术汤证，于是立刻煎药使服之，此药确实见效。持续三周不退的高热，亦于翌日开始减退。数日后恢复健康，并能够工作[4]。

此病例一经报道，临床诸多报告陆续刊载（表）。

笔者通过上述有效病例，确信这是一个具有实用配伍意义的方剂。江户时代医家中西深斋于《伤寒论辨证》叙述病因病机云："今表证之未解，而心下满微痛之果因小便不利，则并其无汗，水将渐凑于内，……若伍之以桂，则苓术之力为彼所率，不专于内。不专于内则远乎制水……"去桂枝是提高药效，能够更彻底地分消蓄积体内之水毒[5]。又奥田谦三《伤寒论讲义》表述了同样见解，云："此方不事解肌，而主逐水。是本方去桂枝加苓术，以弱散表之力，强逐水作用之所以也。"[6]就是说，若用桂枝则使药力向上向外分散，反而阻碍利水作用，使其难以充分发挥。对与含有桂枝的利水剂五苓散的鉴别，唐容川《伤寒论浅治补正》中云"五苓散是太阳之气不外达，故用桂枝以宣太阳之气，气外达则水自下行而小便利矣。此方是太阳之水不下行，故去桂枝，重加苓术以行太阳之水，水下行则气自外达而头痛、发热等症自然解散"，俨然以去桂枝作为本方之特征[7]。对于诸家解释，虽然仍有争议之处，但是，既然临床上有实际效果，应当以去桂为妥。

再者，在讨论去桂枝是否妥当之前，首先应当考察桂枝的功能。桂枝属解表发散药，但是据其发散性推断，当具有引气上升作用。实际上，张璐《本经逢原》曾指出"桂枝上行而散表，透达营卫，故能解肌"[8]。另外，日本江户时代后期，折衷派医师浅田宗伯《古方药议》云"桂枝味辛，温，能上行发泄，透达气血，故可解肌表之邪气"[9]。古方派中兴之祖吉益东洞《药征》亦云"桂枝主治冲逆"[10]，即强调桂枝有降气作用。以上皆以《伤寒论》为主体，经考证所得出桂枝的功能。

桂枝所具有的"升气"与"降气"两种作用，一见似乎是相互矛盾的。可是江部洋一郎所著《经方医学》，将升降气机的概念，以一元化学说加以解说[11]。逆气自病理性径路，由胃或肾向上升发，而桂枝由生理性径路提升气机，其结果使病理性径路的逆气降下。即太阳病因误治，导致体表卫气郁滞，本应自内向外、向上沿着生理性径路流动的气，不能通畅运转。因此，被阻遏的气，窜入病理的径路冲向上方。桂枝促进自内向外、向上气之流动，其结果是对于受阻遏的气起到减压作用，将病理径路逆而上行的气降下。看似相互矛盾的桂枝的功能，用生理性径路及病理性径路，来兵分两路地考虑气的运行，即可实现一元化的说明。

实际上，《神农本草经》"牡桂"条云"治上气咳逆，结气，喉痹，吐呕。利关节，补中益气，久服通神，轻身，不老"，将降气的"治上气"作用，和升气的"益气"作用一并记述[12]。又，张锡纯《医学衷中参西录》中曰"能升大气，即胸之宗气。降逆气，如冲气、肝气上冲之类"，亦将双向效能同时记述[13]。

言归正传，讨论桂枝去桂加茯苓白术汤。以笔者的经验病例而言，在诉说项强之前，有前额部剧烈疼痛症状。又藤平病例，亦有颜面烘热。诸如此类症状，皆应该认为气逆所致。那么，为何没有桂枝的桂枝去桂加茯苓白术汤，可以使气下降呢？首先检索《伤寒论》中，是否用不含桂枝的方剂治疗逆气。最先发现了瓜蒂散，"病如桂枝证，头不痛，项不强，寸脉微浮，胸中痞硬，气上冲咽喉不得息者，此为胸中有寒也，当吐之，宜瓜蒂散"[14]。即胸中有寒（寒亦作痰），则气逆上冲。可以认为，因胸中有寒痰，妨碍生理性气运行不畅，气机阻遏，病理性气逆上冲。此外，《少阴病篇》通脉四逆汤条文："少阴病，下利清谷，里寒外热，手足厥逆，脉微欲绝，身反不恶寒，其人面色赤。或腹痛，或干呕，或咽痛，或利止脉不出者，通脉四逆汤主之。"[14]此条的"面色赤"，亦由气上逆所致，又称戴阳证、格阳证，因寒邪阻隔阳气，阳气浮越于上所致。

另外，《厥阴病》提纲证"厥阴之为病，消渴，气上撞心，心中疼热，饥而不欲食，食则吐蛔，下之，利不止"，记述了气逆症状[14]。即里有寒邪，妨碍了生理性气之正常运行，导致气机升降失调，于是遭受阻遏之气，窜入病理性径路上冲。总而言之，若阻碍生理性气机运行的寒痰或里寒存在的话，就会发生气逆。这种情况下，不用桂枝，而消除寒痰或里寒等，就会达到治疗目的。

那么，桂枝去桂加茯苓白术汤证，究竟如何呢？至此，笔者不过设立一种假说而已，一直在考虑是否有一种可能性，即妨碍生理性气机运行的里之水毒，使气机困阻，被壅遏的气沿病理径路上冲。又生理性气不得循行于表，故出现了脉浮、发热、肩凝等疑似表证。

其次，将桂枝去桂加茯苓白术汤中的"热之替代现象"及"潜证"做对比讨论。

首先，介绍笔者所属的千叶古方学派。日本江户中期，兴起了以热心研究《伤寒论》《金匮要略》为主体的学派，即"古方派"。近似于中国的经方学派。千叶古方派承继于吉益东洞。奥田谦藏（1884—1961）的祖父，是吉益东洞门生。而由奥田谦藏亲自指导的弟子，有藤平健（1914—1997）及小仓重成（1916—1988）二人。继其后，深受二人学术熏陶的、富山医科药科大学和汉诊疗部的创建者寺泽捷年（1944—　）承前启后，笔者亦为其门生之一。

千叶古方派代表性人物藤平健的临床发现之一，除上述桂枝去桂加茯苓白术汤证的重新发掘之外，并提出"热之替代现象"之说，为临床家们敲响了警钟。以下列举具体的病例:"29 岁,女性。约 1 个月前,出现类似感冒症状,逐渐发热,体温升高不降。中等身材,不显瘦弱。神情冷淡,目光呆滞,倦怠无力的四肢'啪嗒啪嗒'地甩动。烦热,面部出汗。口渴饮水不止,小便不利,食欲不佳,脉浮大稍弱。舌干湿中等,苔白。腹部稍软,右侧轻度胸胁苦满。辨证为少阳病水毒证,投以五苓散,而脉急剧微弱。"太阳病期的患者,投用太阳病处方,使之出汗,但仍汗出热不解,依然持续发热,不知不觉中演变为少阴病期之虚热[15]。《伤寒论》云:"太阳病发汗,汗出不解,其人仍发热,心下悸,头眩身瞤动,振振欲擗地者,真武汤主之(辨太阳病脉证并治中第六)。"其中的"汗出不解,其人仍发热"就是这种现象。

另外,曾有同样经验的大塚敬节(1900—1980)报告病例如下:"6 岁,女儿。发热 39℃,曾接受近邻医生治疗,未见改善。热度逐渐升高至 40℃ 以上,出现谵语。咳声不断,无痰,舌淡湿润苔黄,口不渴,脉浮弱,无食欲。下痢一日 1～2 次。腹部膨满。投以小柴胡汤两日,无效。改投麻黄汤。3 日后往诊,形如死相。水样腹泻失禁,脉浮大弱。体温 39.6℃,但全身无热感。紧急灌入真武汤,颜色见好,稍有精神。继续服用真武汤,直至痊愈。"[15]

不仅真武汤,桂枝去桂加茯苓白术汤,亦如条文所载见有"热之替代现象"。《伤寒论》中亦见有"服桂枝汤,或下之,仍头项强痛,翕翕发热,无汗,心下满微痛,小便不利者,桂枝去桂加茯苓白术汤主之"之"服桂枝汤,或下之,仍头项强痛,翕翕发热"。又,所提示的病例,记述了虽见有类似表证症状,但投用含有桂枝的方剂,反而使病情恶化之经过。

基于诸多原因,可以推知,妨碍生理性气运行的里寒及里之水毒,导致体表卫气受阻,造成了疑似表证。同时观察到,若不消除阻遏气机运行的诸多障碍,一味地使用桂皮勉强发表,相反会使病情恶化。能否辨别这种"疑似表证",将面临究竟是太阳病方剂(桂麻剂),还是温里或祛湿方剂之不同选择。或时与患者生命攸关，故当重视。

再者，小仓重成提倡"潜证"之说。试举病例："34岁，女性。20余岁时，诊断为梅尼埃病。主诉头痛、头晕、目眩、耳鸣、恶心等，前来就诊。面稍赤，脉浮弦弱，舌干微白苔，二便无异常，两腹直肌紧张，右季胁下有抵抗感，故投与柴胡桂枝汤一周，未见改善。疑为潜证，投与茯苓四逆汤合芍药甘草汤之后，主诉症状消失，指尖转温，约一个月后停药。"此证一见似为阳证，但投用治疗阳证方剂却无效，而用附子乌头剂反奏效，此正所谓"潜证"[16, 17]。由此可知，桂枝去桂加茯苓白术汤证，即里有潜伏之水毒。而这种类似潜证，临床上亦不容忽视。

结论

桂枝去桂加茯苓白术汤证是临床上的常见证。气逆多由里寒或潜伏之水毒所引发，而治疗可不用桂枝。又由于阻遏气机运行之障碍存于内里，导致时而出现疑似表证，临床上应当重视。所谓桂枝去桂加茯苓白术汤证，即投与表证药方无效，遂转为虚热，出现"热之替代现象"。投用桂麻剂无效，疑为虚寒证之同时，应该考虑潜伏水毒之可能性。关于桂枝去桂加茯苓白术汤证，已述私见。然而为何故意除去桂枝汤之君药，却不变更方名。笔者认为，保留桂枝汤方名，或许是为了强调临床上应当给予注意的疑似表证。

后记

《伤寒论》简短文章之字字句句，犹如难解的密码，历代注释，为后人传递了诸多信息。笔者深感《伤寒论》中蕴含着人类精粹智慧，具有深奥广博之魅力，今后仍将以微薄之力继续研究。

参考文献

［1］胡国臣.注解伤寒论.北京：中国中医医药出版社，2004：67.

［2］吴谦.医宗金鉴.2版.北京：人民卫生出版社，2002：73.

［3］大塚敬节，矢数道明.汉方医学书集成57尾台榕堂.东京：名著出版，1980：75.

［4］藤平健.桂枝去桂加茯苓白术汤证临床多见.汉方的临床.1972，19（12）：705-709.

［5］大塚敬节，矢数道明.汉方医学书集成35中西深斋.东京：名著出版，1981：67-70.

［6］奥田谦藏.伤寒论讲义.3版.东京：医道日本社，1973：40.

［7］胡国臣.唐容川医学全书·伤寒论浅注补正.北京：中国中医药出版社，1999：204.

［8］张璐.本草逢原.北京：中国中医药出版社，1999：877.

［9］浅田宗伯.和训古方药议.续录.东京：春阳堂，1982：2.

［10］大塚敬节，矢数道明.汉方医学书集成10吉益东洞.东京：名著出版，1979：221.

［11］江部洋一郎，和泉正一郎.经方医学三卷.千叶：东洋学术出版社，2001：169.

［12］马继兴.神农本草经辑注.北京：人民卫生出版社，1995：117.

［13］张锡纯.医学衷中参西录.石家庄：河北科学技术出版社，2002：292.

［14］日本汉方协会学术部.伤寒杂病论.千叶：东洋学术出版社，1981.

［15］藤平健.汉方临床笔记论考篇.大阪：创元社，1986：311-328.

［16］村山和子，村山晖之."潜证"之病例.日本东洋医学杂志，1984，34（4）：247-249.

［17］小仓重成.潜证.日本东洋医学杂志，1981，31（3）：179-181.

麻黄类方的临床应用

黄煌

（中国）南京中医药大学

黄煌 江苏省名中医，南京中医药大学教授、博士生导师，研究方向为经方方证、药证。2001年获日本顺大堂大学医学博士学位。1982年至今供职于南京中医药大学，历任基础部中医各家学说教研室讲师、《南京中医药大学学报》编辑部主任、文献研究所副所长、研究生部主任、基础医学院副院长、基础医学院名誉院长等职。

致力于经方医学的研究。中医基础扎实，精于临床，多年来在传统中医研究领域中敢于提出新的研究思路和方法，编著了多本有较高学术水平的中医学著作，发表了80多篇有新观点的学术论文，许多著作被多次重印，并翻译成日文、韩文出版。并多次应邀赴外讲学，受到国内外中医界的广泛关注。

主要著作有《张仲景五十味药证》《中医十大类方》《医案助读》及《中医临床传统流派》等，并主编《方药心悟》《方药传真》及《经方100首》等。

学经方，是需要经验共享的。所以，笔者一直主张大家有经验要毫无保留地贡献出来，这样才能不断地共同提高。下面介绍一些笔者的临床相关经验，还有一些笔者收集到的资料，主题是谈一谈麻黄类方的临床应用。大家都是临床工作者，其中不乏临床高手，在麻黄的应用方面或许都有各自独到的经验，这里只是抛砖引玉，希望引起大家对麻黄方的重视。

一、关于麻黄

麻黄是中国一种传统的发汗药、平喘药、利水消肿药，同时也是一种兴奋剂。大家知道，冰毒主要来源于麻黄，是从麻黄素里面提取的。在经方中，麻黄方占着非常重要的位置，《伤寒论》里面含麻黄方有 14 张，《金匮要略》里有 13 张，像其中的麻黄汤、大青龙汤、麻黄附子细辛汤等，都是经方中的重要方剂。麻黄这味药，大家确实都很害怕用，尤其我们江苏苏州这一带，用麻黄非常小心，不敢多用。记得笔者学医的时候，老师也反复强调，麻黄不能过量，用五分、八分，用一钱。还有人不敢用麻黄，只是用麻黄水来煎煮浸泡大豆黄卷来代替麻黄使用。因为临床上确实有用麻黄以后导致虚脱的病例。

清人许仲元《三异笔谈》记载了这样一件事：一个五岁的孩子，生肺风，一开始先用麻黄三分没有效果，然后加量到五分，五分又不行，到第三诊他用七分。这个七分麻黄下去以后，这个小孩额汗如珠，脉已脱矣，结果赶快用人参、五味子、牡蛎、龙骨来救脱。后来，一查原来用的药，原来前面两诊用的麻黄都是假麻黄，第三回才是真麻黄，真麻黄七分就已经过重了。这个医话提示真麻黄发汗确实非常厉害。清代陆定圃著的《冷庐医话》也记载当时有个医生，看了宋代许叔微的《伤寒九十论》，非常喜欢，奉为秘本。他见许叔微擅用麻黄汤，他也学着用。一个女子热病无汗，他就用麻黄汤，结果患者汗出不止，最后人死了。

在美国，麻黄是禁用的。为什么呢？二十世纪八九十年代的美国，麻黄是作为减肥药被广泛使用的。美国的胖子非常多，减肥在美国是一大行业，他们用麻黄减肥，但是没有按照中医使用麻黄的指征来使用，结果出了问题。1994 年美国的一次网球赛上有一个妇女死亡，后来一查，发现与服用一种含有麻黄的减肥药有关。后来美国 FDA 通报，一律禁止使用麻黄。不仅美国，在澳大利亚、英国，麻黄都是禁用的。但是很多医生搞到麻黄以后照用，因为麻黄确实是好药，不会用麻黄的医生不是好医生。附子是可爱的，麻黄也是很有魅力的。

如何安全有效地使用麻黄？要安全地使用麻黄，首先要对适用于麻黄的体质进行甄别。麻黄是什么样的人用的？必须看张仲景的原文。张仲景很多的条文表面上看上去是个症状，其实他是指一种疾病或者一类疾病，甚至有的是指一种体质状态。

1. 黄肿

张仲景用麻黄是用来治疗黄肿的。黄肿，这是麻黄的主治，这是安全、有效使用麻黄的重要指征。张仲景用麻黄，最简单的配方是甘草麻黄汤。只两味药，甘草二两、麻黄四两，两味药用来治疗什么病？里水。里水是什么病？是一身面目黄肿，是小便不利、脉沉。脉怎么会沉的？胖的人、水肿的人，当然脉不容易摸到，是沉的。小便不利，所以水肿。全身性的水肿是使用麻黄的一个重要指征，这非常重要。还可以看张仲景使用麻黄最大量的方子——越婢汤。麻黄用多少？六两。这么大剂量的麻黄用来治疗什么病？用来治疗风水，恶风，一身悉肿。也是用来治肿的。这种情况下用大剂量的麻黄。

2. 无汗

除了黄肿以外还有一条，无汗。甘草麻黄汤服了以后，张仲景强调一定要"重覆汗出，不汗再服"。说明甘草麻黄汤有发汗的作用，而适合使用麻黄的，应该是无汗的。问题是什么叫无汗？初学中医的人往往去问患者，你有没有汗啊？患者说我现在没有汗，患者的主诉不能算。无汗，要看出来的，要"观其脉证"，要"观"、要"看"。无汗的人，皮肤往往是干燥的，而且粗糙，摸一下的话，好像有刺，或者甚至是像鱼鳞，看上去脸色要发黄发暗，没有光泽，这种人就是无汗。

"一身面目黄肿"是一种体质，把这种体质叫作麻黄体质。这种人服用麻黄是比较安全的。麻黄体质，首先从体型体貌上来看，体型要壮实，肌肉要发达，当然也有一些比较胖壮，胖或水肿，皮肤要干燥、粗糙，没有光泽，发暗，"一身面目黄肿"，就是对这种体型体貌所做的一个最简单扼要的表述。其次，还要看看这种人的肚子，他的肚子往往腹壁脂肪比较厚，腹肌要有弹性。还有就是人要显得困倦，他的感觉、反应要比较迟钝一些。如果这个人消瘦、心下痞硬，麻黄是不能用的。

3. 脉浮紧

张仲景用麻黄非常重视脉搏。脉搏一定要有力，张仲景用大青龙汤，特别强调脉象要浮紧。什么是紧呢？就是有力，就是这个患者的心肺功能良好。因为如果心功能差，麻黄用上去是要出问题的。所以张仲景当时非常谨慎，大青龙汤方后，对多汗以后如何救护，就讲得非常清楚，要温粉扑，一服汗出的，不能过剂，中病即止等。安全使用麻黄的关键，脉搏要有力。形象地说，麻黄体质就是鲁智深，就是李逵。

还可以从好发症状上来判断这个人能不能用麻黄。一般来说，这些人容易受凉，感觉比较迟钝，等到有症状了，寒气已经进去了，会出现身体疼痛、鼻塞、咳喘等症状。麻黄体质的女性，容易出现月经问题，如月经周期长，或者闭经。很多人喜欢出汗，汗出以后，症状能够缓解，全身感到舒适。这个往往都可以看作是麻黄体质。

二、麻黄汤

麻黄汤这张方，学得最早，用得最少。学生到医院实习，提出用麻黄汤，往往被老师臭骂一顿：这哪有什么麻黄汤证？哪有什么真伤寒？很多人不会用麻黄汤。其实麻黄汤是张好方。麻黄汤是古代伤寒病的主方，是一个经典的辛温解表方，它适合于无汗而喘，无汗而身痛者。此处讲一讲麻黄汤的拓展使用。

中日韩经方论坛（第二版）

1. 减肥

麻黄汤的减肥作用非常好。张仲景当年用麻黄甘草汤治里水，里水的表现是什么？是一身面目黄肿，服用麻黄甘草汤以后，汗出了，小便多了，人自然就瘦下来了，所以甘草麻黄汤其实就是一个最典型的减肥方。而麻黄汤里面，就有这个组合。六朝的陶弘景也说过，麻黄"令人虚"，这个"虚"不是后世所讲的八纲中的"虚"，这里的虚是"瘦"，是"消瘦"的代名词。笔者前不久治一个三十多岁的男性，他是个经方爱好者，因为感冒，开了麻黄汤，他把两剂的麻黄汤并作一剂煎，麻黄15g，两剂并作一剂，一次就吃了30g。结果当天夜里大汗淋漓，几日不止，体重一周内下降四公斤！而且心慌非常厉害。笔者用桂枝甘草龙骨牡蛎来救逆，用了以后，心率下来了，然而感觉人还很虚，再合生脉散——人参、麦冬、五味子，加上山茱萸等，调治了半个月，他的心悸、自汗才慢慢消失了，体重才止跌回升。

这个案例说明麻黄的减肥作用非常明显。现在减肥光靠什么荷叶、山楂，能减到何时为止？要减肥来得快，可用麻黄，但是这个一定要看体质，弄得不好会伤身体，而且对心脏可能有损害。

2. 催生

麻黄汤还能催生，这是清代伤寒家舒驰远的案例。说有一个产妇发动已经六天，头已经向下了，就是产不下来，没有宫缩。医生用了催生的很多方子，催生的灵符、炉丹什么也用过了，都没有效。这个时候舒驰远到了，一看，这个人壮热无汗、头项腰背强痛。说这个是麻黄汤证，为寒伤营、太阳伤寒。一剂麻黄汤后，热退身安，知饥索食，豁然而生。日本的浅田宗伯也有个这样的案例，浅田宗伯是日本明治维新之前的一个非常著名的医生，他的医案叫《橘窗书影》。里面也记载了一个他用麻黄汤催生的案例：有个妇人临产破浆以后，振寒腰痛如折，不能分娩，前医给她破血剂。结果先生跑来以后怎么看呢？脉浮数、肌热，是外感！给予麻黄汤加附子。吃了以后让她出汗，须臾腰痛稍宽，渐发阵缩，宫缩开始了。然后让她坐上床，结果生产一个女孩。

以上两个医案提示麻黄汤可以催生，麻黄汤作用于盆腔，它能够兴奋盆腔内的器官以及肌肉。1992 年《中医杂志》有个报道，介绍用麻黄汤来治疗子宫脱垂。这个经验来源于个案：有一个中年妇女，恶寒发热，用麻黄汤以后，感冒好了，子宫脱垂居然也好了。这个医生他后来用麻黄汤加味，加党参、黄芪、熟地黄、当归，用了以后都有效。但是，他说劳累以后容易复发，不过再用麻黄汤加味，依然有效。这个医生应用麻黄治疗子宫脱垂的经验值得重视。

3. 发汗利尿

麻黄汤不仅对子宫起作用，对膀胱、肾脏也有作用，这就是所说麻黄汤能够发汗利尿。这个案例是笔者的"经方沙龙"上的案例：有一个老太太，患有焦虑、坐卧不安，一直在服阿普唑仑。有一天牙痛，吃了阿莫西林以后，全身肿大如泥，原来很瘦弱的人，一下就变成了一个南极仙翁，头肿得非常厉害，医生用了十多天的药，激素、脱水剂都用了，都没有效果，当时血压 130/90mmHg。后来这个医生他给她用了什么药？麻黄汤加防己、生姜、大枣，其中麻黄 30g。一剂药，煎三次均分三次，每八小时服一次。吃完药以后一定要喝粥，他用的是黄米粥，是学张仲景用桂枝汤的方法。结果一服以后，汗出如洗，大汗淋漓，小便通利，肿消大半，很有意思的是，血压还有下降，本来 130/90mmHg，变成 120/85mmHg。这个老太太的老公说：这个中医药真是神奇！确实，中药有这个效果。笔者在《中医十大类方》里也介绍过，赵守真先生在《治验回忆录》的医案，也是全身水肿，也用麻黄汤取效。

4. 醒脑开窍

麻黄汤对大脑也有作用。麻黄汤可以用来治疗煤气中毒，这是《新中医》的报道。有一个男子煤气中毒，虽然经过抢救后苏醒，但是醒了以后还是十分难受，头晕、头痛、胸闷、烦躁、记忆力减退、精神恍惚。用了麻黄汤：麻黄、甘草各 15g，桂枝、杏仁各 10g，只用一剂药，服后一身汗出，精神清爽如常。服麻黄后脑子清爽，这个笔者经常试的。得了感冒的话，有时用麻黄附子细辛汤，有时用葛根汤，服用以后一般半夜里汗一出，第二天早晨起来脑子非常清爽。所以说，麻黄有兴奋作用，能够醒脑。

5. 治中风

值得现在关注的，是麻黄类方能否治疗中风这个问题。现在治疗中风，总是说肝阳上亢，不敢用麻黄类方。其实中风是可以考虑使用麻黄及其类方的。《金匮要略》里面的"还魂汤"，麻黄、杏仁、甘草，治疗什么呢？卒厥暴死，也就是突然倒地死亡，这里面就包括中风。《古今录验》续命汤，能治疗中风痱：身体不能自收持、口不能言。黄仕沛先生对这个问题很有研究，他用续命汤用得非常好，多用来治疗多发性硬化、帕金森病、急性神经炎、脊髓膜瘤等，这个方他用得好。

小续命汤在《备急千金要方》里面有记载，就是用来治疗中风的。徐灵胎先生在《洄溪医案》也讲过，他治疗中风就是小续命汤加大黄，但是现在都不敢用。笔者上次看到一个资料，上海许士骠先生，他重用麻黄来治疗中风，无论是出血性的、梗死性的，或者混合性的，他都用他的一张自拟方，叫通脑方。什么组成？麻黄、桂枝、甘草、细辛、川芎等。他观察用了这张方以后，没有出现血压升高，也没有出现心跳加快。他说只要配伍得当，不会出现不良反应。

下面所举的这个案例是赵士骠先生的。1991年，有个大学教授突患中风，CT诊断是脑内水肿。他给予通脑方，重用麻黄20g，经过半个月的治疗，中风偏瘫明显改善，治疗一个月以后，偏瘫恢复正常。CT复查，脑内水肿已经消失。看了这个医案很振奋。

下面是笔者的案例。前不久，来了一个不能走路的患者，是一位中年妇女，检查下来提示说脊髓里面占位，是肿瘤，没法治。给她用了麻黄附子细辛汤，加上黄芪桂枝五物汤和怀牛膝。她不能走路，硬拖着过来的。就这一剂药吃了以后，腰就慢慢能够动了，后来就能下地走路，再去复查，说没有占位了，说不是肿瘤了。这个病属于中医的风痹。因此，麻黄类方治疗风病值得重视。

6. 治银屑病

银屑病有个特点，夏天病轻，秋冬病重，出汗了，它的病就好，不出汗了，病就重。笔者用一张方子治疗的效果是不错的，方是桂枝茯苓丸合桃核承气汤，再加上生麻黄，方中有麻黄、桂枝、甘草，其实是麻黄汤加味方。这个方子，既开又泻，还加活血。全方没有哪一味药不是通的，治疗银屑病，效果很好。彻底治愈不敢说，至少能迅速控制病情。看到网上的一个反馈消息，一个姑娘，非常严重的玫瑰糠疹，老是治不好，就用这个方子，解决了。

麻黄汤其实是个温和的发汗剂，为什么这么说呢？原因就是里面有桂枝、甘草，桂枝、甘草是桂枝甘草汤，张仲景用来治疗"发汗过多，其人叉手自冒心，心下悸，欲得按者"，怎么会发汗过多呢？大量的汗出、心悸、失眠，这个是麻黄服用过量后出现的一个不良反应，桂枝、甘草能够抑制和解除这种不良反应，这是古人的经验和智慧，大大地提高了麻黄汤的安全性。所以，在使用麻黄时一般最好要配上桂枝和甘草。

用麻黄方，必须使用一种思维，叫方证思维！冯世纶教授强调的就是这种思维方式，就是方证对应，即"有是证，用是方"。恽铁樵怎么会学医的？就是因为两个儿子都是伤寒证夭折，然后他开始研究《伤寒论》。结果第四个儿子也发病了，发热、无汗、喘，请了很多的医家，都是用豆豉、栀子、桑叶、菊花、杏仁、贝母啊，那时的上海滩，很多医生都喜欢这么用。（笔者估计是小儿肺炎）结果吃了药以后，症状越来越重。恽铁樵先生焦急不安，彻夜绕室踌躇，在屋子里边踱来踱去，一直到天微亮的时候，他说："与其坐而待毙，不如含药而亡"！这个病，这个无汗而喘，不就是《伤寒论》上讲的那个麻黄汤证吗？于是处方了麻黄汤：麻黄七分，桂枝七分，杏仁三钱，炙甘草五分。服下去以后，儿子汗出喘平，好

中日韩经方论坛（第二版）

114

了。从此，先生笃信经方。他用的什么思维？就是方证思维！这次在南阳开会的时候，娄绍坤先生专门就中医的这个方证思维做了阐述。方证思维是一种野性思维，是一种原始思维，是宏观的、整体的思维方式，比现在的理性思维好得多。现在的中医学给人的都是什么？什么"中气不足，溲便为之变"，什么"补脾不如补肾"，什么"久病多虚，久病多瘀"，什么"无痰不作眩，无虚不作眩，无瘀不作眩"等。这些理论思维框住了你以后，你的眼睛什么都看不见了。

用经方，就是用眼睛去观、去看，靠直觉。用经方，精神一定要好，睡眠要充足，这个时候你才能辨认出来该用什么方子。如果你没有睡好觉，昏昏沉沉，或喝了酒，你要看病是不行的，这就是要这种直觉的思维方式。记得在日本京都看坂口弘先生诊病，他诊病之前，要搓搓脸，挺挺胸，"嘿、嘿"叫几下，待精神振作，就是这个道理。眼目要清亮，这样看病才能看得清楚。

三、葛根汤

1. 项背强

葛根汤的主治非常简单：项背强。不要以为"项背强"就是大椎穴那里不舒服，要把"项背"延伸，头项、腰背都在这个范围。从后头部一直到腰骶部，后背部的拘急感、疼痛感、倦怠感，都可以看作是"项背强"。笔者发现临床上用葛根汤的人，有的主诉"头项强痛"，有的主诉是"肩颈酸重"，有的主诉是"腰背酸痛"，有的主诉是"头昏、头重、头晕"，甚至有的就感觉到是疲劳，说自己拖不动，说自己全身困重。要注意这可能就是葛根汤证！但还要看体质。如果来位患者是个才20多岁的姑娘，人瘦瘦的，说是颈椎病，你马上就用葛根汤，恐怕就容易出问题：如晚上睡不好觉了，心慌了，头更不舒服了。辨别葛根汤证，最简单的就是看看他是不是熊腰虎背，背特别厚实，这叫"葛根汤背"！我看痤疮，发现葛根汤有效的，背上的痤疮最严重、最多。所以，背，这是一个葛根汤所主的部位。另外，葛根汤治疗的疾病以头面部的、五官的病症为主。有很多的腰痛也用葛根汤的，有效！

2. 自下利

笔者用葛根汤一般要询问患者大便情况，大便一般都是次数多或者不成形，甚至有的是腹泻。为什么？因为张仲景用葛根汤专门讲到"自下利"。说太阳与阳明合病者，必自下利。自下利，就是没有用过泻药而出现大便次数增多或者稀薄。张仲景用葛根，是看大便的性状来决定用量多少的。葛根汤用葛根四两，治疗自下利；葛根芩连汤用葛根八两，就是治疗"利遂不止"，那比自下利程度重得多。所以，大便很干结的时候一般不用葛根，要用的话也要和大黄一起用。

3. 治痤疮

葛根汤治疗痤疮效果比较好。笔者用葛根汤比较多的，大多是那些体格比较壮实，脸色黝黑，很粗壮，脸上的痘痘有丘疹，有结节，有脓疱，甚至有窦道的患者。这种痤疮清热泻火药往往是没有效的，必须吃葛根汤。用葛根汤以后，肤色能够变白些，慢慢那些硬结能够变软，痤疮能够慢慢消失。笔者经常葛根汤合用桂枝茯苓丸或者葛根汤加大黄、川芎来治疗这些壮实青年的面部痤疮，男女都可以用。女性如伴有多毛、闭经，有多囊卵巢综合征的，也是这么用。

4. 治突发性耳聋

葛根汤用来治突发性耳聋，大便干结的加大黄，耳聋的加川芎。这是个学生的案例，20岁，主诉两天前出现左耳胀痛，然后两耳听力下降，一查是突发性耳聋。这个女孩子体格很壮实，当时笔者给她用的是：葛根60g，生麻黄6g，桂枝12g，赤芍12g，生甘草6g，制大黄6g，干姜6g，红枣20g，七剂。一个礼拜以后告诉笔者，说在这个过程中间，任何西药都没用，服药以后听力好转，睡眠好转，第六天听力完全恢复！到省中医院去复查，正常了！笔者用葛根汤治疗突发性耳聋多例，大部分比较壮实，或者脸黄暗。

5. 治多囊卵巢综合征

多囊卵巢综合征现在患病率很高，西医认为是一种体质状态，没有什么好办法。笔者会考虑用葛根汤合桂枝茯苓丸，或合当归芍药散，能够催月经。葛根汤能够催月经，这不仅仅是因为葛根里面含有雌激素的作用，麻黄也起了非常大的作用。多囊卵巢综合征的患者腺体功能都处在一种闭塞的状态，汗腺不活跃，不容易出汗，脑子也反应迟钝，且卵巢功能较差。葛根汤就是把门打开，通过出汗、兴奋，让月经也来。

6. 治女性性功能低下

葛根汤合甘姜苓术汤能够治疗女性的性功能低下，能够唤起她们的性欲。甘姜苓术汤是肾着汤，能治腰冷。很多女人说腰酸、腰重，其实往往她整个腹部都是松弛的，肚子也是大的，性功能也下降了。这个时候，用葛根汤加甘姜苓术汤有效，有催情的作用。但是不能久用，见好就收。

7. 治痛经

葛根汤治疗痛经效果不错，这是笔者学生柴程芝博士的经验。她2006年治疗一个痤疮患者，用葛根汤治疗，吃了四周，痤疮消失的同时，痛经居然也缓解了。这个案例对她启发非常大，后来她有意再试，凡是麻黄体质的痛经患者都用葛根汤。她发现不但起效快而且不容易复发！后来她临床上碰到桂枝体质的，就是白瘦体型的痛经患者，就把麻黄去掉，发现止痛效果也不错。所以葛根可能是在里面起到非常关键作用的药物。当然桂枝、芍药、甘草的作用也不能忽略。她们现在正在做动物实验，认为，不同证型的痛经都可以在原方的基础上加上葛根，而且葛根的量越大，止痛效果越明显。

8. 提神醒酒

葛根汤能够提神，这个经验是日本平马直树先生讲的，此次他也来参加学术会议了。那时他跟大塚敬节先生抄方，晚年的大塚敬节先生看病疲劳时，喝什么提神？葛根汤！所以说，葛根汤是中国式的咖啡。在日本，很多考试之前的学生就吃葛根汤，吃了葛根汤后能够不睡觉，能够精力充沛。笔者感冒期间头昏脑涨，吃了以后精神好，讲课思路也就活跃。葛根汤是醒脑的方。笔者猜测，当年张仲景可能是将葛根汤用于那些烂醉如泥的将士。呕吐加半夏，如果腹泻不止，合葛根芩连汤也可以。葛根汤也可以用来醒酒，治醉酒。

9. 治口噤不得语

有报道称，葛根汤可以用来治疗颞下颌关节紊乱综合征，这个大塚敬节先生有经验。他是根据《金匮要略》上"口噤不得语"，用葛根汤。颞下颌关节紊乱综合征就是嘴巴张不开，"吧嗒吧嗒"作响。大塚敬节的书非常值得一看。在古方怎么用在现代疾病上，大塚敬节先生是个天才。希望以后要多翻译大塚敬节的书到中国来。

10. 治鼻炎

葛根汤治疗鼻炎，这是叶橘泉先生的经验，其实也是日本汉方的经验，葛根汤加川芎、辛夷做成了颗粒剂，药店可以买到，效果也非常好。

葛根汤对皮肤、肌肉、腰背以及头面部的病症有一定的选择性。如果要做一种经方的人体模型，就像针灸的穴位模型一样，在人体适当的部位上标上适用的方剂名称，那"葛根汤"三个字，就应该标注在腰背部项背上，这是葛根汤所主的部位。笔者上次到德国讲课，有个德国医生真聪明，她的听课笔记，就是画画，把你讲的方人，马上就画下来了。意大利有两个医生动作很快，把我讲的每张方的方人都画出来了，画成一本书了。如果把经方每张方对应的方人都能画出来的话，就学成功了！一人一方。葛根汤与葛根汤人，大柴胡汤与大柴胡汤人，把这个人印在脑子里头以后，一看就知道你是什么人，用起来既安全又有效。

四、麻黄杏仁石膏甘草汤

1. 治痤疮

麻黄杏仁石膏甘草汤，笔者的经验是用来治疗痤疮。这种痤疮，要脸上有油光的，体格要壮实的，嘴唇红的，痘痘有黄脓的。这种痤疮用麻杏石甘汤加栀子、黄柏。栀子、黄柏加上甘草，是栀子柏皮汤，是治发黄的经方。发黄，是指身体的分泌液发黄。栀子、黄柏煮出来的水是黄黄的，就能治疗分泌物发黄。脸上痘痘上有黄色脓头的，麻杏石甘汤加栀子、黄柏，再加上连翘，便秘的加大黄，用来治疗年轻人的实热证痤疮很有效。

2. 治遗尿

麻杏石甘汤治疗遗尿，这个遗尿不是小孩子，是女大学生、男初中生。笔者治疗了几例，用这个方有效。吃了这个药，当膀胱充盈的时候有感觉了，能够醒过来。

3. 治久泻

麻杏石甘汤治疗久泻，是范文虎先生的一个案例。患者是上海的一个富商，30多岁，形体壮实，饮食如常，但是他腹泻，一天五六次，已经五个多月，上海滩上的名医给他清利、固涩，温脾、温肾，什么都用过了，无效。就请范文虎先生从宁波到上海，范文虎一摸他的脉，右寸独紧，是麻杏石甘汤证。麻黄用多少？三钱。药后，当夜得微汗，次日，再按他的脉，右寸转平了，说你这个病好了。果然吃两天以后泄泻就停止了，五个月的病就这么安然而愈了。用的什么思维？也是经方思维。不要想到大便泄泻就是脾虚，就是肾虚，就是湿热，有什么证就用什么方。

适用于麻杏石甘汤的人，一般来说体质状况比较好，皮肤比较粗糙，大多数面部和眼睑部可见到轻度的水肿貌，这是一个特点。还有，好多孩子老是咳喘，老是鼻炎，往往两眼是肿的。再有，这些人的痰、鼻涕，是比较黏稠的，口干、口苦，又不容易出汗的，或者有出汗的话量也很少，这叫麻杏石甘汤体质。

五、麻黄附子细辛汤

麻黄类方里的麻黄附子细辛汤真厉害，这三味药是三员大将，是桃园三结义。这是古代的一个温热止痛的兴奋剂，是一个经典的温经散寒方。它适合的疾病，大部分是精神萎靡，恶寒无汗，身体疼痛，脉沉为特征的疾病。

要用好麻黄附子细辛汤，抓住两点，麻黄体质的基础上有两个特征。第一个：严重的恶寒感，怕冷，冷得非常厉害；第二个：极度的疲劳感，非常累的，话也讲不出来，无精打采的。麻黄附子细辛汤人坐到你面前你一看就知道，讲话讲不出来了，眼神没有的。如果进来后，他说他很冷很累，但在你面前又喋喋不休讲他的这个不舒服那个不舒服，可以讲半个小时毫无倦容，而且眉飞色舞，再怎么怕冷，你不要用麻黄附子细辛汤。那用什么？用温胆汤、半夏厚朴汤，可能是个神经症。但是，麻黄附子细辛汤是真病，所以看上去他精神萎靡，无精打采，而且脉搏一般都是沉和迟的，脸色是黄暗的。

1. 治阳虚发热

日本岛根县龟井念医生的经验，他治疗老年人耐药菌感染，发热不退，用什么呢？不是抗生素了，用麻黄附子细辛汤。日本有麻黄附子细辛汤的颗粒剂，但中国没有，他们照用，他们不怕，使用起来效果很好。阳虚发热，骨关节疼痛，麻黄附子细辛汤治疗这个不用讲，因为这个大家都知道。

2. 治心动过缓

麻黄附子细辛汤治疗心动过缓，这是江苏省中医研究所在20世纪80年代开展的一项研究。这张方加上红参、淫羊藿等，来提高心率。这次在南阳开经方论坛的年会上，有人介绍用麻黄附子细辛汤来泡酒治疗心动过缓。依笔者的经验，麻黄附子细辛汤与黄芪桂枝五物汤合用，效果更好，更安全。

3. 治失眠

麻黄附子细辛汤和葛根汤一样，也能够兴奋提神。笔者也用来治疗失眠。白天没有精神，晚上睡不好觉，人脸色发暗，干脆用麻黄附子细辛汤兴奋。笔者的一个学生曾经服用过30g麻黄，一晚上睡不着觉。笔者干脆让他服麻黄兴奋，兴奋以后第二天他睡大觉了。充分的兴奋，才能充分地抑制。这里引用余国俊先生的一个资料，在他的《中医师承实录》里面讲到这样一件事情：说三十年前他在成都读书，成都中医学院（现成都中医药大学）有一个教授姓刘，长年失眠，吃了很多的方药都没有效果，后来听说成都城里面有一个老中医，一年四季治病，不管男女老幼，不管什么病，开手便是麻黄附子细辛汤，但是门庭若市，每天人次逾百，而且经年不衰，人家叫他"火神菩萨"。刘老师跑去，那老中医叫他伸舌头，一看舌头，麻黄附子细辛就开出来了。刘老师拿了两剂药，到底吃不吃呢？他想吃吃看吧，吃了以后当夜就睡着了。这个例子很有意思！要有中医的思维，不要老想着西医的安眠药，用安神药，如茯苓、酸枣仁、合欢皮、夜交藤等。思维要倒过来，麻黄附子细辛兴奋以后，第二天自然能睡好觉。

4. 治子宫脱垂

前面讲过，麻黄汤可以治疗子宫脱垂，麻黄附子细辛汤也能治疗子宫脱垂。这是笔者一个学生的经验：一个妇人，52 岁，怕衰老，就坚持锻炼，又练瑜伽又是步行，结果劳累过度，子宫脱垂了。子宫脱垂怎么办呢？就跑来看中医。人挺瘦但是面灰黑，平时畏寒又乏力，麻黄附子细辛汤证有了。麻黄 5g、附子 5g、细辛 2g，还有干姜、甘草，就这个方给她吃，另外用五倍子每天煎汤熏洗外阴。五天以后，她来了，说中药灵，子宫上去了。

5. 治更年期综合征

更年期出现的舌痛证，如果出现了脸黄，出现失眠，可以用麻黄附子细辛汤合柴胡加龙骨牡蛎汤，笔者是这样用的。子宫、卵巢切除以后的乏力、精神不振，笔者经常用麻黄附子细辛汤合上一张验方——更年方。更年方，是桂枝加附子汤加上半张二仙汤，用这个方治疗女性阳虚证。上次治疗一个来自家乡的女子，人本来是非常精神的，脸色也很滋润的，但卵巢切除以后，人一下子就不行了。后来怎么调理的？就是用麻黄附子细辛汤治疗的。

6. 治阳痿

麻黄附子细辛汤能够壮阳，这是中医的"伟哥"，效用和伟哥的作用差不多。伟哥，有高血压、心脏病的人不能用，麻黄附子细辛汤也是这样。朱良春先生说过，他治疗一个中年患者，因为感冒来诊，是麻黄附子细辛汤证，他就给开了这张方，过了一个星期患者又来了，希望他开原方。问他还感冒吗？说感冒好了，那为什么还要吃这个方呢？患者支支吾吾，始终不肯讲，后来才说吃了以后性功能能够增强。也有报道小柴胡加麻黄能够治疗功能性的不射精。

这个方在使用的时候要注意，不可长期大量地使用，有效以后一般要减少用量。因为长期服用麻黄，弄不好的话可能会有损伤。还有，麻黄附子细辛汤不能打成粉装胶囊吞服。麻黄附子细辛汤是汤剂，要严格遵循经典的制剂规定。

六、五积散

五积散是宋方，出自《和剂局方》。这张方虽然是后世方，药味虽多，但是它的组合比较严谨，可以看作是一个麻黄类方。里面含有麻黄汤、平胃散、当归芍药散，还有半夏厚朴汤、温胆汤，但不很全。这张大方解表、温中、除湿、祛痰、消痞、调经，主治的面是相当宽的！最适用于调体质。

五积散体质临床上非常多！其特点是：体型肥胖，女性特别多！这种体型是上下一样的。女人的体型，笔者发现可以分成三种类型。有一种类型是上面大的，脸红红的，这个叫红苹果型，这种体质用大柴胡汤来减肥；还有一种是体型上面小的，溜肩，下面宽，臀部肥大、腿粗大，脸色发黄，下肢容易肿的，叫大黄梨型，这个用当归芍药散调理；还有一种，上身大，下身也大，腿也粗，胳膊也粗，脸发黑，有痤疮，皮肤也粗，这是土豆型。用什么调理？五积散。

五积散体质的特征是里有湿表有寒，是寒湿型体质。外面有脸色黄暗，面部有痤疮，身体困重，肚子大，小腿粗的表现，里面往往有消化道症状，可以出现肚子冷痛，大便不成形，恶心呕吐，舌苔白腻等。同时还有身体痛症状，容易出现关节痛，腰腿痛，肩背疼痛，而且遇冷以后疼痛加剧。有的人还会出现精神神经性症状，如头痛、眩晕、失眠、多梦等，这就是方中为何有温胆汤的原因。还有一些人痰多、气喘，有呼吸道症状。五积散体质的人症状非常多，但是细分的话，不外就这么几类，有精神神经系统症状，有消化道症状，还有一些身体疼痛类症状，再加肥胖。如果是女性的话，还有一个月经不调类症状。往往月经稀发，或者闭经，或者量少。检查的话，大部分有高雄激素血症和高胰岛素血症，多囊卵巢综合征高发。

怎么会形成五积散体质的？首先基础性体质是麻黄体质，然后再感受风寒，平时吃冷的多，或者不消化，再加精神紧张，就形成这种体质。

1. 治闭经

用五积散来治疗闭经，治疗多囊卵巢综合征，效果不错。根据笔者研究生的临床观察，这张方在降低体重，降低血脂，调月经方面非常好。

2. 治黄褐斑

女人脸上的黄褐斑，特别是一些比较胖壮的女人脸上的黄褐斑，用五积散效果不错，笔者临床用得比较多。所以说，研究经方，并不排斥后世方，很多唐方、宋方也是不错的，但一定要严格地甄别和遴选。

使用麻黄的几点经验：

第一，麻黄方不宜空腹服，肚子饿的时候服用麻黄容易出现副作用。笔者治过几个患者，药后心慌，原来她们不吃早饭就吃药，有的吃了葛根汤，有的吃了五积散，就去上班去了，结果到了办公室以后就心慌了，特别难受，出冷汗。但是，如果你餐后吃药就没有这种状况了。

第二，中病即止。一般病好的话就要停止，不能够长期、大量地服用，这样用到后来就疲掉了，机体对它没有反应了。

第三是关于量的问题，量的问题是正确使用麻黄的关键。笔者主张用量一开始的时候不宜过大，一般在 10g 左右，有的甚至 5g 也有效果。黄仕沛主任麻黄用得非常好，有的用到 30g。

麻黄是一个非常有魅力的中药，不会用麻黄的医生不是一个好的医生，我希望大家多用麻黄，多积累经验，然后能够拿出来共享。

【互动过程】

主持人：黄煌教授工作比较繁忙，因时间关系，所以下面我们提两个问题进行互动，请黄煌教授解答。第一个问题：怎样区别方证和体质，麻黄汤方证与麻黄汤体质哪个更重要，如果临床上二者不一致，如何取舍？

黄煌教授：其实这个汤证它由两个部分构成的，一个是疾病，一个是体质，体质一般是不大变化的，或者说变化得比较慢，但是患病的话，每个人就不一样了。所以有的时候我们在使用这张方时对体质强调特别多一点。但是在急症的时候，我们就不讲体质的，只讲证。他有什么症状，我们就怎么用。对慢性病、调理病，要长期服用某张方的时候，我们对体质就比较强调了，这是一种。还有一种情况，这个药比较毒，会有比较严重的副作用，这种情况下，我们也比较强调体质，就像麻黄就是属于这一类。其实，体质和证之间不是截然划分的，往往融合在一起，只是我们思考的角度不同而已，所以这个问题还可以再进一步地探讨。

主持人：还有一个问题，问中年男人服麻黄附子细辛汤，是否会引起排尿困难和阴茎的疲软？

黄煌教授：对于中年男子服用麻黄附子细辛汤是否会引起排尿困难和阴茎的疲软、阴茎变细变软等，这个问题我还没有碰到过，因为我在用的时候非常强调体质。这个体质一般都是要壮实，熊腰虎背，脸色黄暗，这种人用的时候才有效。如果是很瘦的人，或者是经常心慌出汗的人，那你用麻黄其患无穷，不能滥用，这点也要注意，它伤阴的。

主持人：我们再问一个问题，五积散与防风通圣散的区别？

黄煌教授：五积散和防风通圣散都是好方。在中原地方，我记得他们好像有这种说法，"有病无病防风通圣"这类说法；还有说"五积散五积散，楼上不喊楼下喊"，这两个民谚都说明了五积散和防风通圣散都是非常常用的、受大众欢迎的中成药，那么这两者的区别在什么地方？两者都用麻黄。但是五积散，麻黄是配合苍术，配合桂枝，配合干姜等，配合这些温药使用的。而防风通圣散呢，它是麻黄和大黄，和石膏，和黄芩、栀子、连翘，以及祛风药荆芥、防风使用的。所以，用体质的话来说，一个是寒麻黄，一个是火麻黄。麻黄体质里面也有偏热和偏寒的区别，这个是寒和热的区别。还有，如果从虚实来讲的话，那五积散是偏虚的，防风通圣是偏实的，所以防风通圣要有大黄、芒硝，而五积散里面，它要用苍术、白术、茯苓、干姜这些。这两者还是有区别的。这两张方都有减肥作用，像防风通圣散，在日本是作为减肥药使用的。五积散，我发现也是可以作为减肥药使用，但是体质不一样。如果从脸色上来讲，从体型上来讲，五积散是土豆型，是一个脸色晦暗的、怕冷的、大便拉稀的这种体质类型。防风通圣散是一个实性的胖子，尤其肚子，是腹型肥胖，肚子圆圆的，肚脐四周高突的，脸红的，皮肤粗糙的，身体比较壮实的大胖子。五积散与防风通圣散，这两者还是有寒热虚实的不同。

韩国朋友提问：你好，我是韩国腹治学会的卢永范，我们韩国腹治学会治疗麻黄证、麻黄体质证吧，有一个我们自己的标准，我们用麻黄类的这些方剂的时候呢，对皮肤上面的水肿，叫作水毒，也分几个度的。我们一般用麻黄汤都会有皮肤水毒的情况，这种病情下，麻黄就用得比较多。您刚才说道，用麻黄方剂的时候，体质有一点抽象，而我们需要一个更具体的、麻黄类方的其他应用标准，即标准性的一个东西，不光是体质，应该有一个更具体的说明：哪个时候用麻黄会更准？

黄煌教授：首先，我非常高兴，听到韩国的汉方同道，韩国的中医同道在使用麻黄时已经注意到了水毒这个问题。而且是以水肿作为一个客观指征，这个和我们古代使用麻黄的指征是一致的。一身面目黄肿，这是我一开始提到的使用麻黄的关键指征，就是要水肿。麻黄体质，是指容易有水肿的这种体质类型，或者虽然不是非常肿，但是人肌肉比较厚实，人比较肥胖的这种体质类型。所以也可以看成这是一种水毒型的体质。所以中医，古代的经方家在使用经方的时候是非常重视客观指征，绝对不是像现在大家所理解的中医都是讲一些非常玄虚的、非常空泛的病机，它是有抓手的，我们讲的方证的证，就是证据，是安全有效地使用这张方的证据。所以我说，韩国汉方学界也重视证据，我感到很高兴。麻黄使用的证据就是黄肿，一身面目黄肿。当然，在黄肿的基础上，他可以出现咳喘，也可以出现皮肤痒，还可以出现身体疼痛，也可以出现心悸，这个都可以使用麻黄，但是一身面目黄肿是麻黄体质状态最基本的一个指征，是不能忘的。

《金匮要略·中风》续命汤小议及篇中各方在临床上的运用

黄仕沛

（中国）广州市越秀区中医院（南院）

续命汤为《金匮要略·中风历节病脉证并治》的附方，是宋·林亿等重新整理《金匮玉函要略方》时，采集散在于《古今录验》中的方剂。续命汤可以说乃一首"千古奇方"，用之得当，效如桴鼓。但由于历代对"中风"的认识有异，故对续命汤也是毁多于誉，此方也就成了"千古冤案"。

一、临床病案举隅

案一 急性胸颈段神经根炎

何某，男，65岁。2008年4月18日，其妻来诉：两个月前始觉肢麻、头倾、乏力，在本院门诊就诊，疑为中风。后入住广州市某三甲医院，疑为"重症肌无力"，后不能自主呼吸，转入ICU，有创呼吸机辅助通气已第45天。考虑：急性胸、颈段神经根炎，累及呼吸肌。主管医生交代，西医对此只能对症治疗靠呼吸机维持，别无他法，经人介绍，其妻遂邀吾往诊。

患者神色尚清，痰多，舌尖稍红，脉洪大。姑以《古今录验》续命汤，原方加黄芪。方药：

黄芪 120g	麻黄 15g[先煎]	北杏 15g	川芎 9g
当归 24g	干姜 6g	高丽参 15g[炖，另兑]	肉桂 6g
生石膏 90g[布包煎]	甘草 15g		

4月25日，已服七剂，脉稍和缓，原方麻黄增至20g，再加细辛15g，嘱两味必须先煎半小时。

4月28日，白天已不用呼吸机，脉象滑稍缓，微汗出，肤稍冷。麻黄减为15g，四剂。4月29日晚停用呼吸机。5月2日，全停呼吸机已3天，情况稳定，舌尖边略红，苔薄白，脉滑痰多，无胸闷短气。嘱患者可试坐。5月6日转神经内科，因该科主管医生不同意外来中药，病家不敢有违医院制度，遂停中药。

5月11日，往神经科探视之。观其双目欠神，似有倦意，询之并无胸闷、呼吸急促等。当晚11时许家属来电，谓病情急转直下，主管医生要求气管切开再上呼吸机，并谓此病不治，今后只能靠呼吸机维持。家属不同意。5月15日傍晚5时，家属来电，患者已转入昏迷状态。患者于5月17日死亡。

案二　多发性硬化案

陈某，女，39岁。2008年5月因痛失爱女悲伤过度。2008年6月开始出现视蒙，眼科医院住院，诊断为"视神经炎"，治疗后双眼视力恢复同前。患者8月6日在梧州旅游期间再次出现视蒙，左下肢乏力，遂往当地医院住院。次日病情急剧加重，出现声音沙哑，四肢无力。查MR：颈3～5脊髓异常密度影。诊断为"多发性硬化"。8月11日出现呼吸无力，予有创呼吸机辅助通气，当时四肢已完全不能抬离床面。8月16日转我市某三甲医院确诊为"多发性硬化"。10月12日成功脱机后，11月1日转入我院。

入院时患者精神萎靡，面色白，体温：38℃，视物已较前清晰，呼吸稍促，气管切开，痰多，咳嗽无力，四肢软瘫，双上肢可稍离床面，双下肢仅能床上平移，四肢感觉障碍，颜面、脊柱及上肢痛性痉挛，以左颈部及上肢为甚，留置胃管、尿管。

11月4日查房处方：

麻黄 15g^(先煎)	北杏 15g	白芍 60g	川芎 9g
当归 15g	干姜 6g	炙甘草 20g	桂枝 10g
石膏 60g	党参 30g	北黄芪 120g	

三剂后，体温下降至37.5℃，麻黄递增至18g。七剂后患者已无发热，精神好转，血压、心率如常，病能受药也。麻黄增至22g，桂枝15g。因仍有明显痛性痉挛，加全虫10g、蜈蚣4条。十剂后，痛性痉挛明显改善，双上肢活动较前灵活。此后麻黄继续递增，最大用至35g。

12月10日，服药第40天，拔除气管套管，无明显痛性痉挛发作，当时已可床边小坐，双上肢活动灵活，双下肢可抬离床面。12月22日，即服药第52天，患者拔除胃管、尿管，言语清晰，自主进食，无二便失禁，可床边短距离行走，四肢感觉障碍明显减轻。2009年1月15日，可自己步行，基本生活自理，出院。此后患者曾数次独自来我院门诊复诊，肢体活动如常人。后患者自行到附近诊所康复治疗，未再服中药。

2009年7月，与丈夫争吵后，出现胸闷、心悸不适，当时未见视蒙及肢体麻木乏力加重。查心电图：频发室性期前收缩。MR：延髓及颈3脊髓内异常信号影，未排除脊髓炎。对症处理后出院。

2010年1月3日，又因情绪刺激及劳累后，患者再次出现右足第1、2足趾麻木、疼痛。1月4日开始出现双下肢麻木。1月5日出现右下肢乏力，完全不能抬离床面，遂由家属送至某三甲医院留观，予对症处理。考虑存在频发室性期前收缩，予胺碘酮口服控制心律。治疗后，下肢瘫痪症状未见好转。1月9日转神经专科治疗。1月10日开始出现左下肢乏力，肩颈及四肢肌肉僵硬。

1月22日，因上次发作服中药效果明显，故患者要求再转入我院继续治疗。入院时，患者神清，视蒙，声嘶，左三叉神经眼支及上颌支感觉减退，四肢肌张力齿轮样升高，双下肢乏力，左下肢肌力Ⅲ级，右下肢肌力

0级，肩颈及四肢肌肉僵硬，胸 10 以下平面感觉减退。躯干平衡障碍，右侧肢体痉挛抽搐。心电图正常，无胸闷、心悸不适。

患者停药日久，虽近期有心律失常，仍处以续命汤，麻黄先予 15g，并嘱注意监测心脏情况。处方：

黄芪 120g　　　麻黄 15g^{（先煎）}　　　桂枝 30g　　　　干姜 15g

川芎 9g　　　　当归 24g　　　　党参 30g　　　　炙甘草 30g

石膏 90g

嘱服药后如无特殊，麻黄每日递增 3g，其间三次复查心电图未见异常，患者无胸闷、心悸、汗出等。

2 月 1 日，麻黄加至 33g，并间断加用高丽参。患者自觉躯干平衡障碍及右侧肢体痉挛抽搐明显好转。

2 月 2 日，患者肌力尚无明显改善，麻黄加至 35g，并加细辛 15g、肉桂 10g。

2 月 4 日，患者双下肢肌力开始较前改善，左下肢肌力Ⅳ级，右下肢肌力Ⅰ级，声嘶亦较前好转。

2 月 5 日，为加强疗效，中药改为一日两剂。病情大有起色。

2 月 9 日，患者仍有肩颈及四肢肌肉僵硬，更加白芍 60g。此时患者右下肢肌力恢复至Ⅱ级，扶持下可站立。

2 月 11 日，因临近春节，予带药出院，嘱门复诊。

2 月 15 日，患者门诊复诊，可扶行，继续服药，两周后，患者已可独立行走。

案三　急性脑梗死

谢某，63 岁，干部，素有高血压，嗜烟，饮酒。2007 年夏，中风，语言謇涩，左侧肢体瘫痪，住院治疗一周，症状未见改善，其子请笔者往诊。刻诊：语音不利，左手软瘫不能持物，左足不能举步，面色晦暗不华，舌淡苔白如积粉，大便不通。

即与《古今录验》续命汤加味：

北黄芪 120g	麻黄 15g ^{（先煎）}	桂枝 15g	干姜 10g
白芍 15g	川芎 10g	当归 24g	党参 30g
炙甘草 12g	附子 15g		

三剂后复诊，左手已能抬举过头，可扶床沿行动，语言较前清晰。继续守方治疗一周后，行步如常，舌苔薄白。出院后，仍每周服用三剂续命汤。持续年余，现精神畅旺，行步如常，面色红润，往常之老年斑尽退。

二、中风证治小议

要探讨续命汤，不妨先简述历代中医对中风证治之沿革。中风一证，从病因学来说，唐、宋以前多以"内虚邪中"立论。《金匮要略》《外台秘要》《备急千金要方》等均以续命汤为治。并且指出"中风"是一类疾病的总称，如《备急千金要方》："中风大法有四：一曰偏枯，二曰风痱，三曰风懿，四曰风痹。"四种"中风"其临床表现有所不同，故《金匮要略》将"偏枯"列为中风之首。《金匮要略·中风》第一条曰："夫风之为病，当半身不遂。"

金元以后诸说纷起，成为中风治疗学上的转折点。例如刘河间主"心火暴甚"、李东垣主"正气自虚"、朱丹溪主"湿痰生热"。对因而治，开始怀疑外风之说。明代王履虽不敢明反外风之说，但存而疑之，提出"真中"与"类中"之说。张景岳更直截了当地提出中风不是风的"非风"之说。张景岳为了证明自己"非风"之说正确，而认为续命汤不是仲景方。同时批评刘、李、朱三子，他说："独怪乎三子者，即于中风门皆言此病非风，而何于本门皆首列小续命汤？"自此续命汤便逐渐退出治中风的行列。

至清·叶天士更明确提出"内风"一词。并且指出中风乃"精血衰耗，水不涵木……肝阳偏亢，内风时起"。中风的治法已完全摆脱了温散的痕迹。清末民初的三张（张伯龙、张山雷、张锡纯）更结合现代医学观点，根据《内经》"三厥"的病理，认为本病是：气血上逆，直冲犯脑，肝阳暴涨。至此，近代几乎视续命法为治中风之大忌。张山雷在《中风斠诠》中极力抨击续命汤等方，并批评喻嘉言、陈修园等经方家仍然引用续命汤等方，是"论者新奇，病者无命"。近贤冉雪峰更谓以风药治中风："数千年来暗如长夜，不知枉杀多人。"（见《辨证中风问题之解决》）

必须一提，清·王清任首创的"补阳还五汤"，近代临床证实该方治疗脑血管意外，尤其是脑梗死疗效肯定。但由于方中一派辛温活血药，故张锡纯提出警告："治偏枯者，不可轻用王勋臣补阳还五汤。"

中风用凉药几乎已成定论。新版的《金匮要略讲义》对续命汤只字未加解释（所有附方都如此）。《方剂学》不载续命汤，《中医内科学》教材将此方归入"中经络"中。

综观金元以后，特别是近代对续命汤毁多于誉，且成千古冤案，名方埋没，诚可叹也。当然，强调续命汤的经方家仍然是有的。如陈修园的《医学三字经》就明确指出："人百病，首中风……开邪闭，续命雄。"且指出："火气痰，三子备，合而言，小家伎。"

现代如陈鼎三、江尔逊、余国俊等临床上运用续命汤成功治愈不少案例，如急性脊髓炎、脑干脑炎、吉兰－巴雷综合征和氯化钡中毒等，均值得重视、学习。

三、续命汤方证小议

现本《金匮要略》是北宋翰林学士王洙在翰林院所存残旧书简中发现了《金匮玉函要略方》，即《伤寒杂病论》的节略本，经过林亿等对此节略本进行校订。由于《伤寒论》部分已经有王叔和的编次本，故林亿等就删去上卷《伤寒论》部分，只留中、下两卷，但该残简有些"有证而无方，或有方而无证"。因此，把其他医籍中收录的仲景方或近似仲景方补上，附于篇中。续命汤便是从《古今录验》一书中辑录而来的。《古今录验》一书已不可见，作者是甄权，隋唐时代人。其书中记录了不少前人的验方，林亿等重编《金匮要略》时从中摘取作为附方编入。

但此方是否为仲景方，后世有所争议，如前所说，张景岳认为"非仲景方"。但王焘、孙思邈都认为是仲景方，《千金翼方》说："此仲景方，神秘不传。"清·莫枚士的《经方例释》曰："外台卷十四录此方。范汪云：是仲景方。范，晋人，必曾见《金匮》善本有此论治，故林亿据之，以入附方，且此方治中风之专方。"

姑勿论是否为仲景方，唐之前此方治"中风""风痱"是非常通行的，查《备急千金要方》《外台秘要》以续命汤为名之方，不下三十首。《外台秘要》说："诸风服之皆验……此方为诸汤之最要。"同时，翻开《备急千金要方》《外台秘要》可以看到治风的方剂，即使不叫"续命"，但方中药物，多是类同"续命"。

（一）续命汤方证

续命汤的方证，如《金匮要略·中风》原文所述，归纳起来是六句话，42个字。

1."治中风痱"

风痱是续命汤的"的证"。要注意"风痱"不全同于现在的脑血管意外。其病机也不同于《内经》所讲的"厥证""痿证"。《备急千金要方》曰："中风大法有四：一曰偏枯、二曰风痱、三曰风懿、四曰风痹。"风痱是广义"中风"之其中一种。

近代三张根据《内经》所载的"三厥"，视为现今的"中风"。《素问·生气通天论》："阳气者，烦劳则张，精绝，辟积于夏，使人煎厥，目盲不可以视，耳闭不可以听，溃溃乎若坏都，汩汩乎不可止。"《素问·生气通天论》："阳气者，大怒则形气绝，而血菀于上，使人薄厥，有伤于筋，纵，其若不容，汗出偏沮，使人偏枯。"《素问·调经论》："气之与血，并走于上，则为大厥，厥则暴死，气复反则生，不反则死。"

可见《内经》这"三厥"的病机是以烦劳、精绝、情志、气血逆乱为主。而"风痱"用续命汤，以方测病机，显非上述"三厥"之属。

2."身体不能自收持"

"身体不能自收持"指四肢肌力下降，肌张力降低，呈弛缓性瘫痪，不同于"偏枯"之"半身不遂"。《灵枢·热病》也说："痱之为病也，身无痛，四肢不收……"

3."冒昧不知痛处"

"冒昧不知痛处"指感觉障碍，脑血管意外病者，大部分都没有感觉障碍，而大多的脊神经根病变者却有感觉障碍。

4."口不能言"

"口不能言"指言语謇涩，构音功能障碍，吞咽功能障碍等。

5."拘急不得转侧"

"拘急不得转侧"指肌张力增高及伴发神经性疼痛等症状。

6.方后云："并治但伏不得卧，咳逆上气，面目浮肿"

本句指的是风痱之重症损及呼吸肌或伴发肺部感染、心衰等。

从余国俊等近贤及笔者临床所见，以续命汤取得奇效的病例看，"风痱"实与今之脊髓神经病变等相似。不同于脑血管病，而有类"痿证"。不过前人因此证皆起病急骤而归属于"中风"之下而已。但续命汤证又与《内经》所述的"痿证"病机显然不同。《内经》所讲的"痿证"其病机大概涉及三方面，后世多遵此而寻求治法。

（1）"肺热叶焦，发为痿躄。"后世方书据其病机选用"清燥救肺汤"。

（2）"湿热不攘，大筋软短，小筋弛长，软短为拘，弛长为痿。"后世多用四妙散。

（3）"脾病四肢不用。"后世多以健脾益气之剂，如补中益气汤。

后世又据脏腑辨证增加肝肾亏损用地黄饮子等。而观续命汤方证则有别于上述各证型，由此更可见仲景并非承袭《内经》理论的。

续命汤出自中风篇，以中风痱为"的证"。病变部位在皮层下中枢，

中日韩经方论坛（第二版）

特别是脊髓的疗效较好。当然，临床上也常用于中风偏枯者（脑血管意外）。但必须排除所谓阴亏风阳内动者，如本文案三，是急性脑梗死，舌苔厚白腻，并非阴虚阳亢者，效果仍然理想。

中国中医科学院刘洋博士最近向笔者讲述了一则他运用续命汤治疗"脑干梗死"的验案。刘某，女，62岁，乃刘老师学生之母。2010年12月17日发病，患脑干梗死。吞咽呛咳，语言不清，四肢功能障碍，搀扶下可勉强活动。初曾拟河间地黄饮子，一周不见效果，便停中药。由于脑干梗死容易发生危险，医院要求度过危险期方可出院，住院期间神经缺损症状没有任何改善。学生中途回京细述病情，除上述情况外，患者前胸后背及腹部常年感寒冷。于是处以续命汤合瓜蒌薤白汤：

炙麻黄 10g	桂枝 10g	北杏仁 10g	川芎 15g
当归 12g	干姜 15g	石膏 30g	党参 15g
天麻 12g	石菖蒲 5g	郁金 15g	远志 15g
薤白 12g	全瓜蒌 20g	法半夏 20g	炙甘草 10g

十剂。后自接服十剂。

笔者服药两周后，吞咽呛咳、语言不清、四肢功能均恢复正常。笔者曾经在20世纪90年代观察了83例中风（脑血管意外）患者的舌象变化。其中舌红绛者仅14例，其他均为舌暗淡、舌淡红苔白。且14例舌红绛者，11例是属于病情较重的中脏腑患者，其中9例死亡，而9例死亡病例中，脑出血者占6例，脑梗死3例，2例属大面积的脑梗死。红绛舌病者，可视为真阴耗损、风阳内动者。但从比例上说，毕竟为少。大部分仍有续命汤的使用空间。故遇中风病者，断不应先入为主，开口便说是肝风内动。

（二）续命汤的组成

《古今录验》续命汤的组成为：麻黄、杏仁、桂枝、当归、人参、干姜、川芎、甘草、石膏，共九味。

若综合唐代以前多首续命汤的组成观之，续命汤类方大致上由几类药物组成。

（1）辛温类药：如麻黄、桂枝、桂心、细辛、独活、干姜、生姜、附子、防风等。

（2）寒凉类药：如石膏、羚羊角、升麻、生地黄、天冬、麦冬、石斛、地骨皮、黄芩、葛根、荆沥、防己等。

（3）养血活血类药：如当归、川芎、芍药等。

（4）补气类药：如人参、白术、茯苓、甘草等。

在唐代以前各"续命汤"方的组合虽略有不同，但也是大同小异，不出这几类药的范畴。特别是此方寒温补散组合，世人多觉此方奇特难明。但临床疗效又往往立竿见影，所以很多医家都从《内经》《难经》去寻找理论依据，并结合后世的组方观点去解释方义。甚至对于有利于自己意思的则铺陈发挥，不惜断章取义，对于内、难条文不合自己意思者则弃而不论，对于稍合内、难之理的则不嫌"倒宾为主"地去解释。例如，本方有石膏之寒，也有干姜之温。有些学者就解释本方说："重在石膏、干姜并用。而调理脾胃之阴阳。盖因风痱以四肢突然瘫痪为特征，而主四肢者何？曰：脾胃也。《素问·太阴阳明论》云：脾病四肢不用，何也？岐伯曰：四肢皆禀气于胃，而不得至经，必因于脾，乃得养也。今脾病不能为胃行其津液，四肢不得禀水谷气，气日以衰，脉道不利，筋骨肌肉，皆无气以生，故不用焉。"作者又对"脾病四肢不用"做进一步诠释，认为"病"字不能看作"虚"字，后世医家大多在"虚"字上做文章。而认为脾为阴土，胃为阳土，脾主升，胃主降，相反相成，四肢才能得禀水谷气，风痱是脾病，脾病则升降失调，所以用干姜之辛温刚燥，守而能散，大具温补宣通之力。石膏辛微寒而柔润，质重而具沉降之能，所以本方用此二味，调理脾胃之阴阳，俾脾升胃降，还其气化之常，四肢均得禀水谷气矣。此治痱之本也。如此说来，似乎把此方解释得既合经典之意，又有独到见解。

那么干姜、石膏果真是续命汤的主药吗？用了这两味药就是抓到了"治痹之本"吗？其实《古今录验》续命汤有石膏、干姜，但其他续命汤却未必用石膏，也未必用干姜，或者只是用其他寒凉药，或者寒凉药也没有用。至于为什么有些续命汤中用寒凉药，《备急千金要方》早已说得明明白白，孙氏说："凡风，服汤药，多患虚热翕翕然。"所以加入如石膏、生地黄、黄芩等，用意浅而易见，非常简单，这些寒凉药原来是姑且用之，只为"制燥"而已。

仲景方中如厚朴麻黄汤、小青龙汤、风引汤等，也是石膏、干姜同用，难道也是"调理阴阳，使脾升胃降，还其气化之常"吗？正如章太炎所说，研究仲景学说"上不取灵素内难，下不取薛叶诸家。"仲景治"风痹"不是根据内、难的理论来的，仲景的组方原则更与后世的"升降浮沉"理论无关。

1. 麻黄是最为关键的主药

那么，续命汤的主药不是干姜、石膏，是什么？可以从几十首续命汤中看到，干姜、石膏可以不用，但麻黄却为必用之品。所以麻黄是最为关键的药物，研究续命汤不能离开麻黄。《备急千金要方》"诸风"方共60首，只有不足20首是没有麻黄的。

麻黄一药，首载于《神农本草经》："主中风、伤寒头痛，温疟，发表汗出，去邪热气，止咳逆上气，除寒热，破癥坚积聚。"结合仲景方的用药规律，麻黄的功用大概有六：①解表发汗；②止痛；③平喘；④利尿消肿；⑤振奋沉阳；⑥破癥坚积聚。

通常时方医生临床上仅用之以平喘，温病家更不会用之以解表发汗，温病发汗自有"夏月之麻黄"香薷。不是经方家也不会想到用之以止痛，麻黄的止痛作用是不容忽视的，麻黄汤证："太阳病，头痛、发热、身疼、腰痛、骨节疼痛、恶风、无汗而喘，麻黄汤主之。"（第35条）即所谓麻黄汤八大症，其中有四症是痛的。利尿消肿，如越婢汤、甘草麻黄汤、麻黄附子汤等方都是治肿的经方，其中《吴鞠通医案》中就有个很好的医案。对经方没有深入的研究是绝不会用之以消肿的，可见麻黄的功用实际上被埋没了。

续命汤用麻黄是取其温散宣通、振奋沉阳。本方有人理解为大青龙汤的组合，有人理解为麻黄汤的组合。方中组成确有大青龙汤、麻黄汤。二方固然是解表发汗之剂，但本方的用意则是温散宣通、振奋沉阳，那就不能以麻黄汤、大青龙汤观之了。与麻黄汤药味相同的是"还魂汤"，看来，续命汤的基方是"还魂汤"。此方载于《金匮要略·杂疗方》中，《备急千金要方》等也有载。治："救卒死，客忤死，还魂汤主之。"《备急千金要方》云："主卒忤鬼击飞尸，诸奄忽气绝，无复觉，或已无脉，口噤拗不开，去齿下汤，汤下口不下者，分患者发左右，捉肩引之，药下复增取一升，须臾立苏。"《金匮要略》此方组成为麻黄、杏仁、甘草，《备急千金要方》多桂枝。《皇汉医学》引"方舆輗"云："此方为起死回生之神剂。还魂之名，诚不愧也。"并载有多例验案。

续命汤既以还魂汤为基础方，其义在于温通兴阳，而方后所云"汗出则愈"，就不同于表证的"邪从汗泄"了。笔者认为汗出是服药后药力已到了"知"的程度而已，续命汤用麻黄不在乎发汗，历来医家以解散表寒理解续命汤其实是误读。可能古人从服用麻黄剂后往往汗出而愈，从而认为中风也是外邪所中，袭于肌表。

由此观之，中风的病因不一定用"外风"来理解。以笔者多例用续命汤的病例而言，都是迁延数月甚至一年多才用药的，以外邪、邪仍在表来解释也欠通。

仲景中风分中经络、中脏腑是以病情之轻重而言，并非邪之深浅而言。所以教科书把续命汤归入中经络之中，则埋没了续命汤的功效。笔者几例应用续命汤的案例都是病情严重，不应是中经络。

2. 麻黄与桂枝相配，桂枝监制麻黄

续命汤桂枝的作用是什么？桂枝固然能温经通阳，但能监制麻黄，能减其致"悸"的副作用不可不知。本方如同麻黄剂各方一样，配以桂枝同

用。仲景用麻黄往往能配桂枝则配桂枝。桂枝性较麻黄为辛且温，如麻杏石甘汤、麻杏苡甘汤、越婢汤等，因其兼有热，故不配桂枝。仲景二十多首麻黄剂中有十四首是与桂枝同用的，并非为桂枝可助麻黄发汗，其实主要是为了减轻麻黄致心悸的副作用，即监制作用，而非单纯"协同"作用。《伤寒论》第64条："发汗过多，其人叉手自冒心，心下悸，欲得按者，桂枝甘草汤主之。"其实是指服麻黄剂致心悸，其他的发汗药是不会导致心悸的，用桂枝甘草汤是扭转其心悸的副作用。

顺便一提，仲景书屡屡告诫不能强发其汗、不能大汗。除不正确使用麻黄剂外，有相当一部分是针对当时流行的一些发汗方法，如烧针、火熏等相对粗暴野蛮的方法而提出的。如《伤寒论》第11条："太阳中风，以火劫发汗……"第112条："伤寒脉浮，医以火迫劫之，亡阳必惊狂，卧起不安者，桂枝去芍药加蜀漆牡蛎龙骨救逆汤主之。"第114条："太阳病，以火熏之，不得汗，其人必躁……"第117条："烧针令其汗，针处被寒，核起而赤者，必发奔豚，气从少腹上冲心者，灸其核上各一壮，与桂枝加桂汤更加桂枝二两。"第118条："火逆下之，因烧针烦躁者，桂枝甘草龙骨牡蛎汤主之。"诸多条文，不一一列举。仲景时代的"熨""烧针""温针""熏""火劫"等各种方法，都是当时甚为流行的强发其汗的方法，此等方法较为原始，相对野蛮，如同酷刑，对患者的身、心影响较大，特别是心理压力，造成恐惧心理，故出现如惊、悸、狂、烦躁、惊痫、瘛疭等精神症状，仲景因而诫之。其害不在汗，而在于心因性的伤害。

谈到"汗"，笔者认为传统对"汗"的看法，应客观地重新评价。传统认为"汗为心液""汗为白血""汗之与血，异名同类""大汗亡阳"等，把"汗"看得太重要了，是否"大汗会亡阳"？其实是因果倒置了。发汗过多不会亡阳，是亡阳时才会出汗，称为"绝汗"，服发汗药过多，出现汗出心悸往往是麻黄剂的副作用。

3. 麻黄配补益药

续命汤以麻黄、桂枝为主配以一些补益药，如川芎、当归、人参、甘草等。故笔者认为后世如阳和汤等，也含续命意。笔者曾用阳和汤重用麻黄治愈一例脊髓膜瘤术后神经受损，脊髓萎缩，右下肢痿躄，手足冷，须挂杖而行的患者。两个月后可弃杖而行。

4. 麻黄配清热药

续命汤中有石膏，是最令人疑惑不解的。上面已述及，石膏一类的清热者也不是所有续命汤都配以的，续命汤中麻黄、桂枝、干姜、当归、川芎等均为温热之品，适当配以清热之品，一是为了"制燥"，二也可清蕴热，使患者能耐久用药。再观《备急千金要方》："竹沥饮子，患风热者，必先用此制其毒。"竹沥饮子是先以麻黄两半，配合川芎、附子、桂枝、干姜、人参、芍药、杏仁等加竹沥、葛汁、防己、黄芩、羚羊角、石膏等。"间五日，更服一剂，频与三剂，渐觉少减，仍进后方。"后方即：麻黄用三两，更仍配竹沥、防风、升麻、羚羊角、防己、桂心、川芎等。可以看到孙真人的经验：①麻黄是递增用量；②温药配合大量的清热药。又有"诸风"门中"煮散"方曰："凡风痹服前汤得差，讫可服此除风方……若觉心中烦热，以竹沥代水煮之。"荆沥汤下曰："凡风人多热，常宜服之方"等，都是这个道理。

5. 麻黄的现代药理研究

麻黄是第一味引起现代医学重视的中药，对此药进行药理研究已有百多年历史。可以说现代药理对此品已知之较详。麻黄所含的麻黄碱具有中枢兴奋作用，较大治疗量即能引起大脑皮层和皮层下中枢，特别是脊髓的兴奋。麻黄碱可致汗出、心悸、烦躁，故仲景必"先煮去上沫"，主要是针对麻黄碱。

6. 关于麻黄的使用

续命汤之主药是麻黄，麻黄的功用及发汗力取决于：①个体差异（耐受性）；②绝对用量；③服药方法；④配伍。

麻黄的耐受量是因人而异的，笔者经验用于平喘常用 6 ～ 10g，若用于温通、发汗则 15g 以上，最重用过 35g，每日两剂，即一日量 70g。据笔者观察，麻黄的不良反应常出现在 15g 左右。有个别患者服用 6g 便心悸、汗出，笔者遇过一例用 12g 即出现心悸、手颤、唇绀。但上面提到的脊髓膜瘤术后神经萎缩病例，此人身材粗壮，阳和汤麻黄用至 30g 才开始有汗。但另一多发性硬化反复发作的女华侨，面白体瘦，弱质纤纤，麻黄用 30g 也无汗。返美国后继续用药也未见心悸、汗出等副作用。本文第二例多发性硬化患者，最近有频发性室性期前收缩史，最后麻黄加至 35g，一日两剂，也无不良反应。关于本品的耐受量个体差异问题，还有待临床研究。从安全起见，应从小剂量开始（用此方时，通常从 12g 开始），不宜冒进，每天（次）递增 3g，递增至起效或不适便中止或退减剂量。如病者服药后，烦躁不寐，可嘱患者中午 12 点前服药。

麻黄是较缓和的发汗剂。因此，桂枝汤类方、麻黄类方发汗时均须温覆或配合啜热稀粥，以助药力。张锡纯说用越婢汤："恒有服之不得汗者，今变通其方，于服越婢汤之前，先用白糖水送服西药阿司匹林一片半，必能出汗，趁其正出汗时，将越婢汤服下，其汗出必益多，小便亦遂通下。"

麻黄可以发汗，但有时发汗未必是目的。石膏配麻黄，可监制麻黄发汗之力。这个观点，似成定例。如张锡纯用麻杏石甘汤，用石膏十倍于麻黄。所以可用于"汗出而喘""续自汗出"。其实临床所见，服麻黄汗出与否，取决于个体差异，不在乎用不用石膏。续命汤麻黄石膏同用，方后仍云："汗出则愈"。

"有汗用桂枝，无汗用麻黄"原是针对桂枝汤、麻黄汤证而言的。仲景方有汗何尝不用麻黄？麻杏石甘汤证之有"汗出而喘"、越婢汤证之"续自汗出"均用麻黄，临床不一定死守"无汗用麻黄"一语。本文后附记《长江医话》中载江西已故名医姚荷生先生医话一则，医话中两案均是痹证，均有大汗，而不避麻黄，是对病也，是扬麻黄之长而不嫌麻黄之短。故此用药当如盘珠，不可胶柱鼓瑟。

续命汤为麻黄配温补药，某种情况下当可配清热药，所谓制性取用。姚老案用麻杏苡甘汤是活例也。

现代药理研究麻黄可致血压升高。但据笔者临床所见，有高血压史的中风患者，服用续命汤后，血压变动并不明显。

（三）对续命汤方证的进一步理解

续命汤以麻桂剂为基本方，在仲景方以至后世方中，有些含麻桂剂的方证似乎颇难理解，通过理解续命汤，可敞开思路，跳出前人窠臼。兹举几则以供参考。

《金匮要略·水气病》篇："心下坚大如盘，边如旋盘，水饮所作，枳术汤主之。"而另一则曰："气分，心下坚大如盘，边如旋杯，水饮所作，桂枝去芍药加麻黄细辛附子汤主之。"两则条文的症状描述几乎一样，都是腹大胀满。但一则用枳术汤，另一则却用的是桂枝去芍药加麻黄细辛附子汤。注家多从文字以鉴别，桂枝去芍药加麻辛附子汤为"旋杯"，枳术汤为"旋盘"，杯深而盘浅，杯厚、高，而盘薄、浅，即枳术汤证较轻，而桂枝去芍加麻辛附子汤证较重。枳术汤行气散滞，健脾化饮，用以治水气"心下坚大如盘"可以理解，但为什么较重就要用桂枝去芍加麻辛附子汤？

桂枝去芍药汤原治："太阳病，下之后，脉促胸满者。"而麻辛附子汤原治："少阴病，始得之，反发热，脉沉者。"历来注家不结合临床去理解，就终觉说不清。如徐忠可的《金匮要略论注》中说本证："上不能降，下不能升，所以药既用桂甘姜枣以和其上，而复用麻黄附子细辛少阴之剂，以治其下，庶上下交通而病愈。"笔者认为既不是轻重的问题，也不是升降的问题，是病之不同。不妨跳出原来思路推敲之，此方之麻黄、桂枝、干姜、细辛、附子振奋沉阳，也类续命汤之意，麻黄能兴奋脊髓神经，正如篇中曰："大气一转，其气乃散。"

兹附恶性肿瘤腰骶椎转移，小便潴留，大便不通案一则，以说明。

钟某，男，65岁。2010年3月前后，开始觉神疲，体倦，不思饮食，全身疼痛，腰骶为甚。4月，开始出现上腹部疼痛，双下肢乏力，感觉障碍，小便潴留，大便不通。于某三甲医院住院治疗，查体：全身浅表淋巴结未触及肿大，肝大，剑突下四横指。左下肢肌力Ⅲ级，右下肢肌力Ⅳ级。胸10以下平面感觉减退，以痛触觉减退更为明显。腰椎CT：腰2/3、4/5椎间盘突出。ECT：骶髂关节骨代谢活跃。消化系B超及腹部CT提示：肝多发絮状占位病变。考虑为恶性肿瘤转移，原发灶未明。予肝组织穿刺活检：肝B细胞型非霍奇金淋巴瘤。因患者拒绝行肠镜，仔细阅读腹部CT，暂不支持肠腔转移。曾有冠状动脉支架植入术后史，不能行MR检查。但据其症状、体征，腰骶椎转移压迫脊髓可能性较大。治疗上以对症治疗为主，以芬太尼贴止痛。二便不通考虑原因有二，一乃骶髓受压，二为阿片类止痛药影响肠蠕动。予留置尿管，住院期间予大承气汤内服，桃仁承气汤保留灌肠，隔三日一次，前后月余，每次皆需灌肠才可排便。

5月15日转入院，腹仍胀甚，转院途中尿管脱出，小便自解。腹胀，便秘。主管医生先予大承气汤，同时用开塞露灌肠。下午5时用药，至夜10时，腹痛肠鸣，解出黄色烂便约100mL，但腹胀未减。

次日下午查房，见此证虽腹胀、便秘，但与承气汤证之痞、满、燥、实、坚有别。患者双下肢乏力、麻木，二便不通，是腰骶脊髓病变引起，因而无力行舟，非燥屎内结。欲得通下，当治其本，以续命汤温通经隧。处方：

麻黄 15g	桂枝 15g（先煎）	干姜 10g	川芎 9g
炙甘草 15g	当归 24g	大枣 15g	芒硝 10g（冲）
大黄 15g	厚朴 20g（后下）	枳实 20g（后下）	石膏 60g
槟榔 15g			

三剂。

并嘱三剂后，如无不良反应，按情递增麻黄用量，众学生将信将疑。此虽恶性肿瘤压迫脊髓所致，续命汤真能取效？

服药一剂后，仍未得矢气，腹胀甚，仍予开塞露灌肠。又服两剂，已有矢气日一两次，余症未见改善，继续以开塞露灌肠。学生等更为疑虑，麻黄暂未加量，守方四剂，前后共服七剂。第七日傍晚药后，解出黄色烂便约 50mL。两个月来第一次自行排便，家属颇为欣喜。

次日，学生请示，麻黄要否加量？谓："早就应当加量矣。"麻黄加量至 20g，仍配合大承气汤，四剂。

第四日晚上，自解黄色烂便四次，腹胀尽除。患者服承气汤日久，尚需配合灌肠，今得泻下，众人始信乃续命汤之效也。麻黄加量至 25g，去大黄、槟榔。是日，患者服药后即得大便一次，此确续命汤之效也。自后病者每日自行排便，遂于 6 月 1 日带药七天出院。（摘自《黄仕沛经方亦步亦趋录》）

兹再摘中国工程院院士、中国中医科学院王永炎教授以桂枝去芍药加麻黄附子细辛汤治疗急发痿证（吉兰 - 巴雷综合征）医案一则，佐证此方与续命汤实有亲缘关系。

男性少年，15 岁，因双腿软不会走路 1 天入院。缘十天前由夜间露宿淋雨，尔后恶寒发热，头痛身重，咳嗽，经服中西药物，发热退净已三天。于入院前一天突发走路总欲跌倒，进而双腿软弱不能走路，翌日发现双上肢也力弱，手足发冷，四肢麻木，腰腿冷汗频出，气短心悸，舌苔白腻，舌质偏淡，脉沉迟。中医辨证为寒湿深邃脉络，肾、心、肺、脾阳虚致痿。治用祛寒湿，温心肾为主。处方：麻黄 9g、附子 10g、细辛 6g、桂枝 10g、炙甘草 6g、生姜 3 片、大枣 10 枚、淫羊藿 10g。服二剂则气短心悸已除，肢冷汗出明显好转。再服六剂四肢瘫痪开始恢复。以本方加减服药二十四剂后，双上下肢肌力基本恢复，治疗一个月可以自己走路。（摘自《燕山医话》）

（四）非独续命汤才能治痹

前曾述及以麻黄、桂枝配合补益药如阳和汤可以治痹，在某种情况下麻黄配以清热药，仍可治痹，所谓制性取用也。兹录《长江医话》载一则江西已故名医姚荷生先生医话，甚具启发性：

抗战期间姚老先生遇一患者，男，近酒色，炎夏外出，中途步行。双足灼热难忍，于清溪中洗濯。顷刻间脚痿不能任地，遂抬回家中，请姚老诊治。见其床前堆毛巾甚多，频频拭汗，尤以下肢为甚。但双足不冷，无恶风，口微渴，余无特殊。姚老根据季节、病史判断其属《内经》所谓"湿热不攘"所致，但据患者的生活史，当夹有肾虚。以苓桂术甘汤合二妙散。化气行湿兼以清热而不碍正虚之法。姚老自以为考虑周全，谁知连服六剂，毫无起色。患者焦急。请了一个草医，但此医常以猛药治顽疾，又未敢轻信，故而拜托姚老主持判定。姚自问无能速效，半出虚心，半出好奇，于另室窥之。草医来见到患者未及问病便说："你这是冒暑赶路，骤投冷水得的呵！"姚已叹其诊断之神，又闻其确有把握治愈，并刻期三天下床行走，更觉得有必要观其处方。见其处方二十余味，反复玩味，似不出麻杏苡甘汤大法，另草药外敷未见处方。患者见处方后，对用麻黄二两深有顾虑，草医说："照本意要用四两，你们害怕，今用二两，绝不可少。"患者要姚老作主，姚老再三考虑，该草医既然认识本病发病原因，用药又无大错，只恐万一大汗亡阳，嘱其预备人参末，以妨不测。结果服药后，大汗顿减，下床行走，一如预言。姚老叹服，又以为归功于外敷的草药。

不久，天气更加炎热，一人平时冒暑营生，突遇暴雨，两脚痿废，其子背负来求诊于姚，亦见其汗出淋漓。姚亦效前例而用：麻杏苡甘汤合三妙散（麻黄连根节用24g）一剂。翌晨患者即能步行来复诊，取效之速，超出前例，又未用外敷药，可见前例也未必是草药之功。（摘自《长江医话》略有删节）

麻杏苡甘汤可以治痹，不独续命汤。其实越婢加术汤何尝不能治痹？《金匮要略》载《备急千金要方》："越婢加术汤治肉极热，则身体津脱，腠理开，汗大泄，历节风，下焦脚弱。"虽然指的是治"历节风"但如用于上两例均有"汗大泄""下焦脚弱"似乎更贴也。

四、《金匮要略·中风》篇其他中风方的启示

除"古今录验"续命汤外,《金匮·中风》篇中所载中风方还包括:侯氏黑散、风引汤、防己地黄汤,并有附方《千金方》三黄汤。各方各有适应证,各有特点。细看之耐人寻味。

侯氏黑散:"治大风四肢烦重,心中恶寒不足者。《外台》治风癫。"菊花四十分,白术十分,细辛三分,茯苓三分,牡蛎三分,桔梗八分,人参三分,矾石三分,黄芩五分,当归三分,干姜三分,川芎三分,桂枝三分。

风引汤:"除热瘫痫。"大黄、干姜、龙骨各四两,桂枝三两,甘草、牡蛎各二两,寒水石、滑石、赤石脂、白石脂、紫石英、石膏各六两。

防己地黄汤:"治病如狂状,妄行,独语不休,无寒热,其脉浮。"防己一钱,桂枝三钱,防风三钱,甘草一钱。上四味,以酒一杯,浸之一宿,绞取汁;生地黄二斤,咀,蒸之如斗米饭久,以铜器盛其汁;更绞地黄汁,和,分再服。

从上述三方不难看出各方的组成各具特点,侯氏黑散方中菊花特重,占40份,而其他各药用3份的8味、5份的1味、8份的1味、10份的2味。菊花为本方之主药,《本经》载:"主风头眩,肿痛,目欲脱,泪出……"即后世所谓平肝息风药。菊花为凉肝息风药,后世多用之,如羚羊角钩藤汤等。风引汤的特点是集中使用了8种金石介类药,即后世所谓重镇潜阳药。防己地黄却突出了鲜地黄一药,用二斤,应为仲景方用地黄之最重者。

如果把三首方的特点综合起来看,刚好是后世论中风之因于肝阳上亢、肝风内动者,而须育阴潜阳、平肝息风的组方原则。叶天士说过:"凡肝阳一证,必须介类以潜之,柔静以摄之,味取酸收,或佐咸降,务清其营络之热,则升者伏矣。"再看《临证指南医医案·肝风门》载医案共

三十二案，其中用地黄者凡二十多案，可见地黄之重要。吴鞠通之加减复脉汤，一甲、二甲、三甲复脉汤，大定风珠等，乃至张锡纯之建瓴汤等均有用之，当然后世更延展至用天冬、麦冬、玄参、牛膝等一派养阴之品。

风引汤集中了 8 味金石介类药，徐灵胎评《临证指南医案》中有一段话，更是耐人寻味，徐氏说："但阳气上升，至于身体不能自主，此非浮火之比，古人必用金石镇坠之品，此则先生（指叶氏）所未及知也，忆余初至郡中治病，是时喜用唐人方，先生见之，谓人曰：有吴江秀才徐某，在外治病，颇有心得，但药味甚杂，此乃无师传授之故。已后先生得宋版《外台秘要》读之，复谓人曰：我前谓徐生立方无本，谁知俱出《外台秘要》，可知学问无穷，读书不可轻量也。先生之服善如此，犹见古风。所谓'药味杂'，即指金石品也。"后世镇肝熄风汤，一甲、二甲、三甲复脉等方均用金石介类药，可见上述《金匮要略》各中风方，给予后世中风治法一个启迪。开后世滋水涵木，凉肝息风，金石介类潜阳之先河。但笔者以为后世平肝潜阳之方并不能完全替代《金匮要略》各方的。更不能一见中风便盲目施以平肝潜阳，而忽视续命汤诸方。其实在中风的发病过程中，临床表现各异。如防己地黄汤"治病如狂状，妄行，独语不休"。很明显是中风患者中一类认知功能障碍，或损害自主性运动调节一类表现。清·沈明宗之《金匮要略编注》认为本方："非治中风之剂，乃编书者误入，何能得其狂状妄行？"未免过于武断。兹录数则防己地黄汤验案，供参考。

案一 痴呆双手舞动案

利某，女，84 岁。有高血压、糖尿病病史，数年前开始出现近事遗忘，但对答尚切题。曾做 CT 检查，提示多发性腔梗。一年前不慎跌倒致左股骨髁上骨折，长期卧床，三个月前因护理不当出现骶尾部压疮。

2009 年 12 月 17 日因压疮住院，当时见全身多处皮肤干燥开裂，两颧及双手潮红，全身散在红色皮疹，以下腹及骶尾、腹股沟为主，瘙痒，骶尾部压疮。12 月 20 日查房，见其双手十指形似兰花，撮空舞动而无休止，询知家属，此表现约一个月前开始出现。结合本患者高龄，长期卧床，既往CT提示多发性腔梗。近年有认知功能下降，考虑乃血管性痴呆所致行为异常。皮肤干燥开裂，两颧及双手潮红，皮疹瘙痒但无明显渗液。一派阴津亏损之象，地黄剂证也。先以百合地黄汤加苦参。处方：

百合45g　　　　生地黄90g　　　　甘草30g　　　　苦参15g

四剂。

12月25日，两颧及双手潮红稍减轻，皮疹已明显减少，双手舞动有所减少。遂专任防己地黄汤以治。处方：

生地黄90g　　　防己24g　　　　防风24g　　　　桂枝12g

甘草30g

四剂后，双手已无不自主舞动，两颧及双手已无潮红，皮疹已退减过半。

案二　嘴巴不自主抖动案

卢某，女，75岁。2010年9月3日因眩晕入院。入院时，见其嘴巴不自主地抖动，作不停咀嚼状，与其对话，因嘴巴抖动，几不能成句，双手托腮而不能止，走路步态如常。追问病史，既往有脑梗死史。2009年8月自中风后开始出现此现象。入院后，曾考虑未排除帕金森综合征，予多巴丝肼口服，服药后嘴巴不自主抖动未见改善。

9月7日查房，见其舌红少苔，口干欲饮，皮肤干燥，阴虚液枯以防己地黄汤合芍药甘草汤。处方：

防己24g　　　　生地黄90g　　　　防风24g　　　　桂枝12g

甘草30g　　　　白芍60g

四剂。

患者服中药后出现呕吐，纳差，拒绝服用中药，但仔细观之，其嘴巴不自主抖动却较前明显减少。

9月15日，患者已无呕吐，经反复劝说，方肯继续服中药，仍以防己地黄汤，因虑防己味苦致呕，暂去之。服四剂，不自主抖动症状进一步好转，出院。出院后坚持门诊，仍守防己地黄汤合百合地黄汤，但不复再有呕吐。服药至 9 月 28 日嘴巴抖动已基本缓解，仍守方巩固疗效。

至 10 月 26 日，未再见嘴巴不自主抖动，但心烦不寐，口干咽干，拟结合阿胶鸡子黄汤法。处方：

龙牡各 30g	生地黄 90g^{（先煎）}	麦冬 30g	桂枝 12g
阿胶 15g	百合 30g^{（烊化）}	炙甘草 15g	鸡子黄 1 个^{（兑）}

七剂。

11 月 22 日电话随访，嘴巴不自主抖动未见复发。患者已自行停药。

案三　左侧上下肢不自主舞动案

梁某，男，76 岁。有高血压、主动脉夹层动脉瘤、糖尿病病史。2009年曾有脑梗死病史，治疗后无后遗症。2010 年 11 月 27 日，晨练时不慎滑跌在地，当时未注意。28 日患者如常晨练时开始出现左侧肢体乏力，上、下肢不自主舞动，再一次滑跌在地，当天上午由家属送来住院，考虑为急性脑梗死可能性大，予改善脑循环治疗，并行头颅 MR 检查。头颅 MR 显示：双侧半卵圆区及双侧放射冠、左小脑半球陈旧性脑梗死，右侧丘脑、内囊后支急性脑梗死。明确诊断后，予规范 II 级预防。

11 月 29 日查房，刻诊：口眼轻微歪斜，语言謇涩，语音较前低沉，语速较前减慢。左侧肢体大幅度、较快频率地不自主舞动不停，左上肢自内而外，呈"8"字弧形来回舞动，影响持物。坐姿时，屈膝则膝盖左右摆动，行走时身形左右摇晃，影响步履。苔少舌干，脉弦大。查体：左侧肢体肌力 IV 级，肌张力下降，腱反射（+++）。予防己地黄汤合百合地黄汤加减，处方：

防己 24g	生地黄 90g	防风 15g	桂枝 15g
百合 30g	石膏 60g	麻黄 15g^{（先煎）}	

四剂。

2010 年 12 月 3 日，左侧肢体仍不自主舞动，其家住三楼，家属料此次中风症状奇异，恐难复原，故着人物色电梯房子租住，并选购电动轮椅，以方便出院后行动。予防己地黄汤合风引汤加减，处方：

龙骨 30g　　　牡蛎 30g　　　　　石膏 60g　　　滑石 30g ^{（上四味布包先煎）}

防己 30g　　　生地黄 120g　　　桂枝 30g　　　防风 15g

甘草 15g

四剂。

嘱以水七碗，煎至三碗，加花雕酒半支，再煎至一碗，复渣再煎，日服两次。服药次日，肢体不自主舞动开始减少，下肢摆动已甚少，大便溏泄，日四次。12月4日，上肢舞动已较前减半，下肢摆动已甚少。家属见病情逐日转佳，喜甚，带其到院外酒楼吃饭，不料回来时却下肢乏力，需坐轮椅回院。告知虽初见疗效，不宜过快走动。

2月6日，左侧肢体不自主舞动的幅度明显变小，频率明显减慢，自诉舞动已减少三分之二有余。站立、行走自如，仍守前法治之。处方：

生龙骨 30g　　生牡蛎 30g　　　石膏 90g　　　滑石 30g ^{（上四味布包先煎）}

生地黄 180g　防己 30g　　　　防风 15g　　　甘草 15g

桂枝 30g　　　肉桂 15g

三剂，煎服法如前。

2月9日，肢体舞动已甚微，仅说话激动时以左上肢摆动助说话。自觉心悸，心电图检查：频发室性期前收缩。以炙甘草汤四剂而控制。

随访至2011年7月，诸症状未有再发，每日越秀山晨运，步履如常。

上述三例均以大幅度、无目的、较快速度的不自主运动为临床特征，均以防己地黄汤为主而愈。

运用此方又需注意几个问题：

1.经方中描述肢体摇动大概有几则。

（1）真武汤证："太阳病，发汗，汗出不解，其人仍发热，心下悸，头眩，身瞤动，振振欲擗地者，真武汤主之。"

（2）苓桂术甘汤证："心下逆满，气上冲胸，起则头眩，脉沉紧，发汗则动经，身为振振摇者，苓桂术甘汤主之。"

（3）防己茯苓汤证："皮水为病，四肢肿，水气在皮肤中，四肢聂聂动者，防己茯苓汤主之。"

上述三种情况均属水气为患，或者阳虚，或者表虚。但此三案并无阳虚水泛，如舌淡胖、水肿等现症，故不用温法。而都见舌干少苔，皮肤干燥等阴虚液枯见证，而仍以育阴养液为主，重用生地黄。

2. 仲景书使用地黄凡十处，其中三处用生地黄，即炙甘草汤、百合地黄汤、防己地黄汤。仲景时未有熟地黄，生地黄即鲜地黄，干地黄即现今生地黄，现无鲜地黄故用生地黄代之。而三方证均与"神"有关，可知鲜地黄是滋阴养液、养心安神的要药。以防己地黄汤为例："治病如狂状，妄行，独语不休，无寒热，其脉浮。"显然是"神"方面的见证。上列三案，虽非"妄行"，但不能自主，犹"妄"也。

3. 防己地黄汤用生地黄，非重用不足以为功。徐灵胎曾说："此方生地独重，乃治血中之风也。"据说刘渡舟老先生曾请教过宋孝志老先生，此方生地黄应该用多少？宋说用150g。上面说过原方突出了生地黄特重，用二斤，是仲景各方中用地黄最重的一首。服后多有大便溏薄，一般无须过虑。

4. 仲景凡地黄剂均与酒同用，几成定例，本方亦然。历代注家多从酒之性去诠释；如"酒可通经"，柯韵伯则曰："清酒引之上行。"但细观仲师之地黄方，如胶艾汤亦与酒同煎，然胶艾汤乃止血方，无须通经，也无须引药上行。本方是以酒渍防己等四味一宿，绞取汁，再与地黄汁和合。尤在泾释："酒浸取汁，用是轻清，归之于阳，以散其邪。"可见注家常落臆解俗套，恐非仲景原意也。试想药与酒同煎，汤成则酒味俱挥发殆尽，何以通经、上行？近人解释地黄剂用酒同煎是起"溶媒"作用，有利于地黄等有效成分析出，应为仲师本意也。本人于大剂量生地黄的地黄剂，如炙甘草汤、防己地黄汤等也常与酒同煎。汉代未有蒸馏酒，故不应是高粱酒之类，应是黄酒如花雕酒之类。但如炙甘草汤以"清酒七升，水八升"同煎则酒费不菲也。笔者往往是以水七八碗煎至三碗左右，才放花雕酒半支或一支，再煎成一碗，感觉放酒效果较好。

最后，录黎庇留一则"失心风"用风引汤医案，可作此三方有"互联关系"的参考："九树社谋某，中年人也，病中风，旋行屋内不休，自言自语，语无伦次，如狂状。据《金匮》，当用防己地黄汤。余乃用风引汤，去干姜，入竹茹，连服二剂而愈。"

风引汤是"除热瘫痫"的。黎氏去干姜入竹茹可能是因一"热"字，"瘫"者不动，而"痫"者妄动，故风引汤与防己地黄汤有互联也。"失心风"一病名最早见于《证治准绳》，现代医学认为"失心风"是由大脑神经细胞异常放电所引致的突然性、反复性和短暂性大脑功能失调，临床表现为运动、感觉、意识、精神等多方面的功能障碍。据悉联合国国际卫生组织估计全世界大约有五千万"失心风"患者，中国估计有 900 万患者。

五、小结

1. 续命汤是主治中风之"风痱"为主的一首千古名方，以"身体不能自收持"为的证。

2. 续命汤的主药是麻黄，对本方的诠解无须过多揣度。

3. 麻黄可与补气、补血、补肾、清热、利湿……药配伍。

4. 麻黄配桂枝可减少麻黄致心悸的副作用。

5. 麻黄剂发汗，有时是药量达到"知"的程度，未必是目的。

6. 中风篇除续命汤外，其他各方虽曰开后世息风剂之先河，但仍各有所用，不可偏废。

运用十枣汤治疗腰椎间盘突出症之临床观察

卢意浚[1]　李宗镐[2]

（韩国）1.京畿道安养市东安区冠阳洞 1422–11 爷爷韩医院

2.江原道江陵市内谷洞 413 江陵市保健所韩方治疗室

腰椎间盘突出症是腰椎间盘受到过度的体重负荷，造成椎间盘内髓核脱出，引发严重的腰痛及单侧或两侧下肢放射痛，严重影响正常生活，造成严重经济和社会损失的疾病。

一般认为腰痛及下肢放射痛的原因，比机械性压迫更多的是：由髓核或纤维环脱出到硬膜内，产生的化学刺激造成炎症或自我免疫反应引发的。Saal 等认为髓核脱出造成的炎症反应，首先由髓核物质中的毒性物质直接造成神经肌肉的直接炎症，加重了神经膜内外的负重，引发血行障碍和神经阻断，使脱出的椎间盘物质发生水化反应，使其增大，造成局部性血行障碍和神经压迫症。

这种腰椎间盘突出症的治疗方法可以分为手术治疗和非手术治疗。腰椎间盘突出症最有效的治疗方法，还没能得到统一。因为手术治疗有副作用，所以应首先采取非手术治疗，之后才考虑实施手术治疗。

据报告，10% 以下的腰椎间盘突出症因保守治疗失败，需要进行手术，而且术后有 10% ～ 20% 的患者仍不能康复，所以西方医学认为卧床休息、药物疗法等，可以有效减轻机械性压迫，抑制神经肌肉的炎症或自我免疫反应。

手术治疗的情况，治疗失败称之为背部手术失败综合征（failed back surgery syndrome），指去除脱出的椎间盘后，患者的腰痛和放射痛并未缓解的情况。整体上脊柱术后患者约 15% 存在这种情况，如果是侵袭较严重的手术，则可有 40% 的患者仍未缓解病情。

非手术治疗的情况，会在疼痛集中部位或硬膜外部注射类固醇激素以缓解疼痛，或口服非甾体抗炎药（nonsteroidal anti-inflammatoryd drugs, NSAID）等系列药物抑制疼痛。这种治疗可以暂时缓解疼痛。

腰椎间盘突出症属于筋骨疼痛疾病的范畴。在韩医学，尤其在古典医学中，包括腰椎间盘突出症在内的筋骨疼痛疾病治疗方法，如正文中即将介绍的那样，主要采用配伍麻黄、附子、甘遂等中药材的古典验方进行治疗。笔者曾经将其应用于临床治疗，在未采用任何手术和非手术治疗的情况下，仅通过中药治疗获得了较高的治愈率和疗效。

笔者在 2010 年运用十枣汤治疗腰椎间盘突出症 5 例，观察时间为 3～6 个月。通过 5 个案例可知，即便需要进行手术的患者，通过十枣汤的治疗在开始的两周内获得了 30%～50% 的疗效。如果继续用药，严重的病例可在 6 个月内康复，轻微的病例可在 3 个月内康复。

案例一

1. 患者　杨某。

2. 性别 / 年龄　男 /39 岁。

3. 主诉

（1）腰痛。

（2）左臀部痛。

（3）左足底痛。

（4）左侧下肢胆经酸麻。

（5）腰臀部至左下肢膀胱经有拉扯感。

4. 发病日期　于 12 年前大学毕业时发生，经常或间歇性发作，从前 3 周开始病情加重。

5. 病历　该患者是需要长时间坐班工作的办公人员，体格较为健壮。从 12 年前大学毕业当年开始频发腰臀部疼痛，接受了数次针灸治疗，最近

3周因过度压力和工作疲劳病情开始加重。其主要症状为：①腰痛；②左臀部痛；③左足底痛；④左腰臀部至左下肢胆经酸麻；⑤左腰臀部至左下肢膀胱经拉扯感。其中①、②、③的疼痛程度为VAS7（剧烈的疼痛至很剧烈的疼痛）。卧床姿势下，疼痛得到缓解，长期坐姿下，疼痛最为严重。坐姿持续1小时以上，引发严重的腰臀部至下肢拉扯感、疼痛。一天当中，早上起床时发生30分钟～1小时的疼痛，上午得到缓解。寒冷温热刺激造成的疼痛，可在天气寒冷阴霾时加重，天气晴朗温暖时缓解。在左侧下肢抬起检查中，患者自述腰臀部至左下肢大腿部膀胱经拉扯感及疼痛。今年春天，在公司体检中，被诊断为L4～5椎间盘膨大造成的腰椎间盘突出症。此外因颈椎曲度消失，造成了肩颈痛频发。目前肩颈痛依旧存在。

6. 诊断　L4～5腰椎间盘突出症。

7. 家族史　无。

8. 既往史　前列腺炎，并且反复发作，多次接受泌尿科治疗。目前小便时依旧存在残尿感。

9. 身体条件　参照表1。

10. 腹部检查　除腹直肌的紧张外，无其他症状。

11. 治疗期间　2010年5月15日～10月20日。

表1　案例一用药后的身体变化

变	小便	每天6～7次，排尿时大部分有残尿感
	大便	1天1次，略有残便感
	出汗	正常
	寒热	稍怕冷
	饮水量	一般
常	食欲	食欲良好
	消化	消化正常或饭后腹部有满闷感
	胸部症状	无异常
	睡眠	正常

表 2　案例一用药后症候和症状的变化

日期	投药	服药后结果	备注
2010 年 5 月 15 日 （初诊）	十枣汤（大枣 15g，甘遂、大戟、芫花各 0.7g）。甘遂、大戟、芫花经后下处理后，一并加入粉末包装。14 剂 14 天，每天分 3 次服用	腰臀部疼痛及下肢酸麻好转 70% ～ 80%，拉扯感、酸麻好转 70% ～ 80%，腰臀部至下肢拉扯感几乎消失。只有在 3 ～ 4 小时长坐时，才会发生拉扯感	
2010 年 5 月 28 日	同上。21 剂 21 天，每天分 3 次服用	第 2 次服药后，症状无明显好转，但肩颈痛好转 50% 左右	症状无明显好转，所以服用量增加到 2 倍
2010 年 6 月 19 日	同上。28 剂 14 天，每天分 3 次服用	第 3 次服药后，每天发生数次腹泻，腰臀部疼痛及下肢酸麻好转 80% ～ 90%	因 2 倍量服药后，引起每天 2 ～ 3 次腹泻及胃痛，所以服用量减少到每天 1 ～ 2 剂
2010 年 7 月 3 日	同上。21 剂 14 天，每天分 3 次服用	第 4 次服药过程中，因过重的业务和压力，使腰臀部疼痛恶化到 70% ～ 80%。腰臀部至下肢拉扯感复发	
2010 年 7 月 23 日	同上。30 剂 20 天，每天分 3 次服用	维持第 4 次服药时的好转状态	使用了比以前质量好的甘遂，以 1.5 倍量服用，造成每天腹泻 3 ～ 4 次，所以服用量减少到每天 1 ～ 2 袋
2010 年 8 月 20 日	十枣汤（大枣 15g，甘遂、大戟、芫花各 0.5g）。甘遂、大戟、芫花经后下处理后，一并加入粉末包装。20 剂 20 天，每天分 3 次服用	跟第 4 次比较，开始好转。状态良好时每周发生 1 ～ 2 天的腰臀部疼痛，偶尔一整天没有下肢拉扯感	

日期	投药	服药后结果	备注
2010 年 9 月 17 日	同上。30 剂 30 天，每天分 3 次服用	腰臀部疼痛、下肢拉扯感、肩颈痛消失。所有病症消失，未复发，判断治愈	

案例二

1. 患者　杨某。

2. 性别 / 年龄　男 /62 岁。

3. 主诉

（1）左下肢无力感，弯曲腿部感觉无力，不能正常行走，不能长时间站立。

（2）左下肢有拉扯感、酸麻、疼痛。

（3）左侧胫骨发冷。

（4）腰痛。

4. 发病日期　20 天前。

5. 病历　左下肢有无力感及拉扯感、酸麻、疼痛、发冷，于 20 天前长时间蹲坐干农活中，发生上述症状。其中患者最主要的主诉为左下肢的无力感，步行时弯曲腿部的动作无力，只能用右腿用力走路，造成瘸腿。不能自由上下楼梯，只能扶着楼梯扶手缓慢行动。站立时左腿无力，只能用右腿站立，就会向右侧倾斜，不能长时间站立，左下肢无力感造成经常在步行或站立时突然坐下。与左下肢无力感相比，疼痛及其他症状并不严重。左下肢和腰部疼痛程度为 VAS5（中度疼痛）左右，左下肢膀胱经存在拉扯感，持续存在酸麻、疼痛症状，步行时不严重，站立 30 分钟以上时加重。左下肢胫骨部位持续发冷症状，寒冷刺激下加重，温热刺激下缓解。腰痛在久坐的姿势下加重，在农田蹲坐干活会加重腰痛。此外肩部、背部等部位过劳也会有发沉的疼痛。

医院诊断为 L4～5 椎间盘膨大及脊柱管狭窄症，医师建议手术，患者因惧怕下肢无力的持续，也同意进行手术。因为希望不通过手术就能解决问题，故在手术前 1 周到笔者医院就诊。

6. 诊断　L4～5 椎间盘膨大造成的腰椎间盘突出症及脊柱管狭窄症。

7. 家族史　无。

8. 既往史　于 10 年前因事故折断右侧手臂，进行了缝合手术。有高血压、高脂血症病史，常年服用降血压药和阿司匹林。

9. 身体条件　见表 3。

表 3　案例二身体条件

常	大便	1～2 天 1 次，正常，略有残便感
	出汗	一般
	寒热	稍怕冷，手脚稍发冷
	饮水量	每天 1L 左右，习惯性多饮水
	食欲	食欲一般
	消化	消化正常
	胸部症状	无
	睡眠	正常，喝咖啡则眠差

10. 腹部检查　腹肌坚实，腹直肌紧张外无其他症状。

11. 治疗期间　2010 年 1 月 28 日～3 月 15 日，7 月 26 日～8 月 10 日。

12. 腹部检查　腹直肌紧张外无其他症状。

13. 治疗期间　2010 年 5 月 15 日～10 月 20 日。

14. 治疗经过　见表 4。

表 4　案例二用药后症候和症状的变化

日期	投药	服药后结果	备注
2010 年 1 月 28 日	十枣汤（大枣 20g，甘遂、大戟、芫花各 15g）。甘遂、大戟、芫花经后下处理后，除去粉末包装，14 剂 14 天用药	服药后 2～3 天出现 1～2 次腹泻，之后未出现腹泻。左下肢无力感好转 50% 以上，腰痛及下肢拉扯感、酸麻、疼痛几乎消失。平时无症状，长时间干活后出现疼痛。左下肢发冷感几乎消失	第一个处方为了防止过度攻下，增加了甘遂、大戟、芫花的量，但清除了粉末。判断患者的下肢无力感是因为大枣挛引强急造成的肌肉问题，故增加了大枣用量
2010 年 2 月 22 日	十枣汤（大枣 15g，甘遂、大戟、芫花各 0.7g）。甘遂、大戟、芫花经后下处理后，一并加入粉末包装	左下肢无力感消失。此外腰部下肢疼痛及拉扯感、疼痛、发冷全部消失。长时间蹲坐干农活也无大碍	
2010 年 7 月 26 日	同上	10 月 19 日电话确认，服药后坐骨部位疼痛及不适消失。长时间干活有点不舒服	服药后似乎治愈，但因为过度劳动，坐骨部位出现重痛，希望继续服药

案例三

1. 患者　杨某。

2. 性别 / 年龄　男 /33 岁。

3. 主诉

（1）股关节痛。

（2）下肢胫骨部位发冷及疼痛。

（3）下肢膀胱经酸麻。

（4）尿道口附近挛急感。

（5）右侧大脚趾痉挛。

（6）右下肢脚踝无力感。

4.发病日期 4天前。

5.病历 于4天前搬动厚重的包裹时发生腰部扭伤，发生上述症状。

（1）右侧股关节痛。骨头之间感觉相碰、相撞的疼痛，因此造成瘸腿跛行 VAS5～6（中度疼痛至严重疼痛）。

（2）右下肢胫骨部位发冷及疼痛。下肢胫骨部位就像受冷风那样发冷酸痛，风扇等寒冷刺激会造成冷痛加重，影响到睡眠。VAS6～7（剧烈的疼痛至很严重的疼痛）。

（3）右下肢膀胱经酸麻。

（4）右下肢至尿道口附近挛急。在步行或低头的姿势下，尿道口附近发生挛急。

（5）右侧大脚趾频发痉挛症状。

（6）右下肢脚踝部位无力感，步行时腿部无力，感觉坠下。站立时右腿无力，所以不能长久站立，不能用脚跟站立支撑身体。平躺或侧卧疼痛恶化，只能侧卧休息片刻。弯腰会造成疼痛加重，洗脸都很不方便。彻底弯腰会造成腰部至大腿部拉扯感及股关节痛。经检查判断为L4～5腰椎间盘破裂（图1），医师建议手术，但因为患者的父亲曾经笔者用中药治疗治愈过腰椎间盘突出症，所以未选择手术，到笔者所在医院就诊。

6.诊断 L4～5腰椎间盘破裂造成的腰椎间盘突出症。

7.家族史 其父亲（上述案例二的患者）曾患腰椎间盘突出症，经笔者用十枣汤治疗后治愈。

8.既往史 颈椎病、数年前经MRI检查C1～2号椎间盘脱出，诊断为颈部椎间盘突出症，因此长期有右侧为主的肩颈痛。

9. 身体条件　参照表 5。

10. 腹部检查　腹肌力中等，除腹直肌的紧张外无任何异常。

表 5　案例三身体条件

变常之间	小便	每天 9 次，略有残尿感
常	大便	1～2 天 1 次，正常，略有残便感
	出汗	无汗
	寒热	稍怕冷，手脚略凉
	饮水量	每天 1L 左右，少饮水倾向
	食欲	食欲一般
	消化	消化正常
	胸部症状	无
	睡眠	正常

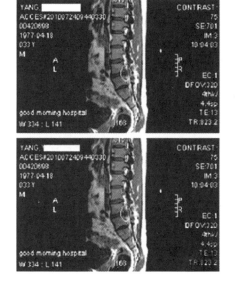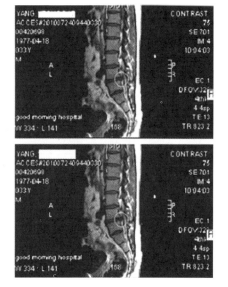

图 1　案例三 MRIL–HIVD

11. 治疗期间　2010 年 7 月 26 日～10 月 28 日。

12. 治疗经过　见表 6。

表 6　案例三用药后症候和症状的变化

日期	投药	服药后结果	备注
2010 年 7 月 26 日（初诊）	十枣汤（大枣 15g，甘遂、大戟、芫花各 0.7g）。甘遂、大戟、芫花经后下处理后，一并加入粉末包装。14 剂 14 天，每天分 3 次服用	第 1 次服药后股关节痛、下肢胫骨发冷及疼痛、下肢膀胱经酸麻、尿道口附近拉扯感、右侧大脚趾痉挛等，整体好转 50% 左右	第 1 次服药后，每天发生 2～3 次腹泻。尤其在服药初期，凌晨频繁腹泻
2010 年 8 月 14 日	十枣汤（大枣 15g，甘遂、大戟、芫花各 0.5g）。甘遂、大戟、芫花经后下处理后，一并加入粉末包装。20 剂 20 天，每天分 3 次服用	好转 50% 以上，右侧大脚趾痉挛消失，可以正常步行。可起身坐下。但疼痛缓解后，右下肢脚踝无力感感觉更严重	患者难以忍受服药后造成的频繁腹泻，所以甘遂、大戟、芫花减少为各 0.4g。此后服药数日发生 1 次腹泻，腹泻次数明显减少
2010 年 9 月 10 日	同上。28 剂 28 天，每天分 3 次服用	股关节痛、下肢胫骨部位发冷及疼痛好转 80%～90%，下肢膀胱经酸麻消失，尿道口附近挛急好转 70%，右下肢脚踝无力感好转 10%	
2010 年 10 月 7 日	十枣汤（大枣 15g，甘遂、大戟、芫花各 0.7g）。28 天 28 剂，每天分 3 次服用	股关节痛、下肢胫骨部位发冷及疼痛、尿道口附近挛急消失。右下肢脚踝无力感几乎消失。开始运动后恢复了发病前的肌力	下肢脚踝无力感认为与大枣挛引强急相关的肌肉问题，故增加了大枣用量

案例四

1. 患者　申某。

2. 性别 / 年龄　男 /46 岁。

3. 主诉

（1）左侧臀部至下肢小腿膀胱经拉扯感、酸麻、疼痛。

（2）左侧腹股沟拉扯感及疼痛。

4. 发病日期　4 ～ 5 天前。

5. 病历　患者为办公室员工，整天坐着办公。最近因为数个月以来负责重要项目，一直熬夜，其间发生了上述症状。

（1）从左侧臀部到下肢小腿膀胱经拉扯、酸麻、疼痛。疼痛程度为VAS6 ～ 7，剧烈至很严重的疼痛。因此难以正常步行，拖着左腿，不能长久站立或坐着。在弯下腰的姿势下，因为臀部和下肢的拉扯感和酸痛，难以将手放到膝盖以下。医院检查诊断为 L4 ～ 5 腰椎间盘膨大造成的腰椎间盘突出症。医生建议立刻手术。但患者因为负责重要项目，不能休假，今后 2 ～ 3 个月只能继续处理相同的过重业务，所以患者要求如果可以仅通过中药治疗，而无需手术就能康复的话，希望接受单纯的中药治疗。

（2）服药 1 个月后（1）的症状几乎消失时，发生了腹股沟部位的拉扯感和疼痛。疼痛程度为 VAS4 ～ 5（中度疼痛）。

6. 诊断　L4 ～ 5 腰椎间盘膨大造成的腰椎间盘突出症。

7. 家族史　无。

8. 既往史　1 年前在澡堂扭头时闪了腰，发生了类似眩晕症的症状。此后以每 2 ～ 3 个月为周期，反复好转和加重。

9. 身体条件　见表 7。

表 7　案例四身体条件

变常之间	出汗	倾向于无汗，出汗后身体舒服
	饮水量	每天 2L，习惯性经常喝水

	大便	1天1次，正常便，或略有残便感
	小便	正常
	寒热	与寒热无关
常	食欲	正常
	消化	正常或吃得太饱后感觉腹部满闷
	睡眠	正常
	胸部症状	无

10. 腹部检查　除腹直肌紧张外无其他异常。

11. 治疗期间　2009 年 10 月 30 日～2010 年 1 月 29 日。

12. 治疗经过　见表 8。

表 8　案例四用药后症候和症状的变化

日期	投药	服药后结果
2009 年 10 月 30 日（初诊）	十枣汤（大枣 15g，甘遂、大戟、芫花各 0.7g）。甘遂、大戟、芫花经后下处理后，一并粉末进行包装。14 剂 14 天	左侧臀部至下肢小腿膀胱经的拉扯感、酸麻及疼痛好转 20% 左右
2009 年 11 月 11 日	同上。14 剂 14 天	上述症状好转 50% 左右
2009 年 12 月 26 日	同上。14 剂 14 天	左侧臀部至下肢小腿膀胱经的拉扯感、酸麻及疼痛几乎消失，发生左侧腹股沟拉扯感及疼痛
2010 年 1 月 13 日	同上。14 剂 14 天	左侧腹股沟拉扯感及疼痛好转 60%～70%
2010 年 1 月 29 日	同上。21 剂 21 天	上述症状消失。腰椎间盘突出症造成的所有身体症状及疼痛消失，判断治愈。至 2010 年 10 月 20 日未复发

案例五

1. 患者　郑某。

2. 性别 / 年龄　男 /55 岁。

3. 主诉

（1）腰痛。

（2）步行时左下肢痛、无力感、脚踝肌肉扭曲。

（3）频繁发生下肢痉挛。

（4）项强痛。

（5）左侧肩痛及 ROM 限制。

（6）双侧第 4、5 手指酸麻、僵直、发冷感。

4. 发病日期　（1）、（2）、（3）症状从 1 年前开始出现，（4）、（5）、（6）症状从两年前开始出现。

5. 病历　患者在 2008 年 2 月因为项强痛、肩痛及手指疼痛、无力感，接受了颈椎手术。此后 2009 年 5 月因为腰痛及下肢疼痛、肌肉僵直、无力感接受了腰椎手术。但术后上述症状未得到好转。患者主诉腰椎间盘突出症所造成的如下症状，坐骨部位的疼痛程度为 VAS5 ～ 6（中度疼痛至严重疼痛）。比起坐骨部位的疼痛，患者主诉是下肢的无力感及僵直、肌肉痉挛造成了跛行问题。

（1）因为腰部肌肉僵直持续出现重痛。在长时间坐着或站立时恶化。

（2）步行时因为左下肢疼痛和无力感以及脚踝部位的肌肉僵直扭曲，难以正常行走，出现跛行。

（3）经常发生下肢痉挛。因为颈椎间盘突出，所以主诉有如下症状。颈肩部、上肢、手指的疼痛程度为 VAS5（中度疼痛）。比起这种疼痛患者感觉更明显的是上肢 ROM 限制和手指的酸麻感、僵直、发冷感。

（4）持续存在项强痛。该项强痛只有枕着特殊的枕头才能缓解。

（5）左侧肩痛及 ROM 限制，水平举起左臂，不能抬升到肩部以上。

（6）双侧第 4、5 手指酸痛。术后酸痛依旧，在医院进行神经打孔手术后好转。早上起床时双侧手指僵直发麻，通过一段时间的按摩才能好转。双侧手指持续存在发冷的感觉。在使用风扇、空调时发冷加剧，须立即避开风向。患者在二次手术后依然存在整体身体症状，所以非常灰心。因为从事体力劳动，在上述症状出现期间休息了几个月，如果不能治疗上述症状，就难以维系生计。

6.诊断　颈椎及腰椎间盘突出症。

7.家族史　无。

8.既往史　十二指肠溃疡。

9.身体条件　参照表9。

表 9　案例五身体条件

常	大便	2 天 1 次，正常便，几天不排便，也不觉难受
	小便	正常
	出汗	出汗多，出汗后身体舒服
	寒热	微怕热
	饮水量	一般
	食欲	正常
	消化	正常
	睡眠	正常
	胸部症状	无

10.腹部检查　除腹直肌的紧张外，无任何异常。斜方肌、腓肠肌及下肢整体肌肉进行紧张检查时确认了有硬结、压痛。腰椎竖脊肌确认了整体过度紧张、僵直、左侧上端的膨大及压痛。

11.治疗期间　2010 年 7 月 3 日～8 月 14 日，9 月 25 日～10 月 10 日。

12.治疗经过　见表10。

表 10　案例五用药后症候和症状的变化

日期	投药	服药后结果	备注
2010 年 7 月 3 日（初诊）	十枣汤（大枣 15g，甘遂、大戟、芫花各 0.7g）。甘遂、大戟、芫花经后下处理后，一并放入粉末包装。21 剂 21 天	整体好转 30% 左右，下肢痉挛消失	初期按 2 剂 1 天的量用药，每天发生 3～5 次的严重腹泻。症状急剧好转，但患者服用困难，改服为 1 剂 1 天
2010 年 7 月 21 日	同上。21 剂 21 天	（1）腰痛。（2）步行时，左下肢痛。（3）无力感，脚踝肌肉扭曲消失 90% 左右。（4）颈椎痛几乎消失。（5）左侧肩痛及 ROM 限制消失，可以在肩部上方、背部后方自由搬动箱子，无 ROM 限制。（6）双侧第 4、5 手指酸麻、僵直、发冷等消失 80%～90%，全身肌肉触地时的紧张、压痛大幅缓解。整体上生活无碍。从事激烈体力劳动会引发不适感	空腹服用导致胃痛，嘱咐吃饭后 30 分钟内服药
2010 年 9 月 25 日	同上。14 剂 14 天	剩余症状几乎消失。不从事激烈的体力劳动，则几乎无不适感	

分析

十枣汤是记载于《伤寒论》和《金匮要略》中的处方。原著记载的药物构成、用量、煎汤法、服药法及主要条文如下："芫花，甘遂，大戟，上三味等分，各别捣为散，以水一升半，先煮大枣肥者十枚，取八合，去滓内药末，强人服一钱匕，羸人服半钱，温服之。平旦服，若下少，病不除者，明日更服，加半钱，得快下利后糜粥自养。"

以同等量取三味药，各自磨粉。用水一升半，煎十枚大枣，去渣取八勺，入药末。强人服用一钱匕，羸人服用半钱。应在凌晨服用，如果腹泻量少就无法康复，应在次日加半钱继续服用。腹泻顺畅后，喝粥滋养。

"太阳中风，下利呕逆，表解者乃可攻之。其人汗出，发作有时，头痛，心下痞硬满，引胁下痛，干呕短气，汗出不恶寒者，此表解里未和也，十枣汤主之。"（152）

太阳病中风，下利、呕吐的患者，应出汗，偶尔发作，头痛，心下痞硬满，胁下拉扯疼痛，干呕短气出汗，无恶寒以十枣汤主治。十枣汤在临床上以"大枣 15～20g，甘遂、大戟、芫花 1～0.7～0.5g"为一日分量，先煎大枣后，甘遂、大戟、芫花粉末经后下处理加入，分 2～3 次服用 120mL，服用次数可以增加到 4～6 次，以便每天腹泻 1～3 次。

吉益东洞在《药征》中对构成十枣汤的大枣、甘遂、大戟、芫花的特点做出了如下说明。

大枣：主治挛引强急也。旁治咳嗽，奔豚，烦躁，身疼，胁痛，腹中痛。

大戟：主利水也。旁治掣痛，咳烦。

芫花：主逐水也。旁治咳，掣痛。

临床上十枣汤的用药标准如表 11。笔者在 2007～2010 年间，运用十枣汤治疗各种筋骨疼痛疾病 30 例。用十枣汤治疗的筋骨疼痛疾病包括颈椎及腰椎间盘突出症、退行性关节炎、类风湿、网球肘、僵直性脊髓炎、跌打损伤等，其身体症状包括肩部颈部疼痛、膝盖痛、手指脚趾痛、背痛、腰痛、臀部痛、肋间痛、股关节痛、脚踝痛、足底痛、痉挛频发等。

表 11　用药标准

治法：下法；所在：体表；一毒：挛（水）

	腹候	外证	
必证		掣痛：肌肉呈现挛引强急之状的全身掣痛（肩部颈部疼痛，肋间痛，腰痛、膝盖痛）	
或证	挛急 心下满	因为甘遂造成的炎症，疼痛部位可能出现发红、发热或轻微水肿	
倾向性	胸式呼吸 腹形：瘦瘠至丰满 腹皮：紧张至弛缓 腹筋：有力至无力 存在斜方肌中一根肌肉拉扯，造成紧张的情况	大部分体型为消瘦，正常或些许肥胖	
		挛	便秘倾向，经常小便，但有残尿感
		常	存在怕冷的情况，手足寒热、出汗、饮水量、食欲、消化、睡眠正常，胸部症状无

存在怕冷的情况，手足寒热、出汗、饮水量、食欲、消化、睡眠正常，胸部症状无。

如果符合伴随全身肌肉挛引强急之状的筋骨疼痛疾病的十枣汤相关处方标准，那么给服后，应对相应病症及西医病名起到疗效。

本文的案例中，十枣汤的用药过程如下。

案例的患者体型大部分为正常或略微肥胖，治疗方法应在攻养（补）之间。对于疼痛疾病，古方一般临床上采用麻黄、附子、甘遂。如果不怕冷，就认为无恶风，排除麻黄和附子，如果怕热，可以考虑恶热，使用甘遂。第一批考虑的药材中，排除麻黄和附子，就剩下了甘遂。案例患者无大黄的腹满、便秘，也无芍药的结实，排除甘遂方剂中的大陷胸汤[1]、大黄甘遂汤、甘遂半夏汤后，剩下的十枣汤可以作为选择。

案例一中，怕冷的程度轻微，也没有发现不仁、沉重的证候，所以可以排除附子。麻黄方剂中排除了附子后，排除芍药（结实）、石膏（烦渴），就无处方了。在第一批考虑的药材中排除附子和麻黄，就剩下甘遂。可以将左腰臀部至左下肢膀胱经拉扯感视为大枣证的挛引强急，小便之变和身体疼痛视为甘遂证的小便难、掣痛，组合大枣和甘遂选用十枣汤。

案例二中，患者的左下肢无力感视为沉重，发冷视为恶寒，就能选择附子。患者为从事体力劳动的男性，从主诉左下肢拉扯感看，可以判断存在因挛急造成的肌肉问题，可以对照考虑芍药。腹诊后未发现芍药的结实，可以排除芍药。但也无术的小便自利、不利，桂枝的冲逆也难以判断的情况下，可以在附子方式中进行选择。麻黄方剂的情况也考虑大枣，排除附子、白术、芍药的同时，因为无烦渴，也排除石膏，就没法找到处方了。第一批中排除附子和麻黄剩下了甘遂。如果以大枣为考虑药物，可以选择十枣汤。十枣汤因为君药大枣的挛引强急之状，倾向于适合有肌肉的体型。

案例三中右下肢至尿道口附近的拉扯感及右侧大脚趾的痉挛可以视为肌肉问题造成的挛证候，考虑芍药和大枣。腹后无芍药的结实，所以排除芍药，考虑大枣。患者主诉的"右下肢发冷"视为恶风、恶寒或厥冷，可以考虑附子、麻黄或桂枝。选择附子时，考虑对照，排除芍药（结实）、石膏（烦渴），可以选择桂姜枣草黄辛附汤。但桂姜枣草黄辛附汤目的方证和患者的病症不符。选择麻黄，考虑对照排除芍药和石膏后，就没有可选的处方了。桂枝方剂中也无处方，那么患者的"右下肢发冷"就不是《药征》中归纳的恶风、恶寒、厥冷等外证。此时患者的病症中出现的所有现象，如果非要以《药征》中的用词进行归纳，很容易出现限制思考、降低临床治疗率的问题。第一批考虑的药物中排除附子和麻黄，只剩下甘遂。如果考虑大枣，可以选择十枣汤。案例三的患者为案例二患者的儿子，对两者的相似病症选择十枣汤，都得到了疗效。

案例四中不存在恶寒、不仁、沉重等证候，排除了附子。麻黄方剂中，因为排除了附子，而且无烦渴，于是排除了石膏，无小便自利不利，排除了术，无结实排除了芍药，就无法找到处方了。第一批考虑的药物中排除附子和麻黄，只剩下了甘遂。此时臀部至下肢拉扯感可以视为大枣的挛引强急之状，故选择十枣汤。

案例五中手指及下肢的僵直、痉挛频发、上肢 ROM 限制、全身肌肉的过度紧张和硬结压痛等都是肌肉紧张和僵直造成的问题，是可以考虑大枣挛引强急之状的病症。手指发冷考虑《药征》的恶风、恶寒、厥冷，考虑附子或桂枝，但无法找到与病症相符的处方。麻黄方剂的情况，排除了附子后，排除石膏（烦渴）、白术（小便自利不利）、芍药（结实），也无法找到处方了。第一批考虑的药物中排除附子和麻黄，剩下了甘遂。甘遂方剂中排除大黄（腹满，便秘）、芍药（结实），就剩下了十枣汤。之后便选择了大枣，选用了十枣汤。

笔者分析使用十枣汤治疗筋骨疼痛疾病的 30 多例有效案例，及本文中使用十枣汤治疗腰椎间盘突出证的 5 个案例，得出如下十枣汤证的临床经验。

1. 正常至略微肥胖的体型

体型是在身体条件的倾向性或用药选择上非常重要的标准。本文的 5 个案例，调查患者的肥胖度发现身体质量指数（body mass index，BMI）在 23.51 ～ 20.76，这是正常或略微肥胖的体重。所以十枣汤证患者的肥胖度一般倾向于正常或略微肥胖。

2. 怕热倾向，即便发冷，也会与病症一同出现，局限在一定部位

寒热也能从身体条件的倾向性或筋骨疼痛疾病的临床治疗中，作为非常重要的一个用药标准。第一批考虑的麻黄、附子、甘遂中，附子症怕冷，甘遂症怕热，麻黄＋石膏的组合倾向于怕热，此外的麻黄方剂倾向于怕冷。十枣汤也因为甘遂，即便患者怕冷或怕热，或不怕冷热，或些许怕冷，实际上倾向于不怕冷。

本论文中介绍的第 2、3 号案例中，患者主诉患部的发冷认为在寒冷刺激下加重，但患者平常倾向于怕热，发病后开始了发冷，并且局限于患部的局部部位，所以可以判断不是属于附子、麻黄、桂枝的恶风寒证。患者脸色不苍白，倾向于黄褐色，这一点也能作为参照。十枣汤证伴随发冷可以在服药后病症消失时同时消失。

3.大枣挛引强急造成的肌肉问题

十枣汤中君药是大枣，大枣的容量和甘遂、大戟、芫花的合计容量比例为（15～40）：1，大枣占绝对比例。所以十枣汤证以大枣主治的挛引强急之状为用药的标准。

临床上十枣汤证的大枣挛引强急之状如下。

（1）确认全身和局部肌肉的过度紧张、硬结、压痛。检查斜方肌、腰椎竖脊肌等全身肌肉及患部肌肉，可确认过度紧张、硬结、压痛等。

（2）拉扯感（挛引）。主诉局部或患部的肌肉拉扯感。拉扯感经常以肩部颈部肌肉、斜方肌、腰臀部或股关节肌肉为起点出现。患者向前弯下头的姿势、向后转动手臂的姿势、向前弯腰的姿势、下肢抬起检查等中经常主诉肌肉的拉扯感。

（3）僵直。主诉局部或患部的肌肉僵直。肌肉的僵直经常造成患者小腿或上下肢的手指脚趾的痉挛及发麻，肌肉的僵直经常造成肌肉痛，肌肉的僵直和肌肉痛经常因为长时间的坐姿和站立等不恰当的动作造成恶化。十枣汤证的僵直性脊髓炎，是因大枣造成肌肉僵直的极端情况之一。

（4）ROM 限制。大枣的挛引强急经常引起 ROM 限制。如果超过ROM 范围运动肌肉，患者经常感到相应部位肌肉的拉扯感和疼痛。

（5）无力感。大枣的挛引强急有时候不以肌肉的拉扯感或僵直出现，而是以无力感出现。本文的第 2、3、5 号案例中，大枣的挛引强急造成的下肢无力感为主诉。大枣的挛引强急造成的肌肉无力感，大部分伴随拉扯感或僵直，这一点在临床上应与附子的沉重加以区别。

4.病症倾向于广泛出现在全身肌肉的上下部位

十枣汤的病症经常广泛出现在全身肌肉的上下部位。在甘遂方剂中，大陷胸汤和大黄甘遂汤局限为胸部和肚脐下方，病症也在相应范围内局部出现，可以和十枣汤进行比较。例如十枣汤证，可以同时出现颈椎炎造成的肩颈痛和腰椎造成的坐骨痛。本文的案例第1、5是颈椎和腰椎同时出现病症的案例。

十枣汤的病症中，局限在肚脐上方或下方的情况中，病灶也没有局限在局部部位，而经常是扩展到连接部位，范围较大。例如颈椎炎的情况，并不局限在颈部和肩部，而是延伸到上肢和手指，腰椎的问题不局限于腰部，延伸到臀部、股关节部位以及下肢、脚趾等非常宽泛的部位。因为大枣的挛引强急倾向从发病肌肉部位延伸到邻近的肌肉部位。

5. 二便不利的或有或无

十枣汤的治疗方法是下法。甘遂、大戟、芫花起到利水作用，通过大小便排出水毒，治疗病症。所以一般身体会出现小便不利及便秘倾向。但实际临床中，意外能发现正常的大小便非常多。分析本论文中的5个案例，第1、3号案例中出现了小便之变，但第2、4、5号案例中大小便都很正常。

6. 几乎不存在伴随水肿的情况

十枣汤中的大枣（解挛的药物）与甘遂、大戟、芫花（利水逐水的药物）的比例为（15～40）：1，是大枣含量非常多、水剂容量少的处方。十枣汤的目的以解挛为主，以利水、逐水为辅。水肿是水毒的证候，十枣汤因为这种原因，病症几乎不存在伴随水肿的情况。笔者在十枣汤的30多例有效案例和本文的5个案例中均未出现伴随水肿的情况。或存在烦躁之气引起的炎症，造成患部局部发红、发热，伴随轻微水肿的情况，但这不是因为水毒，而是因为烦躁之气，这一点应加以区别。水毒可以引起筋骨疼痛疾病，所以筋骨疼痛疾病一般会伴随有水毒造成的水肿。十枣汤证中倾向于不伴随水肿，这一点是在临床上与其他处方加以区别的重点之一。

结论

在古方的临床应用中，大部分筋骨疼痛疾病，用麻黄、附子、甘遂进行治疗。十枣汤是以大枣、甘遂、大戟、芫花组成的甘遂方剂，根据上述治疗方式和用药标准，在最近三年中应用十枣汤治疗筋骨疼痛疾病30例，通过本文报告了其中治疗腰椎间盘突出症5例。

在包括腰椎间盘突出症在内的筋骨疼痛疾病的治疗中，十枣汤显现出出色的治疗效果。分析本文中的5个案例，腰椎间盘突出症即便处于需要手术的阶段，仍能使用十枣汤，在两周内获得30%～50%的疗效，如果可以持续治疗，本应该进行手术治疗的重症患者需要约6个月，轻微症状的患者需要约3个月即可康复。

分析使用十枣汤治疗筋骨疼痛疾病的30多例有效案例及本论文中使用十枣汤治疗腰椎间盘突出症的5个案例，对十枣汤的治疗症状获得了如下几种临床印象：

1. 正常至略微肥胖的体型。

2. 怕热倾向。

3. 经常伴随大枣症的挛引强急造成的肌肉过度紧张、硬结压痛、拉扯感、僵直、无力感、ROM限制等。

4. 病症倾向于广泛出现在全身肌肉的上下部位。

5. 二便不利的情况或有或无。

6. 几乎不存在伴随水肿的情况。

参考文献

1. 吉益东洞，著.李正焕，郑昌贤，译.药征.青红，2006.

2. 卢意浚，姜汉殷.古方类聚.腹治医学会出版局，2009：917-919.

3. 卢英范，卢意浚.图解类聚方.腹治医学会，2010：472.

4. 金炯匀，李宗德.根据韩方疗法进行腰椎间盘突出症的治疗后，对治疗前后 CT 结果的比较.大韩韩医学会会刊，1997，18（2）：34.

5. 宋峰根.腰椎间盘突出症保守治疗相关研究.大韩韩医学会会刊，1995，16（2）：63-71.

6. 边载英，李宗德.腰椎间盘突出症中各脱出形态保守治疗相关临床研究.大韩针灸学会会刊，1998，15（1）：56.

7.Saal JA，Saal JS.Nonoperated treatment of Herminated Lumbar Intervertebral Disc with radiculopathy.An outcom study，spine；1989：14（4）：431-437.

8. 金娜莱.对怀疑椎间盘内紊乱的患者实施硬模外类固醇注射的典型性效果案例研究.大韩影像医学会会刊，2007，57：281-286.

9. 李春成.超越常识的腰椎间盘故事.韩国学术信息，2007：90-94.

10. 聚集爱心疼痛诊所神经脊柱治疗中心.http：//www.paincare.or.kr/.

11. 腹治医学会.http：//www.bokchi.com.

平脉辨证：伤寒温病、经方时方融会贯通

李士懋

（中国）河北医科大学中医学院

> **李士懋** 男，1936 生于山东黄县。1956 年毕业于北京 101
> 中学，1962 年毕业于北京中医学院（现北京中医药大学）。现
> 任河北医科大学中医学院教授，主任医师，博士生导师，第二、
> 三、四批全国老中医药专家学术经验继承工作指导老师，国家药
> 审委员，2008 年被授予"河北省十二大名医"称号。
>
> 1962～1979 年在大庆油田总院任中医师、主治医师；1979
> 年至今任教于河北中医学院（现河北医科大学中医学院）。毕业
> 近 50 年来，一直从事临床、教学、科研工作。学术上坚持中医
> 理论指导下的辨证论治，尤重脉诊。与妻子田淑霄教授合作，出
> 版《脉学心悟》《濒湖脉学解索》《温病求索》《相濡医集》《冠心
> 病中医辨治求真》《中医临证一得集》《李士懋、田淑霄脉学心
> 得》《汗法临证发微》等专著 8 部。

中华民族先人对脉诊做了艰苦卓绝的探索。《内经》成书以前，就已
有脉诊专书，《素问》引述《揆度》《脉法》二书可以为证。《内经》汇集
了当时的各种脉诊学说，有遍诊法、三部九候法、色脉诊法、经络诊法、
尺肤寸口诊法、寸尺诊法等。《难经》确立了寸口诊法，仲景引述《平脉
辨证》等书，首列《辨脉法》与《平脉法》，形成了以脉诊为中心的辨证

论治体系。历代脉诊专书不啻百部，各医家著述亦皆论脉，在不断争鸣扬弃中，趋向简化、明了、实用。自古论脉详且尽矣，本不容吾等无名之辈置喙，但在50余年不断学习、实践中，萌生了些有别于传统的见解，故而斗胆写了出来。不仅这么说，实践中也是这么做的，这在拙著《相濡医集》《冠心病中医辨治求真》及《一得集》（待出版）中所列医案中可以体现。

一、以脉诊为中心的辨证论治方法形成过程

古云："中医难，难在识证。"而识证的关键在于脉诊，脉诊可以定性、定位、定量、定势。笔者学习中医半个多世纪以来，在漫长的学习、实践过程中逐渐形成了以脉诊为中心的辨证论治方法。临床中，常碰到一些疗效差，甚至久治不愈的患者，心中茫然不知所措，甚感愧疚，都因辨证论治水平不高，所以努力学习经典及名著，又难于一蹴而就，心中仍难了了，苦闷之情常萦绕心头。

如何提高辨证论治水平？临床前十几年，笔者主要倚重舌诊。因舌诊比较直观，易于观察，且望舌能洞观五脏六腑，所以辨证中以舌诊为重。然临证既久，发现一些舌证不符的现象，如再障患者舌淡胖大，怎么补也不好，改予凉血散血方愈；有的冠心病患者舌暗红或光绛，滋阴清热活血无效，改予温阳通脉而瘥；有的舌绛而裂，养阴反剧，温阳舌反渐红活苔布；有的苔黄厚，清热化湿不愈，温阳化湿而瘳。舌证不符的医案，动摇了笔者以舌诊为中心的辨证论治方法，转而渐渐倚重脉诊。

临床辨证，虽曰四诊合参，但四诊的权重不同。自古皆云望而知之谓之神，望什么呢？望神、望色、望形态。笔者现在应诊的患者，急性病及危重病较少，而慢性病及疑难病较多，患者的形、色、神常无显著变化，望舌又常出现舌证不符的现象，难以将望诊作为辨证的主要依据。闻而知之谓之圣，闻诊无非闻声味，一些慢性患者亦很难出现声味的显著变化，

所以闻诊亦难作为辨证论治的主要手段。问诊，是必需的，要知道患者之所苦所欲。但是有的患者症状很少，例如就是个头痛，没有其他症状，无法仅据问诊辨其寒热虚实。有的患者主诉一大堆，能说上半个钟头，甚至有些怪异的症状，如有一患者从腰至下肢，有流沙或流粉条之感，从上到下无处不难受，使辨证茫然不知所措。且仅据症状，也很难判定其病机，所以问诊也有相当大的局限。常遇有些人请笔者开方子，治疗某病，或说的是一些症状，或说的是西医诊断，令人很无奈。未诊脉，寒热虚实不明，确难拟方。

笔者倚重脉诊，一是受大学恩师的影响，很多老师都强调脉诊。陈慎吾老师讲，一摸脉就可知道病的性质。学生时虽无体会，但印象颇深。在学习经典时，从《内经》到《伤寒论》《金匮要略》，都非常重视脉诊。如《内经》云"微妙在脉，不可不察""气口成寸，以决死生"。很多疾病的性质、吉凶顺逆皆以脉断，内容非常丰富。《难经》中论脉的篇幅约占全书的四分之一，确定了寸口诊法，并予全面论述，为后世所宗。仲景于《伤寒论》，开首即设《辨脉法》与《平脉法》论脉专篇。仲景于《伤寒论》原序云："撰用《素问》《九卷》《八十一难》《阴阳大论》《胎胪药录》，并《平脉辨证》，为《伤寒杂病论》合十六卷。"平者，凭也。古已有凭脉以辨证的专著，仲景引之，列平脉法专篇。凭脉辨证的指导思想，贯穿于《伤寒论》的各篇之中，每卷都将脉诊置于突出位置，曰"辨××病脉证并治"。每个病都有大致相似的临床表现，但病机又各不相同，因而一病之中有若干证。证是如何确定的？仲景谓之"脉证并治"，是依脉的变化来确定证。证即疾病某一阶段的病机总和，法依病机而立，方依法而出，这就形成了完整的以脉为中心的辨证论治体系。纵观《内经》《难经》《伤寒论》《金匮要略》及历代名家所论及医案，无不以脉为重。由于几十年专注于脉诊，窃有所悟，逐渐形成了在望、闻、问的基础上，以脉诊为中心的辨证论治方法。

这种以脉诊为中心的辨证论治方法逐渐形成后，笔者曾多次反思，这个路子走得对不对？唯恐由于片面，钻进了牛角尖，像统计学说的，带来系统性误差。反复验证于临床，按这种方法辨证论治，多能取得预期效果。尤其对一些疑难久治不愈的患者，常有一些新的见解，另辟蹊径，取得突出疗效，因而更坚定了笔者以脉诊为中心的辨证论治方法。

笔者重视脉诊，但不赞成两种倾向。

一是夸大脉诊作用。病家不须开口，一摸便知病情根由。一诊脉，便滔滔不绝地叙述患者的症状，随即处方用药，常使患者连连点头，佩服得不得了。而笔者看病时，也常遇到有些患者，不叙述症状，上来就让你摸脉，让你讲病情。有时费半天唇舌给患者解释，有的拂袖而去，有的硬着头皮来讲他的病情，常不够确切。对一诊脉便述病情的大夫，笔者非常羡慕，曾扮作患者去偷艺，见多是说了许多症状，其中有一二症状包含其中，患者连连点头称是，也难于直指患者疾苦。一个症可见于多种脉象，一种脉象又可见多个症状，难于诊脉就准确描述患者症状。《脉学辑要》说得好，"安可以万变之症，预隶于脉乎"。不可否认，根据脉诊，确可描述一部分症状，随医生经验多寡而异。但作为一个普遍规律，以脉定症是不可取的。更有甚者，一诊脉便说出西医诊断，如肝炎、肾炎、冠心病等；还有的一诊脉就诊断肿瘤，并振振有词地描述有几个肿瘤，有多大，在什么部位。笔者自愧不如，也不信，疑其哗众取宠而已。真理跨越一步就变成谬误。夸大脉诊的作用，不是弘扬中医，大有糟蹋中医之嫌。脉诊的运用，只在望、闻、问的基础上，获得对该病的初步印象，再进而诊脉，判断疾病的性质、病位、病势及程度。正如《脉学辑要》所说："已有此证，当诊其脉，以察其阴阳表里、虚实寒热，而为之处措。"若舍望闻问三诊，硬要凭脉说症，按图索骥，无异盲人瞎马。

二是否定脉诊的作用，认为脉诊就是摸个心率、心律、强弱大小，对诊治没多大作用。更有甚者说，摸脉就是装装样子，争取点时间，想想该开个什么方，诊脉形同虚设。这主要是医者对脉诊缺乏深入了解，也不会用，反云葡萄酸，贬低脉诊。掌握脉诊困难，有人多因其难而弃之，以致对脉诊更荒疏。

现在中医看病，大致有四种类型。

一是据西医诊断用中药，如病毒感染发热，则用药多是清热解毒之类，意在消炎、抑菌、抗病毒。一诊为癌症，就把中医具有抗癌作用的半枝莲、白花舌蛇草等大量堆积。笔者曾见一大夫，怀揣一叠卡片，患者是胆囊炎，就查胆囊炎卡片，把有效率高的方子照抄。当然，也能碰好几个。这样看病，还要什么辨证论治，两元钱买一摞卡片，岂不人人皆可为医？

二是搜罗几个偏方、秘方来治病，无异守株待兔，碰上了或许有效，这在中国很普遍，不识字的老妪也常知几个偏方，有的也有效，但毕竟不能称之为医生。

三是看病形成固定而僵死的套路，一见胃病就大量健脾行气之品，名之曰对某病的治疗规律，虽有一定疗效，但难于灵活辨证，囿于一隅之见。

四是力主辨证论治，但辨证方法有别，有的侧重望诊，有的侧重舌诊，有的侧重问诊，有的侧重腹诊，还有的侧重目诊、手诊、夹脊诊等，见仁见智。而笔者在四诊基础上，侧重脉诊，形成以脉诊为中心的辨证论治方法，这是半个多世纪以来，不断学习、实践，逐渐总结出的一套方法，笔者觉得行之有效，故深信不疑。

当前讨论纯中医、铁杆中医问题，笔者自诩为铁杆中医。所谓纯中医，并不是拒绝现代科学的诊查手段，这可看成中医四诊的延伸，西医可用，中医也可用，笔者从不拒绝，只是因学得不够而遗憾。西医的检查、诊断，对了解病情，判断疗效、预后，非常有益，笔者仍在努力学习中。但笔者辨证用药时，绝不用西医理论掺和，严格按中医理论体系辨证论治，这就是纯之所在。

任继学先生曾云："不到六十不懂中医。"诚如所言。中医博大精深，确又难学，浅尝辄止，难以探其深奥。初品茶者只知苦，初饮酒者只道辣，弥久方知其甘醇芬芳，沁人心脾。中医更是如此，浅学难入奥堂。中医的巨大优势，首先在于深邃的理论优势，其次在于博大的实践优势。在急症以及慢性病、疑难病中，都突显出其巨大优势，笔者是业医五十多年才逐渐品出了点滋味。中医的理论精华归结为一点，就是辨证论治。辨证论治水平愈高，则临床疗效愈好。所以笔者毕生追求的就是提高辨证论治水平，在不懈追求中，形成以脉诊为中心的辨证论治方法，在笔者以往发表的拙著中，也都体现这一思想。

笔者临床看病，归结起来，大致有五个特点：一是严格遵从以中医理论为指导；二是胸有全局；三是首辨虚实；四是以脉诊为中心辨证论治，方无定方，法无定法，动态诊治；五是崇尚经方。

这本是一个中医大夫应有的素养，算不得什么特点，但在学术异化的现今，这本非特点的特点，却也成了临证特点。

所谓以脉诊为中心，即以脉为主来判断疾病的性质、病位、程度、病势，且以脉解症，以脉解舌及神色。具体运用，详见拙著《相濡医集》《冠心病中医辨治求真》《中医临证一得集》（待刊）等书所载之医案。

二、对脉诊几个理论问题的认识

（一）脉诊的意义

脉诊，首先用于疾病的诊断。脉诊乃四诊之一，是诊断疾病和判断疾病转归、预后的重要依据，历来为医家所重视。脉诊，在疾病的诊断中，起着决定性的作用。若用数字来估量，大约可占 50% ～ 90%。

或问，自古以来，四诊依其诊断价值来排列，当依次为望、闻、问、切，而本文认为脉诊起着决定性作用，岂不有违古训？不可否认，确与传统观点有差别。笔者认为，望、闻、问、切是四诊在诊断过程中运用的顺序，而不是重要性的先后排列。医者看病，总是先望患者之神色形态，闻其气息音声，问其所苦所欲，再诊其脉，以明确诊断。若论四诊的重要性，当以切诊为先。因为切诊对一个完整诊断的四个要素的判断，都起着重要作用。

中医的一个完整诊断，要有四个要素：一是病性，二是病位，三是程度，四是病势。这四个要素可概括为"四定"，即定性、定位、定量、定势。如患者喘，性质为热，病位在肺，热势较重，诊断就是"肺热壅盛"。而病势如何体现呢？热盛可伤津耗气，热盛可内传心包，可下传阳明，可烁液成痰等，要据脉明其病势，截断扭转，先安未受邪之地，防其传变。具备这四个要素，才算是个完整的诊断，但还未必是个正确诊断。因诊断正确与否，还要以临床实践来检验，主观与客观相符，取得了预期疗效，才能说这个诊断是正确或基本正确的。若越治越坏，主客观不符，虽然诊断是完整的，但未必是正确的。在明确诊断的这四个要素中，脉诊一般都起着重要的，甚至是决定性的作用。

1.关于疾病性质的判断，主要依据脉来判断，这在经典医籍中有很多记载。如：《伤寒论》140条："太阳病下之，其脉促，不结胸者，此为欲解也。脉浮者，必结胸。脉紧者，必咽痛。脉弦者，必两胁拘急。脉细数者，头痛未止。脉沉紧者，必欲呕。脉沉滑者，协热利。脉浮滑者，必下血。"突出以脉为据。《金匮要略》肺痿篇曰："脉数虚者为肺痿，数实者为肺痈。"《金匮要略》疟篇曰："疟脉自弦，弦数者多热，弦迟者多寒。"《伤寒论》27条曰："太阳病，发热恶寒，热多寒少，脉微弱者，此无阳也，不可发汗。"《金匮要略》脏腑经络篇云："患者脉浮在前，其病在表；浮者在后，其病在里。"类似的记载，在经典医籍及历代文献中比比皆是，不胜枚举。据笔者50余年临床实践，对此有深切的体会，而且对脉诊也愈来愈倚重。

疾病的性质，无非是寒热虚实，都可以在脉象上得到反映。反过来，就可根据脉象以推断疾病的寒热虚实。就一般规律而言，证实脉实，证虚脉虚，热则脉数，寒则脉迟，这就是对疾病性质的判断。尤其对一些危重、复杂的患者，或症状很少、缺少辨证的足够依据的患者，或症状特多，令人无从着手的患者，这时更要依据脉诊来判断。

2.关于病位的判断，也主要依据脉象，并结合经络脏腑的症状来判断。如寸部脉象有改变，又出现心经的症状，则可判断病位在心；若出现肺经的症状，则可判断病位在肺，余皆仿此类推。但有些患者，症状在上而病位在下，或症状在下而病位在上，这就更须依赖脉诊进行判断。如一人后头痛四日，别无他症，随诊的实习学生以为外感，予辛凉解表剂。笔者诊其脉尺浮，此为相火旺，淫于膀胱，沿经上灼而后头痛，改用知柏地黄丸而愈。

3.关于疾病轻重程度，这是个既模糊又确切的概念。说它模糊，是因为难以量化；说它确切，是指医者必须明确病情的轻重，以指导用药治疗。如肺热用石膏，究竟是用50g还是10g，不明确病情的轻重，就无法确定适当药物及用量，病重药轻不成，病轻药重也不成。疾病的轻重程度，也可以从脉上来判断。如脉数有热，越数实有力，热就越重，数轻则热轻。

4.关于病势的判断，主要依据脉诊判断。所谓病势，即疾病发展变化的趋势，这种趋势，无非是三种情况：一是逐渐好转；二是邪正相持；三是恶化，病情加重、传变，直至死亡。

关于病势的判断，亦即疾病的转归与预后的判断。疾病不是静止的，有着性质、病位、程度的不断变化。这些变化，决定着疾病的转归和预后。

首先，在疾病过程中，病因是不断变化的。例如外感病中，开始因感受寒邪，寒邪蕴久化热，热邪又可伤阴化燥。由寒到热、到燥的改变，是由于病因的改变，病的性质亦随之而变。这些改变，主要依据脉象的变化来判断。脉紧为寒，待寒邪化热，脉转浮洪数，待伤阴化燥，脉又转为细数。

病性的改变：疾病可由阳证转为阴证，由实证转为虚证，由热证转为寒证等。这种改变，亦主要依据脉象来判断。如原为实脉，逐渐出现按之无力的表现，标志着正气已衰，病性由实转虚。

病位的改变：根据脉象的相应变化，可以判断病位的改变。如《伤寒论》第4条："脉若静者为不传，脉数急者为传也。"标志病位将由浅入深，由表入里，病势加重。又如温病热入营分，热邪内陷营阴，脉沉细数急。当治疗后，脉由沉位而外达于中位、浮位，脉细数逐渐变为洪数，则标志营热已透转气分，病位由深转浅，由里透外。

疾病轻重程度的改变，亦主要据脉以判断。如上例《伤寒论》第4条太阳病脉由数急到静，病情减轻；数急加重，则病情加剧。

对疾病预后的判断，也倚重于脉。历代文献有很多关于脉的吉凶顺逆、真脏脉、怪脉，有无胃气、神、根等论述，对疾病预后有重要价值。

（二）脉的从舍

历来都认为脉有假脉，所以出现"舍脉从证"与"舍证从脉"的问题。笔者认为脉无假，关键在于是否识脉。任何一种脉象的出现，都有其必然的生理、病理基础，都反映了一定的生理、病理改变。草率地归之于假脉，舍而不论，是不科学的。

所谓假脉，无非脉证不一：阳证见阴脉，阴证见阳脉；表证见里脉，里证见表脉；寒证见热脉，热证见寒脉；虚证见实脉，实证见虚脉。这些与证不一的脉，不仅不假，恰恰反映了疾病的本质。

阳证见阴脉者，阳极似阴也。例如阳热亢极，反见沉迟、涩、小、细等似阴之脉，此为火热闭伏气机，气血不得畅达而出现的阴脉，此正说明火热郁伏之甚，并非假脉。阴证见阳脉，阴极似阳也，如阴寒内盛格阳于外，脉反见浮大洪数似阳之脉，此正说明阴盛之极也，何假之有？

表证见里脉者，伤寒初起，寒邪外束，气血凝泣，出现沉紧之里脉，乃里势然也。温病初起，温邪上受，首先犯肺，肺气郁，气机不畅，气血不能外达以鼓荡血脉，反见沉数之里脉，恰恰反映了温病的本质是郁热。

中日韩经方论坛（第二版）

里证而见表脉者，可因里热外淫，或里虚真气浮越于外而脉浮或浮大。

热证见寒脉者，热闭气机，气血不得畅达，脉反见沉迟小涩乃至厥。寒证见热脉者，因寒邪搏击气血，脉紧而数；或阴寒内盛，格阳于外而脉浮大洪数。

实证见虚脉者，乃邪阻气机，血脉不畅，脉见细迟短涩。虚证见实脉者，乃真气外泄，胃气衰竭，经脉失柔，反见强劲搏指之实脉。

此类脉象，何假之有？张景岳说得好："虽曰脉有真假，而实由人见之不真耳，脉亦何从假哉！"《医论三十篇》亦云："舍脉，乃脉伏从证，不得不舍，非脉有象而舍之旒。"这段话是很明确的，所谓舍脉，只有脉因邪阻而闭厥，无脉可据时，此时不得不舍脉从证。除此而外，只要可摸到脉象，就不存在舍弃的问题。所以该书又说："如停食、气滞、经脉不行，或塞闭气机，脉伏不见，唯据证以为治。"脉断然无假，根本不存在什么舍证从脉，舍脉从证的问题。

（三）脉诊纲要

脉象确有很多不同的变化，医家将其分为24种脉、27种脉、34种脉等，另外还有怪脉、真脏脉。而且，两手脉象可各不相同，寸关尺三部亦可各异。除单脉外，常又有很多兼脉，纷纭繁杂，的确难于掌握。如何执简驭繁、纲举目张呢？历代医家都做过许多有意义的尝试，将脉分为阴阳，以浮沉迟数为纲，或浮沉迟数虚实为纲，亦有将浮沉迟数虚实滑涩合为八纲者。张仲景提出脉诊纲要曰："脉当取太过与不及。"太过者实，不及者虚，此即以虚实为纲。张景岳独具慧眼，提出以虚实为纲，曰："千病万病不外虚实，治病之法无逾攻补。欲察虚实，无逾脉息。"又曰："虚实之要，莫逃乎脉。"脉虚证虚，脉实证实。张景岳这一见解，与《内经》《难经》一脉相承。《素问·调经论》曰："百病之生，皆有虚实。"《灵枢·经脉》曰："其虚实也，以气口知之。"《灵枢·逆顺》曰："脉之盛衰者，所以候血气之虚实有余不足。"《难经·六十一难》曰："诊其寸口，视其虚实。"

脉的虚实，当以沉候有力无力为辨。因沉候为本，沉候为根，沉候的有力无力，才真正反映脉的虚实。对此，《内经》及后世医家都有明确的论述。《素问·至真要大论》曰："帝曰，脉从而病反者，其诊何为？岐伯曰，脉至而从，按之不鼓，诸阳皆然。帝曰，诸阳之反，其脉何为？曰，脉至而从，按之鼓甚而盛也。"对这段经文，张景岳阐述得很清楚。他说："脉至而从者，为阳证见阳脉，阴证见阴脉，是皆谓之从也。若阳证见阳脉，但按之不鼓，指下无力，则脉虽浮大，便非真阳之候，不可误为阳证，凡诸脉之似阳非阳者皆然也。或阴证虽见阴脉，但按之鼓甚而盛者，亦不得认为阴证。"这就明确指出，即使临床表现为一派阳证，浮取脉亦为洪数的阳脉，但只要按之不鼓，指下无力，就是阴证、虚证。即使临床表现为一派阴证，脉见沉迟细涩等阴脉，但只要按之鼓甚，便是阳证、实证。《医宗金鉴》更明确指出："三因百病之脉，不论阴阳浮沉迟数滑涩大小，凡有力皆为实，无力皆为虚。"《脉学辑要》亦云："以脉来有力为阳证，脉来无力为阴证。"《医家四要》云："浮沉迟数各有虚实。无力为虚，有力为实。"但必须指出，若脉过于强劲搏指，不得作实脉看，恰为胃气衰败，真气外泄之脉。

沉取有力无力，此即诊脉之关键。不论脉分 27 种还是 34 种，皆当以虚实为纲，何其明快。

（四）脉诊原理

脉虽纷纭多变，但只要理解脉象形成的原理及影响脉象变化的因素，对诸脉也就能了然胸臆，不为所惑了。

脉的形成原理，一言以蔽之，乃气与血耳。脉乃血脉，赖血以充盈，靠气以鼓荡。正如《医学入门》所云："脉乃气血之体，气血乃脉之用也。"所有脉象的诸多变化，也都是气血变化的反映。气为阳，血为阴。气血的变化，也就是阴阳的变化。诚如《素问·脉要精微论》所云："微妙在脉，不可不察。察之有纪，从阴阳始。"气血，是打开脉学迷宫的钥匙。倘能悟彻此理，则千变万化的各种脉象，可一理相贯，触类旁通，而不必囿于众多脉象之分，画地为牢，死于句下。恰如《脉学指南》云："上古诊脉，如浮沉迟数等，名目不多，而病情无遁。后胪列愈伙、指下愈乱，似精反粗，欲明反晦。盖求迹而不明理之过也。"《诊家枢要》亦云："得其理，则象可得而推矣。是脉也，求之阴阳对待统系之间，则启源而达流，由此而识彼，无遗策矣。"

1. 气的变化对脉象的影响

（1）气盛：气有余，则鼓荡血脉之力亢盛，气血必动数而外涌。气血外涌，则脉见浮、洪、实、大、长、缓纵而大等象。气血动数，则脉见数、疾、躁、促等象。

（2）气郁：气为邪阻，气机不畅；或情志怫逆，气机郁滞，则气不能畅达以鼓荡血脉，脉见沉、伏、牢、涩、迟、细、短、结乃至厥。气机不畅，阳气不得敷布，经脉失却阳气之温养，致收引拘急，脉见弦、紧、细、涩等象。此等脉象，貌似不足，实则乃邪气亢盛所致。其与虚脉的鉴别，在于按之中有一种奔冲激荡、不肯宁静之象，与虚脉之按之无力者异。这就是以沉取有力无力分虚实。

至于病机相同，为何脉象有沉、伏、涩、短、迟等不同的区分？这是由于气机滞塞的程度、部位不同，引起气机滞塞的原因不同，因而同一病机，产生不同的脉象。脉虽各异，而理却相通。

（3）气虚：气虚无力鼓荡血脉，则出现脉来无力的缓、迟、微、弱、濡、代、小、短、涩等脉象。气虚不能固于其位，气浮于外而脉浮，可见浮、虚、散、芤、微、濡、革等脉。气虚，则虚以自救，奋力鼓搏，脉可数，然按之无力，愈虚愈数，愈数愈虚。若气虚极，脉失柔和之象，亦可见强劲坚搏之脉，此乃真气外泄，大虚之脉，不可误认作实脉。

2. 血的变化对脉象的影响

（1）血盛：血为邪迫，则奔涌激荡，血流薄疾，则脉见滑、数、疾、促等象。血流奔涌于外，则见脉浮、洪、实、长等象。

（2）血瘀：由于邪阻、气滞，血行瘀涩，脉道不利，则见沉、伏、牢、涩、细、小、短、促、结等。

（3）血虚：血虚不能充盈血脉，则脉细、小、濡、短、涩等。血行不继，则脉歇止而见促、结、代等。血虚不能内守，气失依恋而外越，则脉见浮、虚、微、芤、革、散、动等。血虚经脉失于濡养，则脉拘急而弦。

为了论述清晰，故将气与血分别论述。气与血的病理变化，虽有所侧重，但往往相互影响密不可分。气血是脉象产生和变化的基础。明白了这个道理，就可以"知其要者，一言而终"。

（五）脉象的动态变化

古人对各种脉象，做了很多规定、描述，而且列举了很多形象的比喻，使后人能对各种脉象有个清晰的概念，可谓用心良苦。学习脉诊，不仅要了解各脉脉象的界定标准，准确地认脉，而且要掌握脉理及其所主的病证。能正确地识脉，还要以辩证的观点动态地辨脉。各脉不是孤立的、静止的，而是互相联系，有着不断的动态变化。掌握了这种动态变化的规律，就可活泼地看待各种脉象，守绳墨而废绳墨，驾驭整个疾病进程及脉象的各种变化，随心所欲不逾矩，达到出神入化的境地。

例如风温初起，脉可沉而数，可用升降散、银翘散之类。随着郁热的亢盛，热郁极而伸，淫热于外，则脉由沉数变成浮数。热邪进一步亢盛，激迫气血外涌，脉由浮数变为洪数，可用白虎汤治之。热邪亢盛而伤津耗气，则脉由洪数变为芤数，可用人参白虎汤，若气被壮火严重耗伤，则脉由芤而转虚大乃至散，可用生脉散。若正气浮越而脱，则可由阳证转为阴证，脉转为沉微欲绝，可用参附汤、四逆汤回阳救逆。若热邪由卫分逆传心包，脉见沉数而躁急。若热传营血，阴亦耗伤，则脉见沉细数而躁急。温病后期，邪退正衰，肝肾阴伤，脉转为细数无力。若阴竭阳越，脉又可变为浮大而虚。阳越而脱，转为阴阳双亡时，脉又可沉细微弱。

再如气机郁滞，气血不能畅达以鼓荡血脉，随郁滞的程度不同，脉可逐渐转沉，进而出现沉、弦、迟、涩、细、短、结、伏乃至脉厥。这些虽是各不相同的脉象，但由于病机相同，可知上述诸脉是有机联系的，是一种病机动态发展的不同阶段、不同程度所出现的不同变化。这样就可以将诸脉以一理而融会贯通，就可由守绳墨而废绳墨，辩证地、灵活地看待各种脉象，而不必机械、刻板地死于句下。

欲达到守绳墨而废绳墨的境地，就必须了解脉理。理明自可判断各种脉象的意义，进而判断病证的性质、病位、程度、病势。掌握脉理的关键，在于气血的相互关系及变化规律。

（六）脏腑分布

一种说法是，浮取以候心肺，中以候脾胃，沉以候肝肾。这种说法，临床不适用，难道心肺的病变都在浮候而不见于中候、沉候吗？肝肾的病变都在沉候而不见于浮候、中候吗？如患者喘而寸脉沉数，当知肺中蕴热，迫肺上逆而作喘。此证非于脉之浮候察得，而是于沉候诊知，何以言心肺之疾独于浮候诊之。

还有一种说法，以寸尺内外分候脏腑。寸口乃区区之地，细如麦秆，再过细地分为内外上下，难于掌握，且近于玄虚，临床也不这样用。

比较一致的意见，是以左右脉按寸关尺分布。左脉寸关尺分别为心、肝、肾；右脉寸关尺分别为肺、脾、命。心包在左寸。两尺有的认为都属肾。

关于腑的分配，胆在左关，胃在右关，膀胱在尺，诸家意见比较一致，大小肠的分布，分歧就比较大。约有三种意见：第一种是以表里经络关系来分，心与小肠相表里，且有经络相通，故小肠居左寸。肺与大肠相表里，且有经络相通，大肠居右寸。第二种意见是以气化功能分，大小肠都传化水谷，属胃气所辖，故大小肠居右关。第三种以脏器实体部位来分，大小肠皆属下焦，所以分配于尺部。三焦的分布，有的主张上中下三焦分居寸关尺；有的认为三焦气化取决于肾，应居尺；有的认为三焦与心包相表里，且有经络相通，应居左寸。各执己见，令学者莫衷一是。脏腑的分部，不宜过于机械刻板，不仅玄虚，也不适用。笔者判断脏腑病位，根据寸候上焦病变，包括心、肺、心包及胸、颈、头部；关候中焦病变，包括脾、胃、肝、胆、上腹；尺以候下焦病变，包括肾、膀胱、大小肠、女子胞，及下腹、腰、膝、足等。至于判断属何脏何腑的病变，要结合该脏腑及其经络所表现的症状，综合分析判断。如寸数咳嗽，寸数为上焦有热。上焦之热究竟在心、在肺、在胸、在头，尚不能单凭脉以断。察知患者咳嗽，咳嗽乃肺的症状，结合寸数，可断为肺热。若同为寸数，出现心烦不寐的症状，则可断为心经有热。考之于《脉经》，即以寸关尺分主三焦，而没有机械地将寸关尺与脏腑硬行搭配。《脉经》分别三关境界脉候所主曰："寸主射上焦，出须及皮毛竟手。关主射中焦，腹及胃。尺主射下焦，少腹至足。"这种定位的方法，简单、实用、确切，没有故弄玄虚或呆板、繁琐的弊端。

（七）脉象的删繁就简

《脉经》以前，虽提出了很多种脉，但缺乏脉象准确、严格的描述，而且名称也不统一，随意性很大。《脉经》始对脉学做了专门、系统的整理阐述。提出 24 种脉，并对脉象做了较严格的界定，对后世影响深远。后世医家在《脉经》24 脉的基础上，又增加了许多种脉，分别提出 27 种脉和 34 种脉等。仔细研究分析，有些脉象是重复的，彼此之间特征难以区分，而且其病理意义是相同的。所以后世有些医家做了有意义的删减，如张景岳提出正脉 16 部，计有浮、沉、迟、数、洪、微、滑、涩、弦、芤、紧、缓、结、伏、虚、实，而将《濒湖脉学》中的长、短、濡、促、代、散、牢、革、细、弱、动 11 部脉删去。这种删繁就简的思路是好的，但具体何脉当删、何脉当留，尚可商榷。

就后世多遵从的《濒湖脉学》中的27部脉而言，可删濡、伏、牢、革、长、短。

1. 濡脉当改称软脉

濡本软，其特征为脉体柔软。后世将濡脉的特征描述为浮而柔细。如果以浮而柔细为濡脉，则与浮细无力之微脉难以区分，而且濡与微所代表的病理意义也是相同的，故以浮而柔细为特征的濡脉当删。濡脉当改称软脉，软脉的唯一特征是脉体柔软，没有浮而柔细的限定。

2. 伏脉可删

伏与沉，都是重按方见，只是伏比沉更深一些，这与沉脉只是程度上的差异，病理意义上没有多大区别，故伏脉可删。

3. 牢脉可删

牢脉特征是沉而弦长实大，与沉实的脉象和病理意义是一致的，故牢脉可删。

4. 长脉可删

太过之长脉，与实脉、弦大有力之脉的脉象特征、病理意义是相同的，故长脉可删。

5. 短脉可删

无力而短之脉，与微、弱的病理意义相同。有力而短的脉，与涩而有力的脉相同，故短脉可删。

6. 革脉可删

革脉的特征是浮大有力，按之空豁，与芤脉相近，而且病理意义相同，故革脉可删。

《濒湖脉学》较《脉经》增加了长、短、牢三部脉。增加的意义不大、可删。笔者又在《脉经》基础上，提出去掉伏、革，并将濡恢复软的名称，共22种脉。这里仅提出供商榷的意见，在下篇对各脉的讨论中，仍保留了《濒湖脉学》中的27部脉。

（八）脉诊中的注意事项

关于脉诊中的注意事项，各脉书中都有很多论述，此处只谈一下未曾提及或有不同见解的几个问题。

1. 西药对中医诊脉辨证的影响

很多西药，尤其是中枢神经系统药物、循环系统药物、内分泌药物、液体疗法药物等，都可显著地影响脉象，干扰中医辨证。因而，在诊脉时，要充分考虑这些影响因素，尽量避免错误的判断。笔者曾会诊一吉兰－巴雷综合征患者，呼吸已停，心跳尚在。因用激素、兴奋剂、加压输氧、输液及血管活性药物，呈现脉洪大、面赤、舌红而干。据此，诊为阳明热盛，予人参白虎汤。10 日后死亡。事后想来，呼吸已停，当属中医脱证范畴，应用参附益气回阳。面赤脉洪，当为西药的影响，予人参白虎汤恐为误治。中西结合共同治疗很多，当如何排除干扰，正确辨证论治，有待进一步研究探讨。

2. 下指法

历来强调诊脉当用指目。但对脉体稍阔者，指目难以诊得脉之全貌，莫如用指肚为好。所以笔者主张以指肚诊脉。

3. 双脉问题

有些患者一侧脉，并列两根动脉，一根于寸口处浮弦细而劲，另一根略沉较粗且和缓，周学海称"二线脉"。两脉之取舍，当以稍粗大者为凭。

4. 指力

三指切脉，指力必须一样，亦即压强须一样，否则辨不出三甲脉之独弱独强、独大独小的变化。

5. 素体脉

人有男女老幼、强弱肥瘦之分，素体脉亦不同，诊病脉，必须考虑其素体的差异。

（九）脉象要素分解

脉象，是由脉位、脉体、脉力、脉率、脉律、脉幅、脉形七个基本要素所组成。由于这七个要素的变动，因而演变出纷纭繁杂的诸多脉象。若每种脉象，都能从七要素入手，加以分解，并弄清影响这些要素变化的原因、机理，则有助于对各种脉象的掌握、理解和融会贯通，不致有如坠云雾之感。

1. 脉位

脉位可分浮、中、沉三候，脉何以浮？无非是气血搏击于外致脉浮。

气血何以搏击于外？常脉之浮，可因季节影响，阳气升发而脉浮。病脉之浮，可因邪气的推荡，使气血鼓搏于外而脉浮。如热盛所迫，或邪客于表而脉浮。若正气虚弱，气血外越，亦可因虚而浮。同为浮脉，一虚一实，以按之有力无力分之。

何以脉沉？常脉之沉，因于季节变化，阳气敛藏而脉沉。病脉之沉，一可因气血虚衰，无力鼓荡而脉沉；二可因气血为邪所缚，不能畅达鼓荡而脉沉。同为沉脉，一虚一实，以按之有力无力区别之。

2. 脉体

脉体有长短、阔窄之分。

脉长而阔者，健壮之人，气血旺盛，或因夏季阳气隆盛，脉可阔长。病脉之阔而长，可因邪气鼓荡气血，使气血激扬，搏击于脉乃阔而长。正虚者，气血浮动，脉亦可阔长。二者一虚一实，当以沉取有力无力别之。

脉体短而窄者，一因邪遏，气血不能畅达鼓击于脉，致脉体短窄。或因正气虚衰，无力鼓搏，亦可脉体短窄。二者一虚一实，当以沉取有力无力别之。

3. 脉力

脉力分有力无力，当以沉候为准。无论浮取脉力如何，只要沉取无力即为虚，沉取有力即为实。

沉而无力者，阳气、阴血虚衰也，无力鼓击于脉，致脉按之无力。沉而有力者，因邪扰气血不宁，搏击血脉而脉力强。若亢极不柔者，乃胃气败也。

4. 脉率

脉率有徐疾之别。疾者，儿童为吉。病脉之疾，可因邪迫，气血奔涌而脉疾；亦可因正气虚衰，气血惶张，奋力鼓搏以自救，致脉亦疾。二者一虚一实，当以沉取有力无力分之。

脉徐者，可因气血为邪气所缚，不得畅达而行徐；亦可因气血虚衰，无力畅达而行徐。二者一虚一实，当以沉取有力无力分之。

5. 脉律

脉律有整齐与歇止之分。气血循行，周而复始，如环无端，脉律当整。若有歇止，则或为邪阻，气血不畅而止；或为气血虚，无力相继乃见止。二者一虚一实，当以沉取有力无力分之。

6. 脉幅

脉来去（即脉之起落）之振幅有大小之别。常脉振幅大者，气血盛。病脉之振幅大，或因邪迫，气血激扬而大；或因里虚不固，气血浮越而脉幅大。二者一虚一实，当以沉取有力无力别之。

脉幅小者，可因邪遏或正虚，致脉来去之幅度小。二者一虚一实，当以沉取有力无力分之。

7. 脉形

气血调匀，脉当和缓。因时令之异，阴阳升降敛藏不同，脉有弦、钩、毛、石之别，此皆常也。若因邪扰或正虚，气血循行失常，脉形可有弦、紧、滑、代之殊。弦紧皆血脉拘急之象，或因邪阻，或因正虚，经脉温煦濡养不及而拘急。滑乃气血动之盛也。或因气血旺，脉动盛而滑，如胎孕之脉；或邪扰，激荡气血，涌起波澜而脉滑；或正气虚衰，气血张惶而脉滑。二者一虚一实，当以沉取有力无力分之。

脉之变化多端，无非是构成脉象的七要素之变动。七要素的变动，无

中日韩经方论坛（第二版）

非是气血的变动。气血之所以变动，无非邪扰和正虚两类。故气血为脉理之源，虚实为诊脉之大纲，倘能知此，则诸脉了然胸臆，不为变幻莫测之表象所惑。

三、医案举隅

例一　阴竭阳越（急性心梗，并心源性休克）

尹某，女，67岁。1977年5月16日初诊：于1977年5月12日患急性心梗并发心源性休克，心电图示后侧壁广泛心梗，经西医全力抢救3日，血压仍在20～40/0～20mmHg。为保证液体及药物输入的静脉通路，两侧踝静脉先后剖开，均有血栓形成而且粘连。因静脉给药困难，抢救难以继续，仅间断肌肉注射中枢兴奋剂。家属亦觉无望，亲人齐聚，寿衣备于床头，以待时日，此时请中医会诊。病者喘促气难接续，倚被端坐，张口抬肩，大汗淋漓，头面如洗。

脉阳浮大而尺无根，舌光绛无苔且干敛。面赤如妆，浮艳无根。证属阴竭于下、阳越于上之阴脱，法宜收敛元气以救脱，方宗张锡纯用山茱萸法：

山茱萸45g，去核，浓煎频服。

下午3点开始进药，当日晚9点，血压升至90/40mmHg，喘势见敛。连续2日，共进山茱萸150g，阳脉见敛，尺脉略复，喘促大减，血压110/70mmHg。至第5日，两关脉转弦劲而数，并发胸水、心包积液，胸脘疼痛憋气，改用瓜蒌薤白加丹参、赤芍，化痰活瘀宣痹，至第8日拍胸片，诊为心包积液并胸水。两寸脉弦，中医诊为饮邪犯肺，上方加葶苈子10g，大枣7枚。一剂胸中豁然，再剂症消。后用养阴佐以活瘀之品，调理月余，病情平稳。两踝剖开处溃烂，骨膜暴露，转外科治疗4个月方愈。出院时心电图仅留有病理性Q波。

按：阳脉浮大而阴脉细欲绝，此即阴竭阳越之脉。阳脉之大，可三四倍于阴脉，此为关格之脉。

阳旺阴弱之脉，可见于八种情况：

1. 阳旺数实有力，尺脉细数，此水亏火旺，当泻南补北，代表方剂为黄连阿胶鸡子黄汤。

2. 阳脉洪大，尺细数，此水亏而热盛于上焦气分，当滋下清上，代表方剂为玉女煎。

3. 阳脉大然按之无力，尺细数者，此阴竭阳越，阴虚不能内守，虚阳浮越于上，法当滋阴潜阳，代表方为三甲复脉汤。

4. 阳脉旺然按之无力，尺脉微细者，此阴盛格阳，虚阳浮越而成格阳、戴阳，法当引火归原，使浮游之火下归宅窟，代表方剂白通加猪胆汤、通脉四逆汤等。

5. 阳脉虚大，尺细数按之不足者，乃肾之阴阳两虚，虚阳浮越于上，法当双补肾之阴阳合以潜镇浮阳，代表方剂为三甲复脉合右归丸加减。

6. 阳脉旺而有力，尺脉沉细躁数者，此郁火上攻，法当清透郁火，代表方为升降散。若脉尚难遽断，可进而察舌，阴亏者，舌当光绛无苔；阳虚者舌当淡嫩，或淡嫩而暗；火郁者，舌当红或绛，苔黄干。

7. 阳脉数实有力，尺脉沉弦紧者，此为上热下寒，法宜清上热散下寒，方宗附子泻心汤合麻黄附子细辛汤。

8. 阳脉数实有力，尺脉沉细无力，此为上热而下虚寒，法当清上温下，方宜泻心汤合右归丸或金匮肾气丸加减。

本案脉阳旺阴弱，阳脉大于阴脉三四倍，已成关格之脉，阴竭于下，阳越于上，致面红如妆，脱汗如洗，喘促端坐，张口抬肩，心中憺憺大动，血压几无，生命悬于一线。法当急敛浮越之真气，仿张锡纯法，重用山茱萸以救脱。

例二 脱证（心源性休克、心房纤颤合并脑栓塞）

匡某，女，84岁。1981年3月15日初诊：心源性休克、心房纤颤合并脑栓塞。喘喝欲脱，面赤如妆，喘愈重则面色愈娇艳，独头动摇，汗出如珠，背部自觉灼热如焚，心中摇摇不支，烦躁欲死，触电自戕被家属阻止，左侧肢体不遂，两侧瞳孔缩小如小米粒大。血压 50/30mmHg。心电图示心房纤颤。

脉参伍不调，尺微而关弦劲。舌绛少苔。证属阴竭阳越，肝风陡张，法宜敛其浮阳，滋肝息风，方予：

山萸萸 60g，浓煎频服。

3月19日：药后当夜较安静，次日喘已减，面红亦敛。血压升至 80/50mmHg。脉亦稍缓，脉律已整，于18日晚间两点扶坐吃药时，突然两目上吊，牙关紧闭，口唇青紫，四肢厥逆，冷汗淋漓，脉转沉微。此阴阳俱衰，肝风内动。急予培补元气，镇潜固脱，方用：

山萸萸 30g、人参 15g、生龙牡各 18g，一剂，浓煎频服。

因惜人参价昂，上药煎服二日，参渣亦嚼食，诸症渐平，饮食倍增，但肢体仍不遂。

按：脱证，即正气脱越之谓。盖人之生也，负阴抱阳。阴在内，阳之守也；阳在外，阴之使也。阴平阳秘，精神乃治；阴阳离决，精气乃绝，二者须臾不能离。凡人之病，无非阴阳偏盛偏衰，迨衰弱至极，阴阳相互不能维系，势将离决者，即谓脱。

统而言之，脱证不越阴阳二端，曰阴脱与阳脱。阴脱又有血脱、阴脱、精脱之别；阳脱又有气脱、阳脱之异。依其病位而言，脱证又有五脏之殊，如肺气衰、胃液枯、脾气败、心阳亡、心阴消、肝气脱等。肾乃一身阴阳之总司，诸脏之脱，无不关乎于肾，故救阴不离肾水，回阳不离命火。张氏用山萸萸救脱，无论阴脱阳脱，皆用之。阴脱者，阴不制阳而阴竭阳越，真气脱越于外；阳脱者，阴寒内盛，格阳于外，亦成真气外越。真气脱越之时，必以敛其耗散之真气为务。

张锡纯先生认为，脱证乃肝虚极而疏泄太过，真气不藏所致，故凡脱必伴肝风内张，瘛疭、头摇、目睛上吊等象叠见，故张氏云："因人虚极者，其肝风必先动。肝风动，即元气欲脱之兆也。"凡脱皆脱在肝，是张氏对中医理论的一大贡献。肝虚极，本当不能升发疏泄，何以张氏云"肝虚极，疏泄太过，真气不藏"？盖肝有体用二端，肝体阴而用阳。肝阴血虚极，则不能制阳，反见肝阳亢而疏泄太过。肝体虚，山茱萸强阴补肝之体；肝苦急，以酸泻之。山茱萸之酸收，恰能泻肝之用。张氏以山茱萸救脱，确为一大发现，对中医的理论与实践，都有重大贡献。此案之头动摇、目上窜、牙关紧、肝脉弦劲，正是张氏所说的肝风动，愈知先生所云极是，值得后人学习、继承。

辨识阴竭阳越的要点，首重于脉。阳脉大而阴欲绝，此即阴竭阳越之脉。阳脉之大，可三四倍于尺脉，此为关格之脉。若脉难遽断，可进而查舌，其舌光绛乃其特征。颧红如妆，亦为阳越之特征。其红，色艳无根；其红的部位主要表现在两颧，面部其他部位可暗滞、青黄、青白。愈红艳阳愈脱，阳愈脱愈红艳娇嫩。

对于脱证的治疗，张锡纯主张用酸敛补肝之法，"使肝不疏泄，即能杜塞元气将脱之路"，"重用山萸肉以收敛之，则其疏泄之机关可使之顿停，即元气可以不脱，此愚从临床实验而得，知山萸肉救脱之力，十倍于参芪也"。

山茱萸救脱的功效，很多古代医籍都有记载。《本经》："山萸肉味酸平，主心下邪气，寒热。"此寒热乃肝虚厥热胜复之寒热；此心下邪气，即肝虚肝风内旋，气上撞心之心下邪气。《别录》："强阴益精，安五脏，通九窍。"《雷公炮炙论》："壮元气，秘精。"《本草备要》："补肝肾，益精气，强阴助阳，安五脏，通九窍。"《中药大辞典》："补肝肾，涩精气，固虚脱。"《医学衷中参西录》："大能收敛元气，振作精神，固涩滑脱。"

上述二例，即单用山茱萸一味，浓煎频服而救脱，对休克的血压恢复和稳定、病理状态的改善都较理想。基于此，笔者将山萸肉抗休克列为科研课题，经实验研究，取得了令人鼓舞的结果，展示了山萸肉具有良好开发前景。

例三　亡阳（中毒性消化不良）

靳某，男，6 岁。1964 年 2 月 18 日初诊：吐泻 5 日，身冷如冰，呼之不应，呼吸微弱，肛门如洞，断续有暗红色粪水渗出。全家围于床前，号啕大哭，呼天抢地。

脉寸口已无，趺阳脉微。面色如土。证属亡阳，一丝胃气尚存，法当急救回阳，方予参附汤：

红参 15g　　　　炮附子 10g　　　　干姜 5g

浓煎，不断地一滴一滴抿入口中。经半日，两煎服尽，阳气竟回，身温目睁，肢体亦可移动。寸口脉虽微弱，然已可触知。继予上方加赤石脂 10g，回阳救逆，固涩下元。一剂后洞泄亦止。三诊又加山茱萸 15g，二剂。阴阳两兼，药尽而愈。

按：吐泻寸口脉已绝，且身如冰，神识已昧，呼吸微弱，洞泄不止，面色如土，显系亡阳。当寸口脉已绝时，必查趺阳，趺阳脉尚在，知胃气尚存，仍有救治的希望。急予参附汤，回阳救逆。

此例何不加人尿、猪胆汁或山茱萸等反佐之品？因证属亡阳，纯属阳气衰竭，并无面赤如妆、阳脉浮大等虚阳浮越之征，不是阳越而是阳亡，故以回阳为急务，不加反佐，以免牵扯回阳之力。张景岳云"善补阳者，必于阴中求阳"，此案回阳，何不加养阴之品助其阳生？因此乃一派阴寒，当以救阳为急务，非比久病阴阳两虚者。张景岳进而明确指出："以精气分阴阳，则阴阳不可离；以寒热分阴阳，则阴阳不可混……故凡阳虚多寒者，宜补以甘温，而清润之品非所宜；阴虚多热者宜补以甘凉，而辛燥之类不可用。"此案一派阴寒，不宜清润阴柔之品，不仅不能生化无穷，反而掣碍回阳之功。

皆云亡阳有脱汗，此例即无。亡阳者，当虚阳浮越之时，方伴脱汗，若无阳越则无脱汗。

例四　真寒假热（肺癌）

刘某，男，79 岁。1982 年 1 月 3 日初诊。2 个月前，因高热 39℃以上，持续不退而住院。初以为外感，治疗未效。继之胸片发现肺部阴影，以肺炎治疗未效。又经9次查痰，7次发现癌细胞，并经气管镜检查确诊为肺癌。因治疗无望而转回家中。诊时仍高热39.3～39.8℃，身热而畏寒肢冷，蜷卧，口中干热如开水烫，渴喜冷饮，且一次食冰糕2支，觉得心中舒服，咳嗽痰多，呕吐，胸闷气短，大便干结，神识尚清。

脉数大按之虚。舌淡暗无苔且润。面色黧黑而两颧浮红。证属阴盛格阳，真寒假热，法宜温阳救逆，引火归原，方宗参附汤主之：

红参 10g　　　炮附子 12g　　　干姜 5g　　　　白术 10g

山茱萸 15g

另用吴茱萸面，醋调敷足心。

1月5日二诊：服上方二剂，身热竟退，尚肢冷畏寒蜷卧，口已不热，且畏食冰糕。仍咳嗽多痰，便干。两颧红色已消，脉尚数已不大，按之无力。此浮阳已敛，虚寒本象显露。仍予温阳救逆，引火归原。

红参 10g　　　炮附子 12g　　　肉桂 6g　　　　干姜 6g

山茱萸 15g　　　肉苁蓉 15g　　　炙甘草 6g

此方进退连服十五剂，春节后已可背上马扎，自行到大街上晒太阳。

按：真寒假热，乃阴阳行将离决，缘于阳气虚衰，阴寒内盛，虚阳不能固于其位而浮越。浮于外者谓之格阳，浮于上者谓之戴阳。其临床特点为外呈一派热象，内显一派寒象。张景岳曾细致描述其临床特征，谓"假热亦发热，其证则亦为面赤躁烦，亦为大便不通小便赤涩，或为气促咽喉肿痛，或为发热脉见紧数等征"。"其内证则口虽干渴必不喜冷，即喜冷者饮亦不多……或气短懒言，或色黯神倦，或起倒如狂而禁之则止，自与登高骂詈者不同，此虚狂也。""凡假热之脉，必沉细迟弱，或虽浮大紧数而无力无神。"此热，自觉燥热殊甚，欲卧泥地，欲入井中。经此案，始知假热体温亦可高。

寒热真假，务在辨清孰真孰假。辨别关键在于脉，正如张景岳所云："察此之法，当专以脉之虚实强弱为主。"脉之强弱，以沉候为准，虽身热如火，脉洪大数疾，若沉取无力，即为假热。虽身冷肢厥，昏聩息微，脉沉小细迟紧，若沉取有力而见躁者，即为假寒。若脉症尚难判明，则当进而察舌。舌淡胖嫩滑，必是阳虚阴盛，真寒假热；舌红绛苍老坚敛、干燥少津，必是热结于内，真热假寒。然亦有阴寒盛而舌红者，此阳虚寒凝，气血运行不畅，致血凝泣而舌红，此红多兼嫩暗，必不干敛、苍老。此乃吃紧之处，医者望留意于此。

本案以参附汤益气回阳。阳越于外，施之辛热，防其阳未复而浮越之阳更形脱越，故加山茱萸敛其耗散之真气，且固其本元。吴茱萸敷足心者，引热下行之意。

例五　真寒假热

赵某，男，17个月。1965年2月4日初诊：发热3日，体温高达41.7℃，喘促肢冷，烦躁哭闹不得稍安，麻疹淡稀隐隐。

脉数疾无力。舌淡苔滑。体胖面青白。证属阳虚不能托疹，法宜温阳托疹，方宗参附汤加味：

| 炮附子6g | 人参6g | 鹿茸4.5g | 当归6g |

三剂，浓煎频服。

药尽，面色由青白转红，肢冷亦除，麻疹一日即布满全身，热亦降。

按：笔者1963～1971年，任大庆油田总院儿科专职中医师8年多，负责儿科全科会诊。8年里，看的全部是急症、危症。当时大庆油田几十万人会战，地处北大荒，自然条件恶劣，生活条件也非常艰苦，儿科发病率甚高。当时尚无麻疹疫苗，每至冬春麻疹流行，儿科180张病床爆满，常走廊、大厅都加满了床，患儿每年病死者达500余名。有一类白胖的患儿，都是高热41℃以上，面色白，舌淡肢冷，麻疹出不来，喘憋呼吸困难，脉搏可达200次/分以上，但按之无力。初不识此证，套用通常的表疹方法，7例皆亡。后读《中医杂志》的一篇报道，始知此为阳虚之体，当予温补回阳以托疹，仿效之，之后11例皆活。此案乃其中1例耳。

高热41℃以上，因儿科大夫都知道不能用物理降温及退热药，否则麻疹立刻收敛，造成疹毒内攻，故都仰仗中医表疹。此类患儿诊为阳虚，以其面色白、舌淡、脉疾无力，故予回阳托疹。由此可见，阳虚发热，照样可高达 40℃以上，不可见体温升高辄云热盛，妄用寒凉。属阳虚寒胜者有之，莫重蹈笔者之覆辙。前车之鉴，当谨记。

例六 真热假寒

武某，女，32 岁，家属。1963 年 12 月 7 日初诊：产后恚怒，致头痛心悸，肢冷畏寒，厚被热炕犹觉周身凉彻，面色青白，舌质略红，脉沉弦躁数。余以为产后多虚，四肢冷畏寒，证属阳虚，遂叠进四逆、参附之剂。附子由三钱渐增至一两半，经旬肢冷畏寒不解，反增神识昏昧。百思不解，束手无策，患者遂住院治疗 4 个月方愈。

按：此案肢厥、畏寒，颇似寒象，然舌红脉沉而躁，当为火郁证。火郁于内，闭阻气机，阳气不得外达，外失阳之温煦而肢冷畏寒。惜当时未识火郁证也。

火郁证的临床表现很复杂，由于致郁原因不同，所郁部位有异，闭郁程度不等，正气强弱之别，兼杂邪气之殊，因而表现得纷纭繁杂。尽管千差万别，但因皆具火郁于内这一共同病机，故临床表现有其共性可循。总的来说，火郁证的特点是外呈一派寒象，内现一派热象，其判断关键在于脉。典型的火郁之脉沉而躁数，或沉弦数、沉滑数。《四言举要》："火郁多沉。"《医家心法》："怫郁之脉，大抵多弦涩凝滞，其来也必不能缓，其去也必不肯迟，先有一种似数非数躁动之象。"若郁闭重者，脉亦可见迟、细、涩乃至脉厥。

"火郁发之。"当祛其壅塞，展布气机，使郁伏于里之火热透达于外而解。此案之误，在于误把假寒作真寒，妄予温补，教训深刻。

例七 真热假寒

杨某，女，23 岁。1987 年 7 月 23 日诊。时值暑伏，酷热难耐，笔者正坦胸读书，汗流浃背，突来一农妇，身着花布棉衣裤，头裹头巾，裤腿怕透风以绳系之，俨然一身冬装。诉产后患痢，周身寒彻肢冷，厚衣不解，虽汗出亦不敢减衣。腹满不食，恶心呕吐，溲涩少，便垢不爽。曾服多种抗生素，输液打针，中药曾予补益气血、健脾止泻、温补脾肾、温阳固涩等剂，终未见效，恙已一月半矣。此湿热郁遏，气机不畅，热伏于内而腹满、呕吐、便垢不爽；阳郁不达而肢厥身冷。

脉沉滑数，舌红，苔黄厚腻，面垢。证属湿热郁遏，气机不畅，法宜清透郁热，方宗升降散合葛根芩连汤：

僵蚕 12g	姜黄 9g	大黄 4g	葛根 12g
黄芩 10g	黄连 10g	茵陈 15g	菖蒲 8g
藿香 12g	苍术 12g	川朴 9g	半夏 9g

3 剂，水煎服。

7月27日二诊：服上药一剂即脱棉衣，又二剂腹胀、呕吐皆止。尚觉倦怠，纳谷不馨。予清化和胃之剂善后而愈。

按：涩痢留邪，湿热蕴阻，阳气被遏而身寒肢冷。沉脉主气，气血被郁而脉沉，沉而有力。脉滑数为热郁，且苔黄腻舌红，据舌脉不难诊断为湿热蕴阻，阳遏不达之证。清化湿热，宣畅气机，透热外达，恶寒随之而解。

肢冷、腹冷、周身冷等，乃临床常见之症。阴盛或阳虚固可冷，然阳郁而冷者亦不少见。若脉沉而躁数舌红者，不论何处冷，甚至冷如冰，皆为阳郁所致，不可误用热药温阳。若脉虽沉数，然按之无力，当属虚寒。凡脉沉而无力者皆虚，且愈虚愈数，愈数愈虚，当予温补，不可误作火郁，犯虚虚实实诫。

例八　寒热错杂

冀某，女，54岁。1993年9月13日初诊：寒热往来5年余，昼则如冰水浸，自心中冷，寒栗不能禁；夜则周身如焚，虽隆冬亦必裸卧，盗汗如洗，情志稍有不遂，则心下起包块如球，痞塞不通，胸中憋闷，头痛，左胁下及背痛。能食，便可。年初经绝。曾住院11次，或诊为绝经期综合征，或诊为内分泌失调，或诊为自主神经功能紊乱、神经症等。曾服中药数百剂，罔效。

脉沉弦寸滑，证属寒热错杂，厥气上冲，法宜温肝，调其寒热，方宗乌梅丸主之。

2剂寒热除，汗顿止，心下痞结大减。4剂而愈。5年后得知生活正常，未再发作。

按：厥阴篇，是由于肝虚而形成的寒热错杂证，以厥热胜复判断阴阳进退、寒热之多寡。此案昼夜寒热往复，同于厥阴病之厥热胜复。心下痞结者，乃厥气上逆；汗泄者，以阳弱不能固护其外，致津泄为汗。脉弦者，以弦则为减，乃阳弱不能温煦，经脉失柔而脉弦。寸滑者，伏阳化热上逆，致上热下寒，寒热错杂。张锡纯曾论肝虚证见寒热往来。乌梅丸用桂枝、细辛、附子、蜀椒、干姜温肝阳，当归补肝体，人参益肝气，连柏折其伏热，乌梅敛肺益肝，敛肝虚耗散之真气。方与病机相合，疗效显著。

例九 阳明腑实

张某，男，53岁。1977年4月22日初诊：高热40℃，入院后又持续10天。曾做了各种检查，未明确诊断，仍是高热待查，用过多种高级抗生素，热依然不退，请笔者会诊。灼热无汗，头痛肢凉，口舌干燥，腹胀满疼痛拒按，大便已7日未解，舌红苔燥黄，脉沉实数。此典型的阳明腑实，予调胃承气汤加味。

生大黄12g　　　芒硝30g　　　玄参30g　　　生甘草6g

2剂，6小时服一煎。

下午开始服药，仅服1剂便解，初为便硬，后为溏便，共便3次。腹胀痛顿轻，周身微微汗出，身热渐降。至夜半体温已降至正常，翌晨病若失。嘱余剂停服，糜粥调养，勿油腻厚味，恐食复。

按：阳明热结，身热燔灼，必逐其热结。腑气通，气机畅，津液乃布，反见汗出津津，此乃正汗，标志里解表和，故身热渐退。热退之后，疲乏无力，乃壮火食气所致。此时切忌厚味滋补，恐为食复。

例十 慢脾风

童某，女，1岁。1965年6月8日初诊：患麻疹肺炎入院。疹退后又复发热，精神不振，轻微气喘，吐泻时作时止，体温波动在38～39℃。5月22日又增抽搐，每日五六次，目睛上吊，手足瘛疭无力，每次发作持续5分钟至半小时。

脉寸口跗阳脉弱，舌因涂龙胆紫无法辨认。面色青而白。证属慢脾风，法宜扶正息风，方宗可保立苏汤主之。

补骨脂 3g	炒枣仁 6g	白芍 6g	当归 6g
生黄芪 15g	党参 6g	枸杞子 6g	山茱萸 6g
肉豆蔻 6g	白术 6g	茯苓 9g	炙甘草 3g

核桃 1 个

6月10日：服上药2剂，抽搐稍减，但跗阳脉参伍不调，胃气将败，极危。前方改生黄芪30g，连服5剂，抽搐已止，但仍摇头揉目，虚风未息，下利当日十余次，面仍青白，寸口脉弱。改诃子散止泻，利仍未止。仍宗前方，改生黄芪60g，又服6剂，泻止热清。再服12剂，虚风平，精神振，面色亦转红润。

按： 可保立苏汤出自《医林改错》，治疗小儿因伤寒、瘟疫，或痘疹吐泻等证，病久气虚，四肢抽搐，项背后反，两目天吊，口流涎沫，昏沉不省人事皆效。方中黄芪二两三钱，约折今量70g，此分量指四岁小儿而言。黄芪用量独重，以黄芪补脾肺之气，有息大风之功。

此案大病之后吐泻频作，脾胃大伤，生化之源竭，不能"散精于肝，淫气于筋"，筋失所养而拘挛。王清任以此病缘于气虚，致"项目反张，四肢抽搐，手足握固，乃气虚不达肢体也；两目天吊，口噤不开，乃气虚不上升也；口流涎沫，乃气虚不固津液也；咽喉往来痰声，非痰也，乃气虚不归原也"。此方余屡用，确有卓效。

《伤寒论》四诊合参："望闻问切"辨病机

李赛美

（中国）广州中医药大学

望闻问切，是中医独具魅力的诊断技术与方法。《伤寒论》作为第一部临床学经典著作，全面、系统、细致、有效地运用了四诊手段，为其方证运用提供了客观指征，是中医辨证论治体系中不可或缺的重要组成部分。现就《伤寒论》四诊特色，做一探讨。

一、脉症一体

综观《伤寒论》全文，对于方证描述往往是脉症一体，病症特点易于把握。如第 177 条"伤寒脉结代，心动悸，炙甘草汤主之"，第 62 条"发汗后，身疼痛，脉沉迟者，桂枝加芍药生姜各一两人参三两新加汤主之"。而有的脉症组合独具要点，如结胸三症：第 135 条"伤寒六七日，结胸热实，脉沉而紧，心下痛，按之石硬者，大陷胸汤主之"，第 138 条"小结胸病，正在心下，按之则痛，脉浮滑者，小陷胸汤主之"。

提纲证，往往作为六经病诊断标准，或以脉症为依据，或以病机、病证特点为参考。如第 1 条"太阳之为病，脉浮，头项强痛而恶寒"，第 281 条"少阴之为病，脉微细，但欲寐也"。而对于病证分类也离不开脉症，如第 2 条"太阳病，发热，汗出，恶风，脉缓者，名为中风"，第 3 条"太阳病，或已发热，或未发热，必恶寒，体痛，呕逆，脉阴阳俱紧者，名为伤寒"。

脉症一体，还体现于说明病机，提出鉴别诊断。如第 357 条"伤寒六七日，大下后，寸脉沉而迟，手足厥逆，下部脉不至，喉咽不利，唾脓血，泄利不止者，为难治"，反映了麻黄升麻汤证上实下虚、上热下寒的病机特点。第 21 条"太阳病，下之后，脉促胸满者，桂枝去芍药汤主之"，第 22 条"若微寒者，桂枝去芍药加附子汤主之"，同为胸满，一为脉促，一为脉微，恶寒甚，虚实之异彰明。

1. 脉脉叠见

《伤寒论》中脉象有多种意义，或言脉，或代病症，或言病机，具有简明扼要的作用。尤其脉脉叠用。如 134 条"太阳病，脉浮而动数，浮则为风，数则为热，动则为痛，数则为虚，头痛发热，微盗汗出，而反恶寒者，表未解也。医反下之，动数变迟，膈内剧痛……心下因硬，则为结胸，大陷胸汤主之。若不结胸……小便不利，身必发黄"，反映了病症与病机由表入里、由寒化热的演化过程。如第 247 条麻子仁丸证"趺阳脉浮而涩，浮则胃气强，涩则小便数，浮涩相搏，大便则硬，其脾为约"，第 12 条桂枝汤证"太阳病，阳浮而阴弱，阳浮者热自发，阴弱者汗自出……"第 151 条描述痞证特点与成因："脉浮而紧，而复下之，紧反入里，则作痞，按之自濡，但气痞耳。"均符合脉既代表真实脉象，又反映病机的特点。

2. 舌脉并举

《伤寒论》中舌诊不多，仅四处：第 230 条"阳明病，胁下硬满，不大便而呕，舌上白胎者，可与小柴胡汤"，指出阳明兼少阳，然阳明腑实未成，燥热尚轻者处理方法；第 221 条"阳明病，脉浮而紧，咽燥口苦……若下之，则胃中空虚，客气动膈，心中懊恼，舌上胎者，栀子豉汤主之"，隐指舌苔黄，作为热证鉴别要点；第 129 条"……如结胸状，饮食如故，时时下利，寸脉浮，关脉小细沉紧，名曰脏结。舌上白胎滑者，难治"；第 130 条"脏结无阳证，不往来寒热，其人反静，舌上胎滑者，不可攻也"，指出脏结证，脏气虚衰，阴寒凝聚病机特点。

《伤寒论》强调寒伤阳气，病邪由表入里，尤重脉诊，关于舌诊记载不多，但推出舌脉并举，实为临床垂范。

二、重视腹诊

腹诊，指对腹部施加一定压力，通过其反应以获取对病变部位、病性虚实信息的诊查方法，在《伤寒论》中独具特色，日本对此有深入探讨和临床发挥，并作为伤寒方运用重要指征。在太阳病结胸证、蓄水证、蓄血证，阳明腑实证，少阳病及太阴病等篇章描述较多。

按性质分，有虚实之别。一般言，虚者，按之柔软无物，有空虚感。如痞证之心下痞，"按之自濡"，第347条"伤寒五六日，不结胸，腹濡，脉虚复厥者，不可下，此亡血，下之死"；实者，硬满拒按，有抵抗感，如"腹大满不通""硬满痛不可近""大实痛者"。

按部位分，有心下、胁下、大腹、少腹、小腹（膀胱）之异。

心下：如痞证，有大黄黄连泻心汤证之"心下痞，按之濡"；半夏泻心汤证之"但满而不痛者，此为痞"；生姜泻心汤证之"心下痞硬，干噫食臭"；甘草泻心汤证之"心下痞硬而满，干呕心烦不得安"；痰气痞"心下痞硬，噫气不除者"；水痞证"痞不解，其人渴而口燥烦，小便不利者"。热痞为无形之热郁所致，故"但气痞"，若夹痰湿、食滞、水饮有形之实邪，则为"痞硬"。

胁下：如少阳病，有小柴胡汤证之"胸胁苦满""胁下硬满""胁下痞硬"，大柴胡汤证"心下急"，大柴胡汤证"胸胁满微结"，热入血室"胸胁下满，如结胸状"，少阳阳明合病之"胁下硬满"。

大腹：如阳明病、太阴病篇相关症状表现于腹。阳明者，胃与肠也；而脾又主大腹。实则阳明，虚则太阴。阳明病实证，包括三承气汤证、麻子仁丸证、润下法相关方证多有腹胀腹痛，不大便。如"腹满痛者""腹满不减，减不足言""绕脐痛""短气腹满而喘""腹大满不通者"；太阴病脾阳不足、寒湿内阻之"腹满而吐……自腹自痛"，太阴气血失和，经脉不畅之腹痛证"因而腹满时痛者……大实痛者"。

另，还有水与邪气互结之结胸证，小结胸为"正在心下，按之则痛"，大结胸证"从心下至少腹硬满而痛，不可近者"，"脉沉而紧，心下痛，按之石硬者"。

少腹（膀胱）：第167条脏结证"病胁下素有痞，连在脐旁，痛引少腹，入阴筋者"，第392条阴阳易病"其人身体重，少气，少腹里急，或引阴中拘挛……"

邪结膀胱，有气、血、寒、热之分。如太阳蓄血之桃核承气汤证"热结膀胱……少腹急结"，抵当汤证"……以热在下焦，少腹当硬满，小便自利者，下血乃愈"；太阳蓄水之五苓散证"小便少者，必苦里急也"。冷结膀胱关元者"小腹满，按之痛"；少阴病热移膀胱者"一身手足尽热者，以热在膀胱，必便血也"，尽管原文未描述局部症状，但小腹疼痛隐含其中。

三、关注过程

包括治疗经过、药后反应，是问诊重要内容。

1. 治疗过程

尽管不同治疗方法，由于体质原因，病症变化具有一定规律。但治疗经过仍是十分重要的辨证信息。《伤寒论》中记录了大量因失治、误治而成"坏病"的案例，从另一侧面反映了仲景对治疗经过的重视。一般而言，汗、吐、下等祛邪之法多损正。素体阴虚者多转为热化证，多从少阳、阳明或少阴热化；素体阳虚者，则多转化为寒化证，多从三阴，尤其少阴寒化证。如第 131 条 "病发于阳，而反下之，热入因作结胸；病发于阴，而反下之，因作痞也"。同时，因脏腑虚损不同，而病位有异。如第 61 条之肾阳虚烦躁证，"下之后，复发汗，昼日烦躁不得眠，夜而安静……脉沉微，身无大热者，干姜附子汤主之"，第 118 条心阳虚烦躁证 "火逆下之，因烧针烦躁者，桂枝甘草龙骨牡蛎汤主之"，第 67 条脾虚水停证 "伤寒若吐、若下后，心下逆满，气上冲胸，起则头眩，脉沉紧……茯苓桂枝白术甘草汤主之" 等。

2. 药后反应

药后反应往往可作为前车之鉴，并提供治疗方向。如第 159 条 "伤寒服汤药，下利不止，心下痞硬。服泻心汤已，复以他药下之，利不止，医以理中与之，利益甚。理中者，理中焦，此利在下焦，赤石脂禹余粮汤主之。复不止，当利其小便"。运用小承气汤，依据药后反应，如 "……腹中转气者，更服一升，若不转气者，勿更与之"。对于大承气汤证判断，先与小承气汤试探，如第 209 条 "若不大便六七日，恐有燥屎，欲知之法，少与小承气汤，汤入腹中，转矢气者，此有燥屎也，乃可攻之，若不转矢气，此但初头硬，后必溏，不可攻之，攻之必胀满不能食也"。运用大柴胡汤，先与小柴胡汤试探，由于小柴胡汤能通达上下，治疗 "阳微结"，攻下力虽弱，但相对较安全，若不解决问题，再与大柴胡汤攻下。如第 103 条 "太阳病，过经十余日，反二三下之，后四五日，柴胡证仍在者，先与小柴胡。呕不止，心下急，郁郁微烦者，为未解也，与大柴胡汤，下之则愈"。第 24 条 "太阳病，初服桂枝汤，反烦不解者，先刺风池、风府，却与桂枝汤则愈"。服药后出现较剧烈反应，为正气得到药物资助，正邪交争强烈；或为病重药轻，需加强药力，补充治疗措施。

药后反应能对疾病预后做出判断，如第 41 条小青龙汤证为外寒内饮，患者不渴，或渴，"服汤已渴者，此寒去欲解也"，第 46 条麻黄汤证 "……服汤已微除，其人发烦目瞑，剧者必衄，衄乃解。所以然者，阳气重故也"。尽管有不同程度反应，但仍显示邪退正复，预后良好。

四、强调体质

体质，即人体内因，是人体对疾病易感性，对药物反应的倾向性重要因素，与先天、后天密切相关。

《伤寒论》中"某某病"，部分指代某某体质者。如第276条"太阴病，脉浮者，可发汗，宜桂枝汤"，第301条"少阴病，始得之，反发热，脉沉者，麻黄细辛附子汤主之"，所谓太阴病、少阴病，实指平素脾胃虚弱、肾气不足体质者。

《伤寒论》中诸多"家"，多指体质，或旧有痼疾者。太阳病桂枝汤证兼证有"喘家"作桂枝汤，用桂枝加厚朴杏子汤，指素有喘疾者兼太阳病处理方法；第17条"若酒客病，不可与桂枝汤，得之则呕，以酒客不喜甘故也"，指素有湿热内蕴者禁用桂枝汤；第10条"风家，表解而不了了者，十二日愈"，指常受风患病者，得太阳病尚需一定时间调养；第81条"凡用栀子汤，患者旧微溏者，不可与服之"，指素有便溏、脾胃虚寒者，当慎用栀子豉汤。

在峻汗禁例中有"淋家""疮家""亡血家""汗家""衄家"等，提示原有慢性病，病久气血阴阳俱虚者。因不能发虚人之汗，故诸如此类皆为禁例。

五、突出个症

《伤寒论》中尤重特殊症状，对于病位、病性判断，治疗取向，发展趋势预测均具有特别指导价值。

1. 寒热

寒热是正邪交争与否及力量对比的重要标志，也是阴阳表里判断的重要依据。第7条"病有发热恶寒者，发于阳也；无热恶寒者，发于阴也"。

第 70 条"发汗后恶寒者，虚故也。不恶寒，但热者，实也"。

一般而言，三阳病，由于正不衰，正邪抗争，故多发热。如太阳病之恶寒发热并见，阳明病但热不寒，少阳病往来寒热。其描述发热情形，如桂枝汤证"翕翕发热"、阳明病调胃承气汤证"蒸蒸发热"、大承气汤证"日晡所发潮热"。三阴病，由于正气不足，不能抗邪，一般不发热。若发热者，或兼表，如太阴病"手足自温"、少阴病"始得之，反发热，脉沉者"；或脏病还腑，阴证转阳，如厥阴病"呕而发热者，小柴胡汤主之"，少阴病"……一身手足尽热，必便血"；或为真寒假热，如阴盛格阳之"身反不恶寒，其人面色赤"。

寒热之进退，也反映了正邪进退。如厥阴病之厥热胜复。一般言，厥热相等，或热多于厥为阳气回复，预后良好；若厥多热少，或厥回热不止，为阳衰阴盛，预后不良。而少阳病"往来寒热，休作有时"，也反映了正邪交争，各有胜负。

2. 汗

汗出与否是营卫调和，尤其是卫气功能、津液盛衰的体现，也是太阳病虚实判断的重要依据。太阳病总病机为风寒袭表，营卫失调。

中风表虚与伤寒表实证鉴别要点是有汗与无汗。第 2 条"太阳病，发热，汗出，恶风，脉缓，名为中风"，第 35 条"太阳病，头痛发热，身疼腰痛，骨节疼痛，恶风，无汗而喘者，麻黄汤主之"。葛根汤证与桂枝加葛根汤证，均有"项背强"，不同之处，桂枝加葛根汤证"反汗出恶风"，葛根汤证"无汗恶风"。

汗，既是症状，也是祛邪手段。发汗，是太阳病因势利导的正治法，"其在表者，汗之可也"。根据体质与感邪之轻重不同，有桂枝汤之取汗、麻黄汤之峻汗，桂枝麻黄各半汤之小汗，桂枝二麻黄一汤之微汗。

里证之汗有寒热虚实之别。如阳明病热证"自汗出""大汗出""汗出濈濈然"；或少阴阳虚不能固摄之"漏汗"，或亡阳之"大汗"。若应汗无汗，多是津伤或湿阻，如阳明虚证之"阳明病，法多汗，反无汗，其身如虫行皮中状者，此以久虚故也"，湿热熏蒸之"但头汗出，齐颈而还，身无汗"。另还有杂病之营卫不和"病常自汗出"或"时发热而自汗出者"。

3. **渴**

口渴与否反映津液存亡，或肾与膀胱气化功能，对于病位病性鉴别有重要意义。

"自利不渴属太阴"，"自利而渴者，属少阴也"。寒伤阳气，故一般寒证不渴，若影响到下焦，肾阳虚不能蒸腾津液，或下利日久损阴，也会出现口渴。水蓄下焦，膀胱气化失司之五苓散证有"口渴""消渴""烦渴""渴欲饮水，水入即吐"；由于热盛伤津，热证多有口渴，如阳明病"烦渴""渴欲饮水数升者"，少阴病热证之猪苓汤证"咳而呕渴"，少阴病急下证"口燥咽干"，厥阴热证白头翁汤证"下利欲饮水者"，厥阴病上热下寒乌梅丸证"消渴"。另有少阳病，气郁化火，灼伤津液之"口苦，咽干，目眩"，小柴胡汤证"或渴"；阳明病热在血分"口燥，但欲漱水，不欲咽者"；小青龙汤证"或渴""或不渴""或服汤已渴者"，反映经治疗后，寒饮已去，而津液一时不能布达，此为短暂反应，为病向愈之征；胃中干之"欲得饮水者，少少与饮之，令胃气和则愈"。

4. **饮食**

能食与否、食量多寡直接反映脾胃受纳与运化功能，也是胃气存亡、影响预后的重要标志。"有胃气则生，无胃气则死。"

厥阴病之"饥而不欲食"，为胃热脾寒；少阳病"默默不欲饮食"为肝木乘土；瓜蒂散证"心下满而烦，饥不能食"为邪结在胸中，阻滞气机。

病症由不能食，到稍能食、能食转变，为胃气恢复、病情向愈，如霍乱病之"下利后当便硬，硬则能食者愈，今反不能食，到后经中，颇能食，复过一经能食，过之一日当愈，不愈者，不属阳明也"；热厥轻证之"……热少微厥，指头寒，默默不欲食，烦躁，数日小便利，色白者，此热除也，欲得食，其病为愈"。

而厥阴病"除中"，虽能食，实为胃气衰败，预后不良，"……脉迟为寒，今与黄芩汤，复除其热，腹中应冷，当不能食，今反能食，此名除中，必死"。

5. 呕哕

呕哕，为胃气上逆所致，或为正气抗邪外出表现，或为胃气衰败之信号。

六经病皆有呕，病因寒热虚实各不同。桂枝汤证有"鼻鸣干呕"，太阳伤寒"必恶寒，体痛，呕逆"，五苓散证有渴欲饮水，水入即吐之"水逆"，半夏泻心汤证之"呕利痞"，阳明病之"食谷欲呕"，少阳病之"心烦喜呕""呕而发热"，太阴病之"腹满而吐"，少阴病之"欲吐不吐，心烦，但欲寐"，厥阴病之"食则吐蛔"，干姜黄芩黄连人参汤证"食入口即吐"，均为邪气上干于胃，致胃气上逆。

呕，是正气抗邪的表现，如376条"呕家有痈脓者，不可治呕，脓尽自愈"；呕，是一种因势利导治法，称为"催吐"，"其在上者，因而越之"。如第166条瓜蒂散证"……胸中痞硬，气上冲喉咽，不得息者，此为胸中有寒也，当吐之，宜瓜蒂散"。方后注："……温顿服之。不吐者，少少加服，得快吐乃止。"

哕，有虚实不同。其虚者，多为胃寒气逆，如第194条"阳明病，不能食，攻其热必哕，所以然者，胃中虚冷故也"，第226条"若胃中虚冷，不能食者，饮水则哕"；实者，多为阳明腑气不通，胃失和降，如第381条"伤寒哕而腹满，视其前后，知何部不利，利之即愈"。久病见哕者，多为胃衰败，预后不良，如第232条"若不尿，腹满加哕者，不治"。

6. 二便

二便，是人体寒热虚实的直接反映，尤其是脾胃、肾气功能状态的真实表达。病理状态，大便有秘结与下利，小便有不利与过利。一般言，不通者多实，过泄者多虚。

大便色青为肝郁，色黑为蓄血。大便不通，多为阳明腑实内结，有血分、气分之异，阳明蓄血证，除"其人喜忘者，必有蓄血"外，第237条指出"屎虽硬，大便反易，其色必黑者，宜抵当汤下之"，其色黑黏如漆，与阳明腑实"燥屎"之黑晦如煤必有不同。

大便下利，多脾肾阳虚，寒湿下注，或为阳明湿热。如太阴病之"自利益甚，时腹自痛"，少阴病之"下利清谷"；湿热下利，有葛根芩汤证、黄芩汤证。

便脓血，有寒热虚实之别。第371条"热利下重者，白头翁汤主之"，为厥阴热盛，迫血妄行，血热相蒸，腐败为脓所致，实热痢必色鲜红而秽臭；虚寒痢色必暗赤不泽，味腥不臭，白多红少，甚至下白冻，如第306条"少阴病，下利便脓血者，桃花汤主之"。

小便色黄为热，色白为寒；小便不利，为膀胱气化不及，或湿热阻滞；小便过利，为肾气不固，或津液失调，偏渗膀胱。第282条"……若小便色白者，少阴病形悉具，小便白者，以下焦虚有寒，不能制水，故令色白也"。

小便色"白"或"清"是里证、寒证重要依据，第56条"伤寒不大便六七日，头痛有热者，与承气汤。其小便色清者，知不在里，仍在表也，当须发汗"。

小便色黄则是热证或发黄证重要标志。如第206条"阳明病……色黄者，小便不利也"。第236条"尿如皂荚汁状，色正赤，一宿腹减，黄从小便去也"。

7. 肢温

通过触摸肢体末端冷热，把握病性之寒热虚实，与疾病预后转归也息息相关。一般言，寒者多阳虚，或阳亡，或邪阻。《伤寒论》中有"指头寒""手足厥寒""手足厥冷""手足逆冷"之描述。第338条言脏厥"伤寒脉微而厥，至七八日肤冷，其人躁无暂安时者，此为脏厥"，是病情危重凶险表现。"厥者，手足逆冷者是也"，根据症状与病机不同，厥阴病篇论述了11种厥证：脏厥、蛔厥、寒厥、热厥、水厥、痰厥、血虚寒凝厥、气郁致厥、痰热厥、冷结下焦关元厥、亡血厥。除寒厥、脏厥、亡血厥、血虚寒凝厥以正虚为主，其余多为邪气阻滞，致阳气不能布达四末。所谓"阴阳气不相顺接，便为厥"。重在体现同病异治，突出鉴别诊断。

热者，反映里热炽盛，或为阳气回复，或兼表证：如第293条："少阴病，八九日，一身手足尽热者，以热移膀胱，必便血也"，为脏病还腑，阴证转阳，病邪由里达表之征。第278条"伤寒脉浮而缓，手足自温者，系在太阴"，为太阴中风，正邪交争之表现。少阴病之预后，与阳气存亡息息相关，有阳则生，无阳则死，故第288条言"……手足温者，可治"。

随着现代科学技术进步与社会发展，传统的方法不是被取消，而是将进一步完善和延伸。望闻问切，仍是当今中医临床诊断疾病重要的不可替代的方法与手段。《伤寒论》不但是中医临床辨证论治的经典，也是中医诊断学运用的经典。重温《伤寒论》，回归到中医的根与本。知古会今，汲古纳新，仍然是中医人需坚守的底线和原则。

东洋医学术语中的
"表""外""里""内""中"

（日本）松冈尚则等

松冈尚则　男，医学博士。1968 年 5 月 11 日出生。日本东邦大学医学部总合诊疗・急病讲座客员讲师。研究方向为"张仲景"与"宋改"。

摘要：本文考察未经宋校正医书局校勘本《备急千金要方》（遣唐使携回本）、《新雕孙真人千金方》《太平圣惠方》《辅行诀脏腑用药法要》，以及经宋校勘本《备急千金要方》《宋版伤寒论》《金匮玉函经》《外台秘要方》《千金翼方》《金匮要略》（邓珍本、吴迁本）中的"表""外""里""内"，并与《宋版伤寒论》序文及《备急千金要方》（遣唐使携回本）、《新雕孙真人千金方》《备急千金要方》相比较，发现宋校正时以"外"替换"表"，以"里"替换"内"这一改写事实。又获知宋校改以前的书籍中，即已存在"外"和"里"医学术语同时使用的现象。

另外，考察伊泽棠轩所摘录条文，证明了"内"与"中"的使用，在宋校正之前即已被替换。

绪言

汉方医学使用"半表半里""半外半里"等术语，而这些术语并未见于堪称经典的《宋版伤寒论》中。《宋版伤寒论》有"假令纯阴结，不得复有外证，悉入在里，此为半在里半在外也"的记载，《伤寒论》的别本《金匮玉函经》中云"假令纯阴结，不得有外证，悉入在于里，此为半在外半在里"。"半外半里"，仅作为一种概念被记述。这些记载中，"里"的相对文不是"表"而是"外"。故本文将考察《宋版伤寒论》中"外""表""里""内""中"等用语是如何变化的，宋校正以前文献中是否存在"外"和"里"相配使用的医学术语等问题。

方法

本文考察未经宋校正本《备急千金要方》（遣唐使携回本）、《新雕孙真人千金方》《太平圣惠方》《辅行诀脏腑用药法要》，及经宋校本《备急千金要方》《宋版伤寒论》《金匮玉函经》《外台秘要方》《千金翼方》《金匮要略》（邓珍本、吴迁本）。《宋版伤寒论》《金匮玉函经》《金匮要略》（邓珍本、吴迁本）、《太平圣惠方》第八卷、《备急千金要方》《千金翼方》条文，一准牧角和宏编制条文号码[1]。

结果

未经宋校正本《备急千金要方》（遣唐使携回本）、《新雕孙真人千金方·并序》中"欲华其表而悴其中"，《宋版伤寒论》序文作"华其外而悴其内"、宋校正本《备急千金要方·并序》作"欲华其表而悴其内"。

未经宋校正本《新雕孙真人千金方》卷第十五肉极第四"里虚外实"，宋校正本《外台秘要方》肉极寒方五首"内虚外实"。

敦煌古医籍《辅行诀脏腑用药法要》"小泻脾汤，治脾气实，下利清谷，里寒外热，腹冷，脉微者。方：附子［（一）枚，炮］，干姜、甘草（炙，各三两）。上三味，以水三升，煮取一升，顿服"中，见有"里寒外热"记述。

《宋版伤寒论》《金匮玉函经》《备急千金要方》《千金翼方》之四逆汤条，见有"里寒外热""内寒外热""表热里寒"等记载。

考察

通常在日本语中，与"里"相对的词，应当作"表"。而与"中""内"相对的词，应该为"外"。可是，若将中华人民共和国的这些术语用法，用于日本语概念之中，按照语法，则"里边"的反义词成为"外边"。这种语法上的差异，证明了这些用语的概念并不是绝对的、固定不变的。本文在调查医学术语"外""表""里""内""中"的使用情况基础上，区别宋校正前与校正后之用法，并加以考证。

宋校正医书，始于北宋名臣韩琦于嘉祐二年（1057）八月的上言。仁宗采纳韩琦的进言，于编修院设置校正医书局，任命掌禹锡、林亿、张洞、苏颂四人为校正医书官[2]。1065 年《伤寒杂病论》（大字本）、1066 年《金匮玉函经》、1066 年《金匮要略方论》（大字本）、《备急千金要方》《千金翼方》、1068 年《脉经》、1069 年《外台秘要方》、1088 年《伤寒杂病论》（小字本）、1096 年《金匮要略方》，相继出版[3]。现存以上诸书，除《备急千金要方》之外，皆是经宋校正之书。《备急千金要方》诸版本中，现存未经宋校正本《备急千金要方》（遣唐使携回本）、《新雕孙真人千金方》、科兹洛夫本、斯坦因本，及经宋校正《备急千金要方》[4, 5]。现存《伤寒论》，为明赵开美本《宋版伤寒论》，属小字本系统。宋校正的目的，是刊正古传本中舛错。经历漫长时代传抄的古典，其鲁鱼亥豕，或简断泯灭，实在难以想象。正如《黄帝内经素问》校正序云"正谬误者六千余字"，据此可知，大约平均 15 字中即有 1 字讹误，需要校正。依此推知，《伤寒论》的书写状态抑或与此大同小异。孙奇等校正《伤寒论》自序，其全文 602 字之中，共有 353 字能够与《备急千金要方》文字对校。

作为参校本，经宋校正的《备急千金要方》，仅有 345 字相同，较 353 字少 8 字（40 字少 1 字的比例）；19 个异体字（20 字中 1 个异体字的比例），但未经宋校正本《备急千金要方》，对校出 327 字，实际上较 353 相差 26 字，并有 60 个异体字[6]。

　　将《伤寒论》序文可以对校的部分，与未经宋校正的《备急千金要方》（遣唐使携回本）、《新雕孙真人千金方》，及《宋版伤寒论》《备急千金要方》相比较。结果是，未经宋校正的《备急千金要方》作"欲华其表而悴其中"，经宋校正的《宋版伤寒论》序文作"华其外而悴其内"，经宋校正的《备急千金要方》作"欲华其表而悴其内"。宋校刊时间顺序，为《伤寒论》（小字本）1088 年，《备急千金要方》1066 年，即《备急千金要方》先于《伤寒论》校勘刊行。本来宋校正以前所用的"表""中"，经宋校正的《备急千金要方》中改写成"表""内"；经宋校正的《伤寒论》改写为"外""内"。《伤寒论》中出现了"表"作"外"，"中"作"内"的变化。每次宋校正之际，都会出现互异现象，是因为校正医书局的宋臣们所考虑的，是能够用具有相同意义的词语替换某些用语，但并非使用完全相同的替换词语。或许在他们看来，每次校正使之有所变化的，是那些词语间存在着微妙的语意差异。可以认为，林亿等的《伤寒杂病论》，是在旧思想上涂写新思想的形态，以新世代的《伤寒论》展现于世[7]。

　　另外，可作如此推论，即序文中被改写了的用语，仅是书中内容的一部分，改写的内容会与后面的原文内容发生矛盾，所以对全文的用语进行了调整。实际上，《备急千金要方》（遣唐使携回本）、《新雕孙真人千金方》《千金要方》的这部分内容，不是出现在序文中，而是记载在原文中。或缘于此，《宋版伤寒论》将"里"的对应词写成"外"。《宋版伤寒论》"假令纯阴结，不得复有外证，悉入在里，此为半在里半在外也"一文中，"里"的对应语确实为"外"，因此，以此文为基准，产生了"半外半里"的概念。然而，"里"对应语为"表"，如果是由于宋校正时，用"外"替换了"表"，而造成了这种结果，那"假令纯阴结，不得复有表证，悉入在里，此为半在里半在表也"的记载本来是正确的，"半表半里"的概念亦是正确的。因此有必要对宋校正以前的文献中"里"的对应语是否仅使用"表"、是否亦有使用"外"的情况、宋校正以后的文献中是如何记述"半表半里""半外半里"的等相关问题加以研究。

宋校正以后的文献中，最初使用"表"对应"里"的记载，见于1107年《伤寒活人书》（朱肱，宋大观），有"半在里半在表"的记述[8]。1142年《伤寒明理论》（成无己）中有"邪在半表半里者"之文。故"半表半里"这一术语，极可能以此为嚆矢。《伤寒明理论》的成书年代，有1142年以后，或1132年，或1108年等，说法不一。1148年成无己《注解伤寒论》中有"邪气犹半表半里之间，与小柴胡汤，以祛表里之邪"之注释内容。可以认为，自此之后，"半表半里"这一术语被医界普遍使用[9]。又《普济本事方》中见"此正半在里半在表"之记载[9]。总之，可以推论，"半表半里"这一术语成熟于明代。

多纪元简[10]、内藤希哲[11]、多纪元坚[12]、喜多村直宽[13]、雉间子丙[14]、山田正珍[15]等著述中，用"半表半里"表述少阳病之病位。吉益南涯的弟子和田元庸[16]认为"半外半里"之说是后人所立，又"半表半里"之说亦为后人羼入。吉益东洞在《类聚方》中，用括号将"半外半里"包裹，或对此用语表示疑问[17]。又尾台榕堂亦曰"半外半里"为后世所羼入[18]。

本研究检索、调查宋校正以前文献中包含"里"与"外"医学术语的情况，即《新雕孙真人千金方》有"里虚外实"之记载，《辅行诀脏腑用药法要》《太平圣惠方》第八卷中见有"里寒外热"之记述。

未经宋校正本《新雕孙真人千金方》卷第十五肉极第四有"里虚外实"之记载，相似内容在《备急千金要方》中亦作"里虚外实"。经宋校正的《外台秘要方》肉极寒方五首中作"内虚外实"，"里"改写为"内"。山田业广记云"《外台》十六引《删繁》，下条同"，而实际上《备急千金要方》和《外台秘要方》的记载完全不同[19]。这种变化始于何时，不得而知，但可作为"里"被改为"内"之例而举述。《金匮要略》有关肉极的记述未见使用"里虚外实"之术语。

敦煌古医籍《辅行诀腑用药法要》云："小泻脾汤，治脾气实，下利清谷，里寒外热，腹冷，脉微者。方：附子［（一）枚，炮］，干姜、甘草（炙，各三两）。上三味，以水三升，煮取一升，顿服。"文中使用"里寒外热"术语。《辅行诀脏腑用药法要》包藏在20世纪初敦煌千佛洞盗掘出的古文书之中，"中华民国"时期曾归属于河北省中医师。当时保存有两种抄本，其原本毁损于"文革"时期[20]。梁代著名《神农本草经集注》（500年）作者陶弘景（452—536）所述，云"商有圣相伊尹，撰《汤液经方》，为方亦三百六十首。……今检录常情需用者六十首也……昔南阳张机，依此诸方，撰为《伤寒论》一部……避道家之称，故其方皆非正名也"，此中确有颇具深意的记述[21]。此"里寒外热"术语，亦见于《宋版伤寒论》《金匮要略》（邓珍本、吴迁本）。一般将《千金翼方》称为《唐本伤寒论》，其中《千金翼方》284（少阴37）云："少阴病，下利清谷，里寒外热，手足厥逆脉微欲绝，身反恶寒，其人面赤，或腹痛，或干呕，或咽痛，或利止，而脉不出。通脉四逆汤主之。方：甘草（二两，炙），附子（大者一枚，生去皮，破八片），干姜（三两，强人可四两）。上三味，以水三升，煮取一升二合，去滓。分温再服，其脉即出者愈。面赤者，加葱白九茎。腹痛者，去葱，加芍药二两。呕者，加生姜二两。咽痛者，去芍药，加桔梗一两。利止脉不出者，去桔梗，加人参二两。病皆与方相应者，乃加减服之。""里寒外热"这一概念，即便经宋校正后，仍被保存下来。"里寒外热"术语，见于《伤寒论》《金匮要略》（邓珍本、吴迁本）、《千金翼方》《金匮玉函经》"通脉四逆汤"条文中。另外，未经宋校正的《太平圣惠方》第八卷，未见通脉四逆汤条文，而见于（圣8-102少阴17）"少阴病，下利水谷，里寒外热。手足厥逆，脉微欲绝，身反恶寒，其人面赤，或腹痛，或干呕，或咽痛，或时利止，而脉不出者，宜四逆汤"。于四逆汤条文中使用"里寒外热"术语。但是，《太平圣惠方》第八卷的四逆汤（圣 8-诸方 41），云："四逆汤方：附子（一两，炮裂去皮脐），干姜（一两，炮裂锉），甘草（一两，炙微赤锉）。右件药捣筛为散，每服四钱，以水一中盏，入枣三枚，煎至五分，去滓，不计时候热服。"此方《伤寒论》载于"通脉四逆汤处方"。又，圣 8-59（阳明 24）中"阳明病，若脉浮迟，表热里寒，下利水谷，宜四逆汤"。而此条文在《伤寒论》中非为"通脉四逆汤"，却相当于《伤寒论》的"四逆汤"条文。《太平圣惠方》第八卷的"四逆汤"，见于《伤寒论》的"通脉四逆汤"条和"四逆汤"条。

　　《宋版伤寒论》《金匮玉函经》《备急千金要方》《千金翼方》等"四逆汤"条文中，分别出现了"里寒外热"和"内寒外热"及"表热里寒"的记述。这些基本相同的条文，却用了三个不同的医学术语记述。

　　《宋版伤寒论》的［宋 176（太阳下 49）］白虎汤条记云："伤寒脉浮滑，此以表有热里有寒，白虎汤主之。方三十八。知母（六两），石膏（一斤，碎），甘草（二两，炙），粳米（六合）。右四味，以水一斗，煮米熟汤成，去滓温服一升，日三服。（臣亿等谨按，前篇云热结在里，表里俱热者，白虎汤主之。又云，其表不解，不可与白虎汤。此云'脉浮滑，表有热里有寒'者，必'表'、'里'字差矣。又阳明一证云'脉浮迟，表热里寒，四逆汤主之'。又少阴一证云'里寒外热，通脉四逆汤主之'。以此表里自差明矣。《千金翼》云：白通汤非也。）"林亿等认为"表里"二字有误，说明宋校正时，所见旧传本之舛错、用语混乱状况。

　　中医古典中所载"表里""内外""阴阳"，于各书之间具有互换性。《外台秘要方》（唐 752 年，王焘）卷一云："王叔和曰……（王叔和）又曰：夫表和里病，（一作阳盛阴虚）下之而愈，汗之则死，里和表病（一作阳虚阴盛），汗之而愈，下之则死。"

　　《太平圣惠方》卷 8-叙 11 云："夫表和里病，下之则愈，汗之则死。里和表病，汗之则愈，下之则死。夫如是则神丹不可以误发，甘遂何可以妄攻。然则桂枝下咽，表和则愈；承气入胃，里平则瘥。明当消息病之状候，不可乱投汤药，虚其胃气也。"

又伤寒例 –2 云："夫阳盛阴虚，汗之则死，下之则愈。阳虚阴盛，汗之则愈，下之则死。夫如是，则神丹安可以误发，甘遂何可以妄攻。虚盛之治，相背千里。吉凶之机，应若影响。岂容易哉？况桂枝下咽，阳盛即毙。承气入胃，阴盛以亡。死生之要，在乎须臾。视身之尽，不暇计日。此阴阳虚实之交错，其候至微。发汗吐下之相反，其祸至速。而医术浅狭，懵然不知病源，为治乃误。使病者殒殁，自谓其分。至令冤魂塞于冥路，死尸盈于旷野。仁者鉴此，岂不痛欤。"

《外台秘要方》引用王叔和语，揭示了"表里""阴阳"在《太平圣惠方》及《伤寒论》中被互换之现象。并且在校正《伤寒论》之际，林亿等又校勘《备急千金要方》及《外台秘要》。宋版158条（太阳下31）中见有"臣亿等谨按……又按，《千金》并《外台秘要》，治伤寒食用此方皆有人参，知脱落无疑"之自述。

关于"外""表""里""内""中"术语的解释，近代各家众说不一。

著名考证学派学者森立之，所著《伤寒论考注》中作如此叙述：凡此书通例，云表者，专谓皮表证，寒热是也。云外者，太阳诸证，喘咳之类是也。《太阳下篇廿二》云："假令纯阴结不得复有外证，悉入在里。"所云外证，似指少阳肠胃外诸证矣。十九条柴桂汤条云："外证未去"宜并考[22]。

日本千叶古方元祖之一奥田谦藏，在自著《伤寒论梗概》（1956）中云："所谓表，外面之意，与深部相对，浅部之意。身体的最浅部位，即指皮肤表面部分，假称为表。表又时称作肌。发病后，日尚浅，病未进，即病之部位尚止浅表状态，称谓病在表。所谓里，内面之意，与浅部相对，深部之意。身体的最深部位，即指消化道部分，假称为里。里又时称作胃。发病后既经数日，病渐深，即病之部位既达深所状态，称为病在里。又表里之间，时称胸胁。所谓内，与外对称之辞，其意义大略与里相似。唯里所指其处甚狭，内所指其处甚广。外亦与内对称之辞，其意义大略同于表。唯表所指其处甚狭，外所指其处甚广。因故表位对内位而言为外，对表里间而言亦为外位。里位对外位而言为内，对表里间而言亦为内。而且，表里间，对内位为外，对外位为内是也[23]。"

对于奥田谦藏之见解，藤平健深有感慨地说："这种解释，自古以来，对于内外学者而言，作为一种常识性概念被理解，但是认真地思考之后，方知并非常识性的问题。而且，即便理解为常识性知识，前述奥田先生的说明中最后部分'因故表位对内位而言为外，云云'等解说，仍属似是而非，完全难以理解的说法[24]。"所谓内外部位，可以认为是实际存在的，亦可以说是一种概念性的存在，而且在某种场合，是一种相对性的存在。半表半里的范围，犹如处于环状带中，关键是以哪里为立足点，以所设位置点为圆中心，向外所见范围皆为外。自所谓外，面向中心方面，所见范围皆为内[25]。小仓重成用内外区分药方，他说："柴胡桂枝汤属外之药方，大柴胡汤、柴胡加龙骨牡蛎汤、柴胡加芒硝汤等属内之药方[25]。"

承继千叶古方流派系统的长坂和彦认为："从 A 点观察，其外侧（实线箭头）皆为外，中侧（波线箭头）皆为内。从 B 点观察，其外侧为外，内侧为内。如此一来，对于内外这种相对性概念，明示了表为皮肤、筋肉，里为内脏等固定器官的概念。如图所示，外比表广，内比里阔。若由 B 点观察，则 C 为外证，所以 B 与 C 的并病，应优先治疗 C。此即称先外后内[26]。"

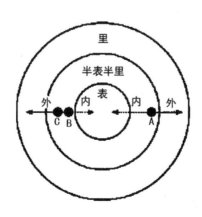

大塚敬节曾撰文云，"大约在昭和 10 年前后，我阅读了和田元庸的《伤寒论精义外传》，当时觉得'半表半里'字句欠妥，必当为'半外半里'。《伤寒论》中亦云'半在外半在里'，并无'半在表半在里'之说，所以应该忠实于古典，故以'半外半里'句为准"，而且制图表示，此图基本与龙野一雄于昭和 19 年所制图相同[27～29]。

龙野一雄于昭和 19 年作了如下定义："我界定所谓表证即指表现于躯壳的症状（非病理解剖学上的变化），即四肢、头部、躯干（腹侧除外）表面发热、寒冷、发汗、疼痛等症状。所谓里证即指躯壳内部出现的症状，口腔、胸腹部等诸症状是也。所谓内，《伤寒论》中指胃。所谓外，指胃以外的部位。内包括里的一部分，外包括表和里的一部分。里是表以外的部位，包括外的一部分和内。"可是，龙野一雄于昭和 41 年，订正了此说："A 的位置在外，但不是外的全部，而在外一部分。据其意义可称半外。又非为表的太阳位置，所以可称为里，但不是完全里的少阴的位置，故可以说成半里。基于此，把 A 称为半外半里。若仅从外的位置来观察，是表里之中间，可以称作半表半里。因具有如此关系，正确地说，A 的位置当称半外半里，根据不同的见解，亦可以称为半表半里。再举一例证明，若仅观察里，背部有太阳，两胁有少阳，腹部有阳明。若观察外在全体，A 的位置在表里之中间，那正是少阳的位置。因此应该认为，少阳存在于表的两侧及外的中间。外邪自外侵入身体，但是此时 A 的位置，处于小柴胡汤位置上。小柴胡汤的处方内容，大体可分类为肝与脾药。诊察三部九候脉象，可知左右的关上为肝脾之位，就是说中间是肝脾的位置，那么小柴胡汤作为代表性方剂的理由即不言而喻了。若就 B 的位置而言，因兼于表，故用柴胡桂枝汤。若 C 的位置，兼有胃实，故用大柴胡汤。"此前关于小柴胡汤的解说，因依从古方派的注释，而存在错误，故今作如上订正。

荒木正胤认为，表里内外，不仅是单纯地表述表与里、外与内的相对性概念的语言，而是具体地描述病邪自体表侵入体内的过程，同时表明表、外、里、内是代表各局限部位的概念。因此，将三阴三阳配合起来，综合思考。但是，有关阳明里位及阳明内位的治疗方剂白虎汤类、承气汤类的论文，于不同年代，论说内容有所异同。又以里位为肾、膀胱、子宫、小肠，以内位为胃、大肠、脾。划定里位自脐至下（下腹部），内位自心下至脐（上腹部）而叙述，并以里位为上腹部（自心下至脐的部位），以内位为下腹部（脐以下的部位）而论述[31]。

森田幸门在《伤寒论入门》中，用解剖学用语说明《伤寒论》的内外表里，曰："里与内，经常被当作同义词使用，但亦有将内看作里中一部分的说法[32]。"此记载与本文考察结果一致。

小山诚次论口"并不是依照解剖学的脏器、组织分类的明确划分，这些划分模糊性较强，不是依据验证实体划分的。"并无必要拘泥于"半在里半在外"，或者"半外半里"的解释，更无必要排斥"半在里半在表""半表半里"概念[8]。

就是说，东洋医学中"表""外""内""里"的关系，尚无统一见解。

此外，称为考证学派的伊泽棠轩在《素问释义》中，校勘云《千金》中作内。《甲乙》中作内，《千金》同"等，指出"内"与"中"曾替换书写之情况[33]。检索伊泽棠轩指出的部位，发现"内"与"中"的替换，始于宋校正以前，可以认为宋校正时既已替换。伊泽棠轩之所以对起于宋校正以前的替换书写未加论述，是因为所载资料《新雕孙真人千金方》等，明治时代已传入日本。考证学派关于"内"与"中"的替换问题，并未引起重视。

总结

关于《伤寒论》中的"半外半里"概念，通过对《宋版伤寒论》序文，与宋校正以前的《备急千金要方·并序》相比较，可以推测，此概念极可能是宋校正时将"表"改为"外"后出现的。但是，因宋校正以前既有使用"外"与"里"的"里虚外实""里寒外热"等术语，故不能否定本来既存的"半在里半在外""半在外半在里"表述方法。宋校正时，轻易地替换了"外""表"等词语，并替换了"里""内""中"等词语。所以宋校正以前的状态，仅据宋校正以后的书籍，已难以窥知。因此，在考察此类概念时，翻阅宋校正以前的文献，是得出正确结论的必要条件。

东洋医学将"外"和"表"，经常作为具有同样意义的词语被使用，而且"内""中""里"亦同样被看成同义词。文献证明，主持校正的林亿等，几乎不加区别地将此类词语皆作为同义词处理。

附 1 "里虚外实"

《新雕孙真人千金方》

脾风状多汗，阴动伤寒，寒虚则体重怠堕，四肢不欲举，不嗜饮食，食则咳，咳则右胁下痛，瘖瘖肩背不可以转动，名曰厉风。里虚外实，若阳动伤热，热实，实则人身上如鼠走，唇口坏，皮肤色变，身体津液，腠理开，汗大泄，名曰恶风。而须决其刚纪，知其始终，阴阳动静，肉之虚实，实则补之。能治其病者，风始其病，风始入肉皮毛肌肤筋脉之间，即须决之。若入肉腑五脏，则半死矣。方在第八卷中。扁鹊曰：肉绝不治五日死。皮肤不通，外不泄，内不可决，人命将绝，十死不治。若使良医妙药，终不治也。

《外台秘要》

《千金》疗肉极虚为脾风，阴动伤寒，体重怠堕，四肢不欲举，关节疼痛，不嗜饮食，虚极所致。大黄芪酒方：黄芪，巴戟天（去心），桂心，石斛，蜀椒（汗），泽泻，茯苓，柏子仁，干姜（各三两），防风，人参，独活（各一两），芍药，山茱萸，天雄（炮），附子（炮），乌头（炮），茵芋，瓜蒌，半夏（洗）。上二十三味（咀），绢澄贮，以清酒三斗渍之，秋冬七日，春夏三日，初服三合，渐渐加，微痹为度，日再。《删繁》同。忌猪羊肉、桃李、雀肉、生菜、生葱、酢物（出第十五卷中）。

《删繁》疗肉极虚寒则脾咳，其状右胁下痛，阴阴引肩背痛，不可以动，动则咳，腹胀满，留饮痰癖，大小便不利，少腹切痛，膈上寒，大半夏汤方。半夏（一升洗），白术、茯苓、人参、甘草（炙）、附子（炮）、橘皮（各二两），生姜（八两），桂心（三两）。上九味切，以水一斗，煮取三升，去滓，分为四服。忌羊肉、饧、桃李、雀肉、生葱、海藻、菘菜、猪肉、冷水。

又疗肉极虚寒，则皮肤不通，外不得泄，名曰厉风。内虚外实，腰脚疼弱，大风引汤。方：独活（四两），当归、茯苓（各二两），干姜，甘草（炙），人参、黄芪、防风（各二两），桂心、附子（炮各一两），大豆（二升熬去皮）。上十一味切，以水一斗，酒三升，煮取四升去滓，分为四服，昼三夜一。忌海藻、菘菜、猪肉、生葱、酢等物。

又疗肉极寒，肌肉变，舌痿，名曰恶风。腰脚疼弱，小风引汤。方：独活、防风、茯苓、甘草（炙）、人参（各三两），当归、干姜（各二两），附子（一枚炮），大豆（二升熬去皮）。九味切，以水一斗，酒三升，煮取二升，去滓，分为四服，日三夜一。忌猪肉、冷水、海藻、菘菜、酢等物。

又疗肉极虚寒，四肢怠惰或咳，胁下坚满痛，饮食不嗜，欲举不能，手足厥冷，忧恚思虑五膈丸。方：人参（十分），附子（炮），干姜（各三分），远志（二分，去心），桂心、椒（汗）、麦门冬（去心）、甘草（炙，各五分），细辛（四分）。上九味捣筛，蜜和丸如弹子大，取一丸着喉中，稍稍咽之，觉胸中热药势尽又服，日三夜一，亦可丸如梧子十丸酒服。忌猪肉、冷水、海藻、菘菜、生葱、生菜。

附 2 "里寒外热" 条文

圣 8-102（少阴 17）

少阴病，下利水谷，里寒外热，手足厥逆，脉微欲绝，身反恶寒，其人面赤，或腹痛或干呕，或咽痛，或时利止，而脉不出者，宜四逆汤。

林 185（少阴 16）

少阴病，下利清谷，里寒外热，手足厥逆，脉微欲绝恶寒，或利止，脉不出，通脉四逆汤主之。第十六（三味加减法附）

宋 317（少阴 37）

少阴病，下利清谷，里寒外热，手足厥逆，脉微欲绝，身反不恶寒，其人面色赤，或腹痛，或干呕，或咽痛，或利止脉不出者，通脉四逆汤主之。方十六

甘草（二两炙） 附子（大者一枚，生用去皮，破八片） 干姜（三两，强人可四两）

上三味，以水三升，煮取一升二合，去滓，分温再服。其脉即出者愈，面色赤者加葱白九茎，腹中痛者去葱，加芍药二两。呕者加生姜二两。咽痛者去芍药，加桔梗一两。利止脉不出者，去桔梗加人参二两。病皆与方相应者，乃服之。

宋 370（厥阴 45）

下利清谷，里寒外热，汗出而厥者，通脉四逆汤主之。方十一

甘草（二两，炙） 附子（大者一枚，生去皮，破八片） 干姜（三两，强人可四两）

上三味，以水三升，煮取一升二合，去滓，分温再服，其脉即出者愈。

林 203（厥阴 11）

下利清谷，里寒外热，汗出而厥者，通脉四逆汤主之。第十一（三味）

翼 284（少阴 37）

少阴病，下利清谷，里寒外热，手足厥逆脉微欲绝，身反恶寒，其人面赤，或腹痛，或干呕，或咽痛，或利止，而脉不出。通脉四逆汤主之。方

甘草（二两，炙） 附子（大者一枚，生去皮，破八片） 干姜（三两，强人可四两）

上三味，以水三升，煮取一升二合，去滓，分温再服。其脉即出者愈。面赤者，加葱白九茎。腹痛者，去葱，加芍药二两。呕者，加生姜二两。咽痛者，去芍药，加桔梗一两。利止脉不出者，去桔梗，加人参二两。病皆与方相应者，乃加减服之。

金匮 17（呕哕 45）

下利清谷，里寒外热，汗出而厥者，通脉四逆汤主之。

通脉四逆汤方

附子（大者一枚，生用） 干姜（三两，强人可四两） 甘草（二两，炙）

上三味，以水三升，煮取一升二合，去滓，分温再服。

玉 328（少阴 37）

少阴病，下利清谷，里寒外热，手足厥逆，脉微欲绝，身反不恶寒，其人面色赤，或腹痛，或干呕，或咽痛，或利止，而脉不出。通脉四逆汤主之。

附 3 "四逆汤"条文

翼宜 149（霍乱 7）

吐利汗出，发热恶寒，四肢拘急，手足厥，四逆汤主之。既吐且利，小便复利，而大汗出，下利清谷。里寒外热，脉微欲绝。

千金 20-11（霍乱）

四逆汤吐下而汗出，小便复利，或下利清谷，里寒外热，脉微欲绝，或发热恶寒，四肢拘急，手足厥，四逆汤主之：甘草、干姜、附子。

玉 402（霍乱 9）

既吐且利，小便复利，而大汗出下利清谷，里寒外热，脉微欲绝者，四逆汤主之。

宋 389（霍乱 8）

既吐且利，小便复利，而大汗出，下利清谷，内寒外热，脉微欲绝者，四逆汤主之。第五（用前第四方）

林 215（霍乱 5）

吐利，小便利，大汗出，下利清谷，内寒外热，脉微欲绝，四逆汤主之。第五（用前第四方）

玉 239（阳明 47）

脉浮而迟，表热里寒，下利清谷者，四逆汤主之。

宋 225（阳明 47）

脉浮而迟，表热里寒，下利清谷者，四逆汤主之。方十四

甘草（二两，炙），干姜（一两半），附子（一枚，生用，去皮，破八片）。

上三味，以水三升，煮取一升二合，去滓，分温二服。强人可大附子一枚，干姜三两。

翼 213（阳明 61）

若脉浮迟，表热里寒，下利清谷，四逆汤主之。

方甘草（二两，炙），干姜（一两半），附子（一枚生去皮，破八片）。

上三味，以水三升，煮取一升二合，去滓，分温再服。强人可大附子一枚，干姜三两。

附4 "中""内"→"中""内"

《新雕孙真人千金方》卷十一肝脏脉论第一：真肝脉也，内外急如循刀，责责然如按琴瑟弦。

《太素》卷第十四诊候之一：真肝脉至，中外急，如循刀刃清清然。

《素问》：中外急，如循刀刃责责然。

《备急千金要方》卷十一肝脏脉论第一：真肝脉至，内外急，如循刀刃责责然。

《甲乙经》：真肝脉至，中外急，如循刀刃责责然，如按琴瑟弦。

《新雕孙真人千金方》卷十一肝脏脉论第一：实而微，则名曰不及，病在内。

《太素》卷第十四诊候之一四频率形：其气来不实而微，此谓不及，病在中。

《难经》十五难：其气来不实而微，此谓不及，病在中。

《素问》：气来虚微，是谓不及，病在内。

《备急千金要方》卷十一肝脏脉论第一：其气来不实而微，此谓不及，病在内。

《素问》：其气来不盛去反盛，此谓不及，病在中。

《甲乙》：其气来不实而微，此谓不及，病在中。

（郭秀梅译）

参考文献

［1］http：//members.jcom.home.ne.jp/1639705511/text/index.htm.

［2］李涛.续资治通鉴长编.北京：中华书局，2004.

［3］真柳诚.黄连汤古典的解说病院药剂师のための汉方制剂の知识.日病药志，

1997, 33（1）:97-98.

　［4］松冈尚则，山下幸一，村崎彻.千金方における畳字についての考察.日本医史学杂志，2006，52（2）：199-210.

　［5］松冈尚则，山下幸一，栗林秀树，等.《千金方》–遣唐使将来本の书写について.日本医史学杂志，2008，54（3）:231-238.

　［6］宫下三郎.唐代の伤寒论？その书志学的考察.汉方の临床，1962，9（10）：17-22.

　［7］牧角和宏.伤寒三阴三阳の病态论について.福冈医师汉方研究会报，2004，25（7）：1-43.

　［8］小山诚次.半在里半在外から半表半里へ（上）.汉方の临床，1997，44（7）：818-828.

　［9］沟部宏毅，新井信，中野赖子，等.半表半里の起源に关する考察.日东医志，1995，45（4）：953-956.

　［10］多纪元简.伤寒论辑义.东京：名著出版，1801：353.

　［11］内藤希哲.伤寒杂病论类编.东京：名著出版，1819：355.

　［12］多纪元坚.伤寒论述义.东京：名著出版，1844：45.

　［13］喜多村直宽.伤寒论疏义.东京：名著出版，1852：355.

　［14］雉间子丙.类聚方集览标注.1803：45.

　［15］山田正珍.伤寒论集成.东京：名著出版，1802：272.

　［16］和田元庸.伤寒论精义外传.东京：名著出版，1826：179.

　［17］吉益东洞.类聚方.东京：名著出版，1751：194.

　［18］尾台榕堂.类聚方广义.东京：名著出版，1755.

　［19］山田业广.九折堂读书记千金方·外台秘要.北京：学苑出版社，2007.

　［20］冈田研吉，牧角和宏，小高修司.宋以前伤寒论考，2007：581-602.

　［21］真柳诚.汉方一话处方名のいわれ25－麻黄汤.汉方诊疗，1995，14（2）：26.

　［22］森立之.伤寒论考注.北京：学苑出版社，2001.

中日韩经方论坛（第二版）

［23］奥田谦蔵.伤寒论梗概.东京：医道の日本社，1956.

［24］藤平健.表里と内外について.日东医志，1976，27（2）：7-13.

［25］藤平健.再び内外について.汉方の临床，1977，24（2）：14-17.

［26］长坂和彦.入门汉方医学.东京：南江堂，2002.

［27］龙野一雄.小柴胡汤.生药治疗，1944，11（6）：35.

［28］大塚敬节.外证未だ解せざる者.汉方の临床，1956，3（4）:13-15.

［29］大塚敬节.半外半里と半表半里.汉方の临床，1958，3（4）:3-5.

［30］龙野一雄.内外表里.汉方の临床，1966，13（11）:3-17.

［31］荒木正胤.日本汉方の特质と源流.东京：お茶の水书房、东京，1986.

［32］伊泽棠轩.素问释义.北京：学苑出版社，2005.

浅谈经方辨证和应用中的几个问题

陈建国

（中国）武警北京市总队第三医院，胡希恕名家研究室

陈建国　男，武警北京市总队第三医院中医科主任，主治医师。注重经方理论和临床应用研究，发表学术论文多篇。多次参与承办经方学术会议，其中作为大会秘书长参与承办了 2010 年"全国经方论坛暨高级研修班"。2011 年 5 月举办的国际经方学术会议暨高级研修班，担任大会秘书长。

成功申办了北京市中医管理局中医薪火传承 3+3 项目，建立了胡希恕名家研究室，系统研究已故经方大师胡希恕先生的学术思想和临床经验，目前全面负责名家研究室的日常工作。以其为首的经方传承团队开办复兴中医网（www.fuxzy.cn），促进了经方的学术交流，积极开办经方名家师承网络大课堂，有力地推广了经方学术思想。

"经方"是中医药学重要组成部分，"经方"之名由来已久，后汉·班固的《汉书·艺文志》列有经方十一家，其论述"经方者，本草石之寒温，量疾病之浅深，假药味之滋，因气感之宜，辨五苦六辛，致水火之齐，通闭解结，反之于平"。这是有关"经方"一词的最早记载。后世以《伤寒杂病论》作为代表著作称之为经方学派或伤寒学派，成为中医流派当中最重要的学派之一。

笔者认为，《伤寒杂病论》是一部理、法、方、药俱全的中医经典著作，其内容既有方证、方药，更有理、法；其应用的六经辨证实为八纲辨证（含气血津液）的具体化；《伤寒杂病论》以症状描述为主揭示辨证依据，实为辨证重视临床症状，提示四诊当中首重问诊；经方既可合用更可加减化裁，正确的加减化裁更符合《伤寒杂病论》辨方证的精神实质。

一、《伤寒论》贯穿八纲辨证（包括气血津液）的理念

1. 八纲辨证渊源

八纲者，阴阳、表里、寒热、虚实。八纲是中医的重要理论，八纲辨证是最基本、最重要的临床辨证法。提出"八纲"这一确切说法始自近代的祝味菊先生，在 20 世纪 60 年代的中医院校第 2 版《中医诊断学》教材中，正式将八纲列为专章进行讨论，明确了八纲是分析疾病共性的辨证方法，是各种辨证的总纲。此后，这一观点在全国得到普及并得到承认。

中医常用的临床辨证有八纲辨证、六经辨证、脏腑经络辨证、卫气营血辨证、三焦辨证等，但公认八纲辨证为辨证的总纲。八纲辨证标志着中医辨证学成为有科学逻辑思维理论方法指导的临床应用辨证方法学。

中医的灵魂在于辨证论治，证的确立基于四诊合参，医者并加以提炼分析而成。正邪相争的某一阶段称之为证，而证的描述和确立则依赖于八纲。八纲辨证是将四诊所得的资料，运用阴阳、表里、寒热、虚实进行分析、综合归纳，从而判别病位的深浅、病证的寒热性质、正气的虚实程度等。八纲之中，阴阳为总纲，其中表里是病位观，寒热、虚实为病性观，而且寒热、虚实是从不同角度来描述病证的。

阴阳、表里、寒热、虚实都属于哲学辩证法上的二分法，八纲辨证的形成受到了春秋战国时期哲学辩证法的影响。八纲既着重于分析中医证候本质的共性即病位、病性、病势，同时也强调证候之间的内在联系及其变化规律，对于临床实践具有全面的、普遍性的指导意义。

2.历代医家对八纲辨证的认识

古代医家虽然并未明确提出"八纲"一词,但实际上八纲内容早已存在,并且八纲辨证的重要性也早已被历代认识和重视。

张景岳在《景岳全书·传忠录》中指出:"阴阳为医道之纲领。""凡诊病施治,必须先审阴阳。"又曰:"六变者,表、里、寒、热、虚、实也,是即医中之关键,明此六者,万病皆指诸掌矣。""明此六变,明此阴阳,则天下之病,固不能出此八者。"可见,张景岳已经非常明确地指出了临床辨八纲的重要性。

张三锡的《医学六要·序》说:"仅得古人治病大法有八:曰阴、曰阳、曰表、曰里、曰寒、曰热、曰虚、曰实。而气血痰火,尽赅于中。"又如清代程国彭在《医学心悟》中云:"病有总要,寒、热、虚、实、表、里、阴、阳八字而已。病情既不外此,则辨证之法亦不出此。"张三锡和程国彭则明确指出了临床中辨别八纲的重要性,指出临床辨证实际上就是辨别八纲的过程。

清代官方医学教科书《医宗金鉴·序》中曰:"证详表里阴阳虚实寒热,方按君臣佐使性味功能。"指出了临床辨八纲如同方剂中的君臣佐使同等重要。近贤祝味菊曰:夫病变万端,大致不出八纲范围,明八纲,则施治有所遵循,此亦执简御繁之道也。八纲对于临床实践具有全面的、普遍性的指导意义。八纲是具有哲学性质的辨证方法,是中医理论的基石,其标志着中医成为一门系统的科学,并始终贯穿着医家临床辨证之中,故不能因为近代才确切提出了"八纲"一词,就认为"八纲"始自近代,而抹杀了八纲的历史渊源。

八纲从不同角度将疾病划分成了两大类型,从病位来分,病证不在表就在里,从寒热角度来分,病性不是寒性就属于热性,从虚实角度来看,不是属于虚证就是属于实证。这样基本上就涵盖了疾病的病位与病性。虽然二分法存在一定不足,疾病划分较为粗糙,但因为从表里、寒热、虚实的三个角度来划分疾病,属于 X、Y、Z 轴的立体辨证,能够从三个不同的角度来精确的描述病证，因此八纲临床中还是适用于大多数、一般的疾病辨证的。

当然临床中还有表里合病和不在表也不在里的半表半里证，也有寒热错杂、虚实错杂的证等，但从哲学观上来看，八纲采用二分法，基本涵盖了临床大多疾病的证。虽然目前也有学者指出八纲具有一定局限性，而建议增加新纲如气血、升降等，但都不能否认八纲辨证在临床中的重要意义。

3.《伤寒论》蕴含着丰富的八纲辨证思想

《伤寒论》是公认的中医经典，书中并未明确提出"八纲"这一术语，但书中已经有大量的对八纲具体内容的论述，并且十分的丰富。

（1）阴、阳

《伤寒论》第58条："凡病，若发汗、若吐、若下、若亡血、亡津液，阴阳自和者，必自愈。"此条即指出《伤寒论》的理论根基于阴阳观，认为疾病的发生是"阴阳失调"，而治疗的大法即为调整阴阳，即使经过汗、吐、下治疗措施以后，只要阴阳自和，必定会自愈。《伤寒论》第337条："凡厥者，阴阳气不相顺接，便为厥。厥者，手足逆冷是也。"亦以阴阳作为两分法的代名词。《伤寒论》第111条："太阳病中风，以火劫发汗，邪风被火热，血气流溢，失其常度。两阳相熏灼，其身发黄。阳盛则欲衄，阴虚小便难。阴阳俱虚竭，身体则枯燥，但头汗出，齐颈而还，腹满微喘，口干咽烂，或不大便，久则谵语，甚者至哕，手足躁扰，捻衣摸床。小便利者，其人可治。"《伤寒论》大量的论述实际上已经将阴阳作为辨证的总纲。

（2）表、里

表里之病位，即将病证反应的部位划分为表里，病位不在表，就在里。另外还有认为《伤寒论》的辨证还有一个半表半里病位。

《伤寒论》第148条："伤寒五六日，头汗出，微恶寒，手足冷，心下满，口不欲食，大便硬，脉细者，此为阳微结，必有表，复有里也，脉沉亦在里也。汗出为阳微，假令纯阴结，不得复有外证，悉入在里，此为半在里半在外也。脉虽沉紧，不得为少阴病。所以然者，阴不得有汗，今头汗出，故知非少阴也，可与小柴胡汤。设不了了者，得屎而解。"从此条即可明确显示《伤寒论》辨病位即辨表、里，以辨表里作为辨病位的总纲，另外本条也明确提出了"半在里半在外"，即后人总结的半表半里病位。

《伤寒论》第153条："伤太阳病，医发汗，遂发热恶寒，因复下之，心下痞，表里俱虚，阴阳气并竭。无阳则阴独，复加烧针，因胸烦，面色青黄，肤者，难治；今色微黄，手足温者，易愈。"此条亦明确显示《伤寒论》辨病位表里的学术思想。

（3）寒、热

辨寒热是八纲辨证的基本内容之一，《伤寒论》原文中多处提到寒热之辨，如：《伤寒论》第176条："伤寒脉浮滑，此以表有热，里有寒，白虎汤主之。"明示了辨表里病位和寒热性质的辨证指导思想。《伤寒论》第277条："自利不渴者，属太阴，以其脏有寒故也，当温之，宜服四逆辈。"同样提示辨证辨寒热，同时提示了寒则热之的治疗原则。

《伤寒论》行文多处提到寒、热，在方证中也多处提示寒则热之、热则寒之的治疗理念，所以，辨寒热是《伤寒论》辨证的基本原则。

（4）虚、实

无论是脏腑辨证还是八纲辨证，虚实之辨均蕴含于其中，《伤寒论》原文中多次以虚实之辨示人。《伤寒论》第115条："脉浮热甚，而反灸之，此为实，实以虚治，因火而动，必咽燥吐血。"此条在辨证思路上贯穿着虚实之辨，并描述了本是实而以虚治的后果，重视辨虚实的辨证思路非常清晰。《伤寒论》第93条："太阳病，先下而不愈，因复发汗，以此表里俱虚，其人因致冒，冒家汗出自愈。所以然者，汗出表和故也。里未和，然后复下之。"此条更加明确了辨证辨表里、辨虚实的辨证思路。《伤寒论》第70条："发汗后，恶寒者，虚故也。不恶寒，但热者，实也，当和胃气，与调胃承气汤。"此条以虚实作为辨证的主要依据，可见对于辨虚实作为辨证的主线思路之一。

综上所述，《伤寒论》中已经有了大量的对"八纲"的阴阳、表里、寒热、虚实这四组内容的论述，并始终以基础的八纲辨证作为临床辨证的主线。同时，也有血、水、饮、痰等病因病机辨证作为辅助，明确了《伤寒论》的基本辨证方法。

4. 六经和八纲的关系

现代经方家胡希恕先生认为，《伤寒论》所提示的六经辨证来源于八纲辨证，六经辨证就是八纲辨证。当代通行的《伤寒学》大学教材，既认为"六经"不能脱离经络及其所属脏腑，又认为六经辨证是八纲辨证的系统化、具体化。而把六经依照八纲的归属进行划分却有不同的认识，有以寒热为划分的主要标准，有以虚实作为划分的主要标准。

笔者认为，八纲为阴阳、表里、寒热、虚实，其中阴阳为八纲的总纲，其实八纲辨证就是辨表里、寒热、虚实，辨明了表里、寒热和虚实，即为辨明了阴阳。阴阳为表里、寒热、虚实的综合体，是一个相对的概念，阴阳可以相互转化也可以同时共存。比如里实热和里虚热，相对来说，前者为阳而后者为阴，即以表里、寒热、虚实同时作为划分的标准，而单独以表里、寒热、虚实其中的两个作为划分的主要标准都容易把相对概念变成绝对概念。

二、辨证应用经方重视问诊

1.《伤寒论》重视临床症状，问诊居首

有学者认为，《伤寒杂病论》就是一本医案集，此说也有一定道理，因为无论是《伤寒论》还是《金匮要略》在涉及方剂的时候均特别注意症状的描述。比如开篇第一条："太阳之为病，脉浮，头项强痛而恶寒。"其中脉浮，指的是脉象，而头项强痛而恶寒都是患者的自觉症状，这都需要

通过问诊来获得。《伤寒论》第99条："伤寒四五日，身热恶风，颈项强，胁下满，手足温而渴者，小柴胡汤主之。"此条描述的是小柴胡汤的应用，但是里面几乎全部都是患者的自觉症状，身热和手足温可以是自觉症状也可以是医家通过触诊所得，也可以通过问诊所得，而恶风、颈项强、胁下满、渴均需通过问诊所得。

《伤寒论》第96条："伤寒五六日，中风，往来寒热，胸胁苦满，默默不欲饮食，心烦喜呕，或胸中烦而不呕，或渴，或腹中痛，或胁下痞硬，或心下悸、小便不利，或不渴、身有微热，或咳者，小柴胡汤主之。"绝大部分都是一些症状表现，需要通过问诊所得，小柴胡汤作为少阳病的一个基本方、主方，《伤寒论》作者以这样的笔墨来通过症状描述，可见作者对于临床症状的重视是显而易见的。《伤寒论》是以临床症状作为辨证的主要依据，而这些临床症状主要来自问诊，能否合理的通过问诊来获得辨证应用经方的症状依据是应用好经方的关键所在。通过《伤寒论》的整个行文看，中医四诊的望、闻、问、切，《伤寒论》重视临床症状，首重问诊。

2. 脉诊用于鉴别疾病和判断疾病的程度

《伤寒论》各篇篇名均冠以"脉证并治"，可见古人重视临床症状的同时也重视脉象，从《伤寒论》行文当中对于脉象的描述看，脉诊也是古人辨证的依据之一。但是，不重视临床症状表现而只重视脉象甚至只以脉象作为辨证的依据是不符合古人诊治疾病的方式方法的，特别是一些具有合病、并病的情况下，用脉象很难鉴别方证，而可以用脉象作为鉴别诊断的依据或者判断病情程度的依据。

病案：患者，男性，50岁。既往有腰痛病史，曾诊断为腰椎间盘突出。5天前出现剧烈腰痛，疼痛放射至右大腿，不可下地行走而住院治疗，经腰椎CT检查明确诊断为腰椎4、5，腰椎5骶椎1椎间盘突出，因症状明显而住院准备手术治疗，暂静脉滴注药物治疗，每日用甘露醇250mL静脉滴注，经用药两天后疼痛症状无缓解而邀中医科会诊。刻诊：平卧位，不可转侧，痛苦面容，恶寒，恶风，无汗，直腿抬高试验（＋），舌质淡红，舌边尖有齿痕，苔薄白，脉细。处方：

葛根 60g	麻黄 18g	桂枝 18g	白芍 15g
生姜 12g	炙甘草 12g	大枣 20g	茯苓 20g
苍术 18g	羌活 12g		

免煎剂 2 剂，每剂分两次冲服，温覆。服药半剂后微有汗出，症状缓解，6 小时后服半剂药物后出现呕吐，后未再服药。第二日查房，患者正在病房散步，诉腰部及下肢无疼痛，故第二日未服药并未用静脉滴注药物，第三日患者因无症状而已经出院。

《伤寒论》第 3 条："太阳病，或已发热，或未发热，必恶寒，体痛，呕逆，脉阴阳俱紧者，名为伤寒。"典型太阳伤寒脉为浮紧脉，典型太阳中风脉为浮缓脉，临床表现为腰痛症状者常见恶寒、恶风，但是脉象许多并未见浮脉，所以多考虑是否有应用太阳伤寒葛根汤的机会，容易导致临证时犹豫。此例患者在有表实证的同时还有里虚水饮证，此时脉象应该表现为表实证的浮脉还是里虚水饮的沉细脉？从治疗过程看，由于忽视了里虚水饮的程度而导致用药后患者出现呕吐，此例应为葛根加半夏汤方证，而脉细可以作为里虚水饮证合病的诊断依据，同时可以判断里虚水饮占了相当的程度。但是，如果以脉沉细而排除了表实证的存在，当然很难做到方证对应。所以，症状和脉象应当综合判断，以症状为主，而以脉象作为程度考虑和鉴别诊断的依据。

另外，《伤寒论》第 92 条："病发热头痛，脉反沉，若不差，身体疼痛，当救其里，四逆汤方。"患者发热头痛，从症状表现上看容易考虑为太阳病，即表实证，单独从这两个症状表现不好判断，这时通过脉诊来鉴别，而脉反沉，可见患者在有表实的同时还有里虚寒，这时的原则为先"当救其里"而用四逆汤，此即为用脉象作为鉴别的一个实例。

《伤寒论》第 62 条："发汗后，身疼痛，脉沉迟者，桂枝加芍药生姜各一两人参三两新加汤主之。"本来是表实证，发汗后仍旧身疼痛，本应该可以继续用桂枝汤解表，而脉沉迟，这是因为机体在有表实的同时有津液更加虚衰的表现，治应在解表的同时加入健胃生津之品，故加入了芍药、生姜和人参，此处以脉象作为疾病鉴别和病情程度判断的依据，此处如果没有疾病原来的症状表现和治疗经过的依据，单独依靠脉沉迟即使用新加汤，是不符合临床实际的。

所以《伤寒论》重视脉象，但是在重视症状表现的基础上，即问诊获得的临床资料的基础上以脉象作为鉴别和判断疾病程度的依据。

3.如何通过问诊获得临床辨证资料

《伤寒论》既然如此重视症状表现，而这些症状表现大多需要通过问诊来获得，因此如何通过问诊获得比较全面、系统而准确的临床辨证资料是非常重要的。同时，要对原文当中的症状描述有深度的理解，方可对于辨证遣方做到心中有数。

病案：李某，男，45岁，中午饮酒后在房间休息时受风，下午睡醒即出现剧烈腰痛而不可转侧，疼痛部位为骶尾部，经用针灸、推拿等治疗后症状未缓解。刻诊：表情痛苦，平卧位，不能自行坐起下床，骶尾部压痛明显，腰、骶部恶风、恶寒，无汗，舌质淡润，苔薄白，脉双侧寸稍浮而关尺沉细。处方：

葛根 30g	麻黄 18g	桂枝 18g	白芍 15g
生姜 12g	炙甘草 12g	大枣 20g	茯苓 20g
苍术 18g	羌活 12g		

免煎剂1剂分两次水冲服，服药半剂后温覆，微有汗出，2小时后即可自行下楼，夜间服半剂后症状消失，可自行爬楼无不适，随访一周未出现腰痛。

此例中恶寒这个症状，如果患者对医家的问诊是否恶寒给予否定的回答，往往会导致辨证无所适从。而这例腰痛患者，他并未描述怕冷或者恶寒，但是可以通过患者愿意温覆患处而得到明确的恶寒症状的印象。

另外，临床遇到患者，虚实和寒热不好辨别，患者的自我描述症状也不多，这时就可以通过更加细致的问诊获得明确的辨证资料。

问诊要重视患者平时表现，临床经常会遇到患者主诉只有一个症状，问其他则无不适，这时医家往往就通过舌象或者脉诊来辨证，其实通过一些细致的问诊仍旧可以获得准确而翔实的辨证资料，而这时需要重视患者的平时表现。比如一些症状表现遇冷、遇风加重，就是恶寒、恶风的表现，不能限于《伤寒论》原文，认为只有冷到寒战，或者身裹棉衣方为恶寒。单独通过脉象，很难分析出小青龙汤的使用指征，小青龙汤解表并温化水饮，如果麻黄证的表证明显，脉象更加偏于寸浮，而以虚寒水饮为主，可能表现为沉细脉，此时确属指下难明，而通过问诊就已经可以明确指征了。

所以，患者的平时表现也是问诊的一项主要内容，可以提供辨证资料，作为患者就诊时症状的有力补充。比如，痛经这个症状，其实就是在问平时的表现，患者就诊时并未在经期前后，不可能告知医家有腹痛的表现，而其实患者月经来临时均会有明显的腹痛症状，这时医家其实已经在问患者的平时的表现了，而问患者的平时表现也同样重要，只是并没有被所有医家所重视。

可见，通过细致的问诊，特别是在患者自主表达的症状较少的情况下，通过问平时的表现或者一些细节，可以获得许多宝贵的辨证资料，直接使辨证用药做到心中有数，并且方向明确。

当然，并非《伤寒论》原文重视症状表现，就只重视问诊，或者说只是着重问诊用于和《伤寒论》原文所描述的症状所匹配，而是通过详细问诊，可以获得详细、翔实的辨证资料，用于指导应用经方。

三、对于方证对应的认识

《伤寒论》的行文特点，容易导致后人理解为一部方书，为教授后人应用这些效验方剂而著。应该说这也是如此行文的一个弊端。但是，如此描述病情并提供方剂，反而表现出其治学的严谨性，应用方证对应的原则可以百试百验就是其严谨性的明证。但是，如果把应用经方只限制于辨证仅仅依靠考量症状与原文的符合度，必将远离《伤寒论》作者的原意。应该说《伤寒论》是一部理、法、方、药俱全的一本书，其理法均蕴含于条文之中，均蕴含于方证之中。

据统计，《伤寒论》载方 113 个，《金匮要略》载方 262 个，除去重复，两书实收方剂 269 个。现代经方家胡希恕先生认为："有人问：经方虽验，但为数太少，又何足以应万变之病？诚然，病症多变，若为每证各设一方，即多至千万数，恐亦难足于用。须知，经方虽少，但类既全而法亦备，类者，即为证的类训别；法者即适证的治方，若医者于此心中有数，随证候之出入变化，或加减、或合方，自可取用不尽。"所以，《伤寒论》所提供的不单是一些方剂，更重要的是应用的原则。

比如，同样是里实热的白虎汤证，但是不同的患者热的程度会有不同，《伤寒论》不可能将不同的里实热程度的条文和方证均罗列出来，而只能提供热的某一种程度所使用的方剂和药量，而掌握了这个方剂使用的指征和原则后，医家方可灵活运用，所以原文提供的方法的意义大于几个方剂。

另外，例如小青龙方证，辨证属于外邪里饮，而这个方证里外邪的程度和里饮的程度在不同的患者会有不同的表现，症状表现也会是多种多样，有的可能以鼻塞清涕为主，有的患者可能以咽痒咳吐清稀痰液为主，有的可能为恶寒为主而兼有里饮表现，这时依照《伤寒论》解表和温化寒饮的同治治疗思路方可有良好疗效。

经方可以加减。许多医家应用经方，只按照《伤寒论》原文当中所提供的既有方剂而选用，这明显不符合《伤寒论》作者的原意，经方是可以加减的，在原文中多次体现。比如在太阳篇以浓重笔墨描写的桂枝汤中，有桂枝加桂汤方证、桂枝去芍药汤方证、桂枝去芍药加附子汤方证等。作者原意不单单是在桂枝汤方证描述的基础上提供更多的与之相关的方证，而是在明示后人，经方可以灵活加减，针对不同的症状表现可以对经方进行化裁，同时也明示了后人，经方当中的药物剂量变化，可能是针对的不同方证。

另如葛根加半夏汤方证，为在葛根汤方证的基础上出现呕吐，即可加半夏，从而使得方剂更加对证。所以，如果把经方只限制于《伤寒杂病论》提供的效验方剂的对证应用，这就大大限制了经方的应用范畴。应用经方辨证的思路来化裁使用经方和时方，方是《伤寒论》所指导给后人的原则和方法。

方证对应在于辨方证、辨药证和辨药量，临床无论是脏腑辨证、六经辨证还是八纲辨证，最后都要落实到方证上，方剂是否符合病证是最终是否能够取效的关键，所以有"辨方证是辨证的尖端"之说。方证对应的内涵，不单单是方剂的组成药味与症状表现所揭示的病机相吻合，而同时还有化裁使用和所用药量是否得当在内。一个方剂是否取效，不单单是其药物组成，还有其药物的剂量。

例如，同样是小青龙汤，在其他药物剂量不变的前提下，其中的麻黄用 3g 和用 30g 所对应的症状表现一定是大有不同的，如果把这两个方剂同样用于一个人，一定会有不同的反应表现。严格地说，这两个方剂，都不是小青龙汤，而属于化裁使用后的小青龙汤，属于加味或者减味方，如果拿这两个方剂与条文当中所描述的症状去比对，并不符合作者原意，这正与桂枝加桂汤方证与桂枝汤方证不同的道理是一样的。而经方的加减化裁均需要明确加减的药物的功能作用，需要明确这个药物在方剂中的功能作用，即在辨方证的基础上要辨药证，药证不明则加减化裁进退失度。

经方的药物剂量之争由来已久，1981 年考古发现汉代度量衡器"权"，以此推算古方剂量，解决了历史上古方剂量的一大疑案，对仲景学说的教学、科研、攻关、临床意义重大。现代以 1 两 =24 铢 =15.625g 这样的换算使用经方者不鲜，但是如此刻板应用经方同样失去作者原意。应该说，药量和疗效是有关系的，关于量效关系的讨论一直在继续，关于其相关性是明确的，3g麻黄与30g麻黄作用于同样的人体会有不同的反应。例如，对于急性腰痛成人应用葛根汤，其中麻黄需每剂用18g且温覆后方可有微汗，方用12g麻黄，对于发汗止痛很难一剂取效。

如何确定经方应用中的药物剂量？这主要依靠人体的反应，特别是在对症状表现所提示的病因病机程度的把握和判断上。如在对于恶寒这个症状的程度判断上，很难给其划一个非常明确的尺度，然后在这个尺度的基础上选用不同的剂量，问题的关键还是要考量机体对于不同剂量的反应。

经方可以在八纲辨证的基础上，在考量病机的基础上灵活运用，而是否取效的关键是方证是否对应，方证当中除蕴含方剂组成外，还有化裁加减、药物剂量等因素。

四、如何活用经方？

1. 正确理解《伤寒论》的行文特点是活用经方的关键

《伤寒论》原文之所以用症状和脉作为行文特点，就是因为通过这些翔实客观的临床资料具有可重复性，可以让后人反复的推衍，无论是在什么时候具备了这些症状特点和脉象都可以应用这些方剂取效，而通过一些臆想得到的用药思路往往无法反复推演，可能这些方剂的组成也是非常巧妙的，但是后人无法灵活运用。

但正是《伤寒论》重视临床症状的特点限制了经方的运用，后人无法理解古人的原意，导致经方不会用、不敢用、不愿用的现状。其实古人通过症状描述来提供一个方证，一方面表达了一个客观事实，同时也是别有深意，这个深意既蕴含在症状表现当中也蕴含在方剂组成当中，领会了这些深意方可灵活运用经方。这个深意就是在提供一个方证的同时也提供了一种治疗的思路和方法，当然其中也蕴含着一些用药的经验。

如对于里实热证，里实热达到一定程度时，出现了一系列的症状和脉象组合时，即指向了使用白虎汤，而作者不可能将里实热达到所有程度时出现的所有症状均罗列出来，所以只是提供了一个方证极其简单的化裁原则。而临床当中遇到的病例者，往往很少可以见到完全符合白虎汤的典型症状，这时就容易导致医家应用经方的迟疑，此时如果领会了作者提供方证的原意，自然可以领会化裁应用。

《伤寒论》第101条："伤寒中风，有柴胡证，但见一症便是，不必悉具。凡柴胡汤病证而下之，若柴胡证不罢者，复与柴胡汤，必蒸蒸而振，却复发热汗出而解。"此条中提到"但见一症便是，不必悉具"，即提示《伤寒论》方要灵活应用，要领会其方证的精神实质，不可机械套用。

另外，《伤寒论》所提供的合方和原方加味的组合方剂的原则和方法，即明确提示了经方活用的原则，而这些合方和加味的方法，原文当中亦不可能一一罗列，只能提供一部分作为示例，如果只按照原文当中提供的具体加减而应用，定然不是作者原意，作者提供的是活用经方的理念、方法，如何根据患者的实际情况而灵活变化，需要在临床当中细细体会。

2. 活用经方在于广泛应用经方的八纲辨证（含气血津液）理念

八纲辨证既然是各种辨证方法的总纲，而《伤寒论》的六经辨证亦来源于八纲辨证，那么依照八纲辨证的方法既可指导经方亦可指导时方的应用。当代一些经方家已经按照经方的组方原则来指导应用时方，同样可以取得良好的疗效。

重视依照《伤寒论》八纲辨证的思想，对于指导医家治疗许多久治不愈的患者，可以使得思路非常清晰。在辨明病位的基础上，整体把握患者机体的寒热、虚实状态，可以保证治疗整体方向的正确，方符合"寒则热之，热则寒之"的原则。

中医治疗学强调治疗要从整体出发，注意整体的阴阳气血失调情况，并从协调整体阴阳气血及脏腑的平衡出发，扶正祛邪，消除病变对全身的影响，从而通过整体的治疗效应，达到消除病邪治愈疾病的目的。笔者观察许多久治不愈的患者，经治医家过多的把关注点集中于辨脏腑，而忽视了遣方用药的寒、热、虚、实的整体方向，这并不符合中医整体观念的认识和治疗疾病的理念。如一些眩晕患者，经治医家往往从肝论治，长期应用了平肝潜阳、镇肝息风等药物均无效。而应用八纲辨证，这些患者属于里虚寒，按照这样的思路往往可以取效。脏腑辨证在病位上更加明确，但是由于受到脏腑功能的思路限制，过多的重视脏腑的病位辨证而忽视了八纲辨证的整体把控，容易导致整体的治疗方向的偏离。

《伤寒杂病论》是一部理、法、方、药俱全的一部经典著作，其提供的不单单是一部分方剂和方剂的应用指征，更是提供了认识疾病和治疗疾病的理和法。而其中的理和法既可指导应用《伤寒杂病论》当中的方剂，亦可指导应用所有经过多年验证的效验方剂。领会其中的理和法是灵活运用经方的关键，其中八纲辨证作为所有辨证的总纲，在《伤寒杂病论》当中贯穿应用，临床当中重视八纲辨证是保证整体把握疾病状态方向和治疗原则的关键环节。

六经"实虚杂表里",更详"病性与病位"

刘观涛

(中国)中国中医药出版社

有一段话,值得从事伤寒学习与临床的每个人,警醒!警醒!再警醒!!!

恽铁樵在《伤寒论研究》中用说:"我辈于六经不了了,在最初时尚耿耿于心,稍久渐渐淡忘。及为人治病稍久,则不复措意。岂但不措意,亦竟忘其所以,自以为了解。偶值后辈问难,方且多为遁辞曲说,卒至人我皆堕五里雾中。此即所谓'良医不能以其术授人'也。此中情形,不可谓非自欺欺人!"

千百年来,历代医家普遍认同六经辨证和八纲(含气血津液)辨证的密切关系。刘渡舟先生直言:"六经分证,解决了表里、寒热、虚实、阴阳八类证候纲领问题,作为'八纲'辨证的先驱,在临床上确有纲举目张、执简驭繁的作用。"然而,在六经和八纲的具体关系上,存在"仁者见仁、智者见智"之举。比如,胡希恕先生认为:太阳病为表阳,阳明病为里阳,少阳病为半表半里阳,太阴病为里阴,少阴病为表阴,厥阴病为半表半里阴。刘渡舟先生认为:太阳病、阳明病、少阳病、太阴病、少阴病、厥阴病分别有阴阳、表里、寒热、虚实。陈亦人先生认为:每一经病都有寒热虚实之辨(太阳经属表,其他属里)。

尽管三位大家的观点存有较大差别,但三位伤寒大家均把自己的学术体系进行了全面完整的表达,均能自圆其说,均能疗效很高地用之临床。

就如同从北京到达南京，自己开车也可，乘坐特快列车也可，乘坐飞机也可。但是，其中有无高低上下之分呢？笔者认为：无论哪种体系，都必须面对临床的"试金石"。亲自验之于临床，自然如人饮水，冷暖自知。而对于不熟知和实践这种体系的广大中医同仁而言，你可尝试用这种体系解析其他名家的医案，看是否比以前所掌握体系从总体上更加适用于临床。

"六经"就是"三阳（太阳、阳明、少阳）、三阴（太阴、少阴、厥阴）"。但何谓"阳"？何为"阴"？在中医临床界也有所争议。虽然公认实热为阳、虚寒为阴，但对于非典型的实寒、虚热，到底属阴，还是属阳？却有两种分类方法：一种是以"寒热"而做最后的裁决，则实寒为阴、虚热属阳；另一种是以"虚实"而做最后的裁决，则实寒为阳、虚热属阴。

笔者经过反复权衡对比，最终决定采用"以虚实定阴阳"的方式。这是笔者独立对比两种方式后而做的决定。事后查阅过很多文献，看是否有临床名家与自己的选择"不谋而合"，发现：岳美中先生曾言："三阳证总的是'实'，病实，则'治病留人'，此时机体抗病力强；三阴总的是'虚'，三阴证的治疗是'留人治病'，先将患者保住，待正气转复，再行攻邪。《伤寒论》中论证甚众，方剂之化裁亦多，但终不离此原则。"不过，岳美中先生的这段话，是否就一定意味着与笔者所提"以虚实定阴阳"完全一致，也不敢贸然做出定论。

如上所述，笔者眼中的"六经"（三阳三阴）即"六经"分为实、虚两大类。实为阳（即六经的"三阳"）；虚为阴（即六经的"三阴"）。"实、虚"分别又细分为两大类。

实证分为在表（即太阳）、在里（即阳明）。实证皆有或强或弱的"郁结"之特点：如栀子豉汤、白虎汤等为郁结较轻者，而三物白散、三承气汤等为郁结较重者。所以实证的治疗，除遵循"实则泻之、虚则补之，寒则温之，热则清之"原则以外，还必须同时兼用"给邪出路"之法，消除实证所必兼备的"郁结"之性。

中日韩经方论坛（第二版）

虚证分为在里之中焦（即太阴，按脏腑辨证即曰在"脾"）、在里之全身（即少阴，按脏腑辨证即曰在"心肾"）。虚证有"虚弱"而无"郁结"之特点。

有人会说，你把少阳、厥阴放到哪里了？别着急，马上会告诉你。

六经只有"太阳"属表，其他皆属里（含半表半里）。所以，笔者认为：若从病机角度论外感、内伤，则太阳病为在表之"外感"，其他阳明、少阳、太阴、少阴、厥阴皆为在里之"内伤"。

在里的实证和虚证还能组合出"虚实错杂"的情况。虚实错杂在里就是"少阳"与"厥阴"。这里需要特别交代的是：在实际临床中，绝大多数病案其实非单纯的实证，也非单纯的虚证，而是"虚实错杂"的情况。属"实"之太阳、阳明和属"虚"之太阴、少阴，能够组合出所有的"虚实错杂"的疾病。正是因为"虚实错杂"的情况在临床中最为常见，所以，所单列的"虚实错杂"在里的"少阳"与"厥阴"，是全部"虚实错杂"中的典型情况，即单用"泻补温清"就会顾此失彼、动手便错，必须另辟蹊径，以"和解"之法（泻补温清兼施）而两顾之（否则，虚实错杂的范围就太广泛了，反而不便于临床应用）。

虚实错杂在里"偏实"（含半表半里，如小柴胡汤证），称为"少阳"。少阳证近似于实证在里（郁）的"阳明"与虚证在里（中焦）的"太阴"相组合。虚实错杂在里"偏虚"（如乌梅丸证），称为"厥阴"。厥阴证近似于实证在里（郁）的"阳明"与虚证在里（全身）的"少阴"相组合。

对于笔者提出的"少阳＝阳明＋太阴""厥阴＝阳明＋少阴"的提法，可能大家很少看到如此的论述。笔者认为：这或许可以增强大家对于六经辨证实质的理解。曾经给予笔者颇多启发的是当代中医临床家、河北医科大学博士生导师李士懋教授，他提出不少独立思考的观点，如：到底什么是表证？什么是少阳证？什么是厥阴证？什么是"给邪以出路"……其诸多观点如"少阳病的实质，是由少阳郁结与太阴脾虚两部分组成""三泻心汤即太阴虚寒与阳明郁热并存""气分证的无形热盛，即白虎汤证，

255

已然有热郁而伸的外达之势，似应不属郁热的范畴。其实不然，仍属郁热，只不过热邪郁伏的程度较轻而已。因其属郁热在里，故仍须达热出表。""火郁非一病之专名，而是外感内伤、内外妇儿各科共有之病机，所以涵盖甚广，纷纭繁杂，悟透了'火郁发之'这一经旨，颇有'欲穷千里目，更上一层楼'之感。"这些观点特别是"给邪出路"之说，让笔者深受震撼！一定要突破传统的惯常说法，寻找中医本质的底蕴。

　　不过，如果从临床应用的角度，倒建议大家不妨采纳"少阳＝虚实错杂在里偏实（含半表半里）""厥阴＝虚实错杂在里偏虚（含上热下寒）"的提法，这种提法较之"少阳＝阳明＋太阴""厥阴＝阳明＋少阴"更方便临床应用。为什么这么说呢？柴胡桂枝干姜汤、半夏泻心汤，皆属于虚实错杂，从虚实错杂之"虚"而论，此虚属于太阴中焦之虚而尚未到少阴全身之虚（对比：乌梅丸因含有附子已经达到少阴全身之虚，故为厥阴病）。

　　对于柴胡桂枝干姜汤、半夏泻心汤，若按"少阳＝阳明＋太阴"的提法，则可归属为少阳病。《伤寒学》教材就把柴胡桂枝干姜汤归为少阳病小柴胡汤证的兼变证，认为其病机为"少阳病兼水饮内结"；不过，教材对于半夏泻心汤没有言明归属六经何类，只是归为"太阳病变证"之寒热错杂痞证。这种提法，虽然方便对于疾病本质的理解，却不方便诊断上的操作。

　　若按"厥阴＝虚实错杂在里偏虚（含上热下寒）"的提法，柴胡桂枝干姜汤、半夏泻心汤则可归属为厥阴病。从总体而论，虽然虚实错杂，但都略偏于虚，故脉舌的总体诊断上也偏于虚。这种提法，更加方便诊断上的鉴别，所以，笔者建议对于少阳病、厥阴病的定义，采取"少阳＝虚实错杂在里偏实（含半表半里）""厥阴＝虚实错杂在里偏虚（含上热下寒）"的提法为好。

实（偏实） （六经的"三阳"）	虚（偏虚）（六经的"三阴"）		
表 实在表太阳 （肺等）	里		
	实在里（郁结） 阳明（胃等）	虚在里（中焦） 太阴（脾等）	虚在里（全身） 少阴（心肾等）
	虚实错杂在里（偏实） 少阳（胆等）		虚实错杂在里（偏虚） 厥阴（肝等）

　　笔者上述论说的六经体系，理论来源可追溯到宋代伤寒学家许叔微，许叔微曰："伤寒治法，先要明表里虚实，能明此四字，则仲景三百九十七法可坐而定也。"诸病性中最重要的"虚实（含虚实错杂）"和诸病位中最重要的"表里"，就组合为辨证论治至为重要的大方向——六经。"三阴三阳"六经体系，属于"实虚（杂）"和"表里"的组合：实在表（表实，即"太阳"）、实在里（里实，即"阳明"）、虚实错杂在里偏实（即"少阳"），以上为三阳；虚在表（表虚）、虚在里［里虚，又细分为虚在里（中焦）即"太阴"，虚在里（全身）即"少阴"］、虚实错杂在里偏虚（即"厥阴"），以上为三阴。

　　且慢，有人会惊呼：你是不是把"虚在表（表虚）"给遗漏了！哪本《伤寒论》教材、《方剂学》教材不明确提出表实、表虚啊？太阳伤寒即风寒表实证（如麻黄汤证）、太阳中风即风寒表虚证（如桂枝汤证），这已经成为中医界的常识。

　　笔者的回答是，表虚，当然存在。但表虚的实质不是"表的虚证"，而是"表的实证＋里的虚证"。为什么这样说呢？

　　因为表证要用汗法，那就说明表证为实不为虚，更精确地说：表证或为纯实证，或为虚实错杂而必兼实证，肯定不可能为纯虚无实证。纯虚无实证禁用汗法。故表虚证乃是表里虚实错杂证。单论其"表"而言，当为实证而非虚证；单论其"里"而言，当为虚证而非实证。综合而言，表虚证属于"表实证和里虚证"的组合，从这种角度而言，表证（或者说太阳病）均为实证而无虚证（即均含实证而必非纯虚证）。因为表证的治疗大法为针对实证的汗法。

那么，笔者这种说法，能否在主流的学说中找到有力的证据呢？对于表证的虚实，尽管《伤寒学》《方剂学》教材都沿用传统的说法，但《中医诊断学》教材却给出了精确的解释:《中医诊断学》第7版教材在"八纲证候间的关系"一节中说:"所谓表虚，主要是指卫表［阳］不固证（偏于虚寒），然而以往常将表证有汗出者，称之为"表虚"，表证无汗者，称之为"表实"，其实表证的有无汗出，只是在外邪的作用下，毛窍的闭与未闭，是邪正相争的不同反应，毛窍未闭、肤表疏松而有汗出，不等于疾病的本质属虚。所以，表虚寒证、表里虚寒证，实际上是阳气虚弱所致的里虚寒证；表虚热证、表里虚热证，实际上是阴液亏少所致的里虚热证。"

《中医诊断学》第5版教材，在"六经辨证"一节，对"太阳中风证"如此阐释:"由于此证汗出肌腠疏松，所以又有表虚证之称，这是对太阳伤寒证的表实而言的，并不是绝对的虚证。"担任《中医诊断学》第7编教材副主编的山东中医药大学庄泽澄教授在其著作《中医诊断学疑难解读》中则直截了当对太阳伤寒表实证、太阳中风表虚证进行定性:"其实两者均为实证。"

有人或许还会提出：表虚证在《中医诊断学》第5版教材中又被细分:"表虚证有两种，一是指感受风邪而致的表证，以恶风、有汗为特征，称表证表虚。二是肺脾气虚，卫气不能固秘，肌表疏松，经常自汗，易被外邪侵袭的表虚者，属内伤表虚"。那么，你对"内伤表虚"（如玉屏风散证）的表虚，又做何种解释呢？

笔者的回答是：表证表虚（如桂枝汤证），属于"表实证与里虚证"的组合；而内伤表虚（如玉屏风散证），则属于"里虚证"，不是表证而是里证，是"里虚证"在体表的症状而已。正如同一个人高热，如果脉洪大固然可能为热证，但倘若脉浮紧，则可能为寒证，高热只是寒证在体表的症状而已。山东中医药大学庄泽澄教授在其著作《中医诊断学疑难解读》

中说："肺脾气虚所致的表虚，不是外邪致病，不具备表证发热恶寒并存的特点，因此不属于表证，而是气虚证。所以在表虚证的标题下论述之，有欠妥当。"——当然，笔者认为，也有内伤表虚（即里虚之气虚）与表证（即表证之实证）相兼的情况，那就按照虚实错杂的复合情况（即表实证＋里虚证）来处理。

还会有人说：阴阳固然可以用虚实来定，如果用寒热来定，是不是也可以，也见到过伤寒临床大家以寒热来分阴阳的啊。你有什么特别的考虑啊？

笔者的考虑是，不管以什么来分，要解决几个不可回避的临床焦点：

1. 体系要把"基本病机"全部包容

基本病机至少包括：八纲（阴阳、虚实、表里、寒热）、气血津液、脏腑经络等。

也见到很多伤寒名家对于三阴三阳的分类，以寒热来定阴阳，但如此一来，气血津液（气滞、血瘀、水湿痰饮食积；气虚、血虚、津虚）应当归到阴类，还是阳类呢？特别是气血津液若属不偏寒热的"平性"时，应当归属阴阳的哪类呢？如果不能够归入，说明理论体系仍然不是最完美的。笔者认为，若用寒热来定阴阳，不便于把气血津液归入阴阳。而用虚实来定一样，则很容易把"寒热、气血津液"归入阴阳。

2. 体系要把"治病大法"完美包容

治病大法包括"汗吐下和温清消补"，表证——汗；实证——汗吐下消；虚证——补；虚实错杂——和；寒证——温；热证——清。问题的焦点是：《伤寒杂病论》中特别强调的"汗吐下"，如何确定其阴阳属性？若用寒热来定阴阳，则汗法、吐法、下法则各有阴阳。比如，大承气汤的"寒下"（实热＋结）和大黄附子细辛汤的"温下"（实寒＋结）则分别隶属阳明病（定义：热在里则为阳明）和太阴病（定义：寒在里则为太阴）。而若用虚实来定阴阳，则大承气汤的"寒下"（实热＋结）和大黄附子细辛汤的"温下"（实寒＋结）同属阳明病（定义：实在里则为阳明）。若用寒热来定阴阳，八法中的"汗吐下"分别各有阴阳之分，而"温清"则单属阴、单属阳；若用虚实来定阴阳，八法中的"汗吐下"则单属阳，而"温清"分别各有阴阳之分。

综合上条"气血津液"的归类方便，用虚实来定阴阳，较之以寒热来定阴阳，可能更方便临床的应用。

3.体系要突出"诊断"的准确便捷与"包容"的广度深度

对于天下所有的临床医生来说，判断理论优劣的唯一标准，就是临床使用的便利。不管是张仲景还是张子和、不管李东垣还是吴鞠通，谁的理论能够包容和解决更多临床问题，谁的理论就更好！即便对于张仲景《伤寒论》本身，也是"一千个人的眼中，有一千个不同含义的《伤寒论》，谁所解读的伤寒论体系，能够包容和解决更多临床问题，谁解读的体系就更好！你解读的六经辨证只针对伤寒，那么，你对六经辨证的使用范围就限定于伤寒；你解读的六经辨证针对伤寒和杂病，那么，你对六经辨证的使用范围就限定于伤寒与杂病；你解读的六经辨证倘能针对伤寒、温病、杂病等各家学说，那么，你对六经辨证的使用范围就可定位于"尽赅百病"。当然，各家学说不能互相代替，各有所长，笔者并无用六经辨证取代其他辨证的意思，只是在此强调：各位名家对六经辨证的理解，的确有着广度和深度的不同。

笔者提出的上述六经框架，可以确定辨证论治的"大方向"，而包含于六经框架之内具体病性"寒、热、气、血、津液之虚实"和具体病位"表里半、上中下、脏腑经络"则是六经体系的"精细化"。更何况，临床中的疾病多非纯实证或纯虚证，更多则为虚实错杂。此时，既需要确定虚实错杂的"大方向"（总体上偏于实还是偏于虚），比如，高等院校《方剂学》第7版教材，把真武汤列入湿水证之类别。从湿水证的角度来看，虚实错杂的真武汤证，虽然有湿水证的实证，但"大方向"或者说总体而论并非实证而是虚证，且虚在里之全身（即少阴）。不辨明大方向（即六经），则会发生根本的方向性错误。倘若看到真武汤证的湿水证而偏重攻邪利水，治"实在里"而不顾及"虚在里"之大方向，可能会出现严重的误治。当然，辨明六经的大方向，也要辨明精细的路径所在，即具体的病性和具体的病位。如真武汤证大方向为"虚在里之全身（即少阴）"，又有湿水之实，治疗当治实不忘治虚，当"偏重补虚温阳，辅以利水渗湿"。真武汤证所谓"阳虚水泛"之病机，因果、主次关系为：阳虚为因、为本、为主，而水泛为果、为标、为次。因果主次不分，开口动手便错！

单论"寒证（实寒与虚寒/阳虚）"，则有寒在太阳、寒在阳明、寒在少阳、寒在太阴、寒在少阴、寒在厥阴。病位还可再分"表里半、上中下、脏腑经络"。——此即"狭义伤寒"的内容。

单论"热证（实热与虚热/阴虚）"，则有热在太阳、热在阳明、热在少阳、热在太阴、热在少阴、热在厥阴。病位还可再分"表里半、上中下、脏腑经络"。——此即"狭义温病"的内容。

同样，单论"气证（气滞与气虚）"、单论"血证（血瘀与血虚）"、单论"津液证（水湿痰饮食积与津液虚）"，以及气证、血证、津液证与寒证、热证的组合，都可以归属六经辨证的"大方向"，而各有各的特色。

对于"六经辨证"，尽管千百年来各家学说各有各的理论体系，甚至很多有着较大的差异。但是，如果求同存异，给出"通用的语言"，则不外乎皆为"辨证知机"，病机包括"病性"和"病位"。以病性来定义六经的"八纲气血派"，则离不开对病位的辨别；以病位来定义六经的"脏腑经络派"，则离不开对病性的辨别。

而六经辨证，不仅辨别出了太阳、阳明、少阳、太阴、少阴、厥阴的"大方向"，还要细辨具体病性"寒热气血津液之实虚"和具体病位"表里半、上中下、脏腑经络"。

很多伤寒学家（如刘渡舟先生），把更精细的"寒热气血津液"等细节称为六经之兼夹证："夹虚夹实，夹寒夹热，夹痰夹水，血瘀气滞……"这样，就像成了"六经"与"病机"一横一纵、经纬交织的全面病机体系。

当然，笔者本人索性把更精细的"寒热气血津液"等病性和病位，直接囊括于"六经之中"，恐怕也未尝不可。这样，六经中的每一类皆有"寒热气血津液"（乃至皆有"上中下、脏腑经络"）之分。既然教材云：少阴病有寒化证（四逆汤）、热化证（黄连阿胶汤），那么，六经中的每一类皆有"寒证""热证"之分。比如，太阳病可有寒证"麻黄汤"、热证"麻杏石甘汤"；太阴病也有寒证"理中汤"、热证"桂枝汤"……此外，六经中的每一类皆可能有"气证""血证""津液证"之分；六经中的每一类皆可能有"上、中、下证"及"脏、腑、经、络证"之分。

当代医家李士懋教授之"论汗"（相当于"寒证论""表证论"）、"论火郁"（相当于"热证论""气证论"）、"论少阳病、论乌梅丸"（相当于"半边半里证论"或"虚实错杂证论"）；现代医家刘渡舟之"火证论"（相当于"热证论"）"水证论""湿证论""津液链"（相当于"津液证论"）；近代医家唐宗海的"血证论"、元代医家罗天益之"独详上中下三焦辨治"、金代张元素的"脏腑标本寒热虚实用药式"、宋代朱肱之"治伤寒先须识经络"等，其实皆已从具体的病性、病位方面做出了六经辨证的精细化探索。当然，要想更加深入地学习和掌握《伤寒论》，更须对仲景原文进行反复解读，探寻仲景学说的动态演变和精细辨别。让借助文字之舟楫，直抵伤寒的灵魂深处。